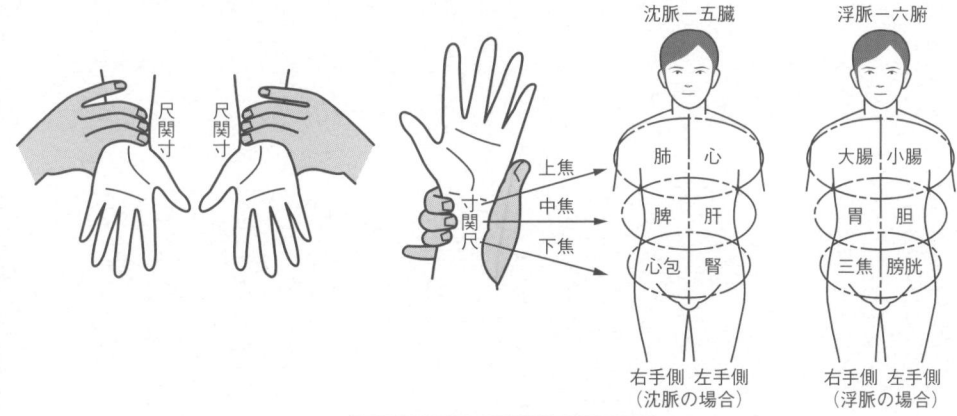

手の脈診と五臓六腑の関係

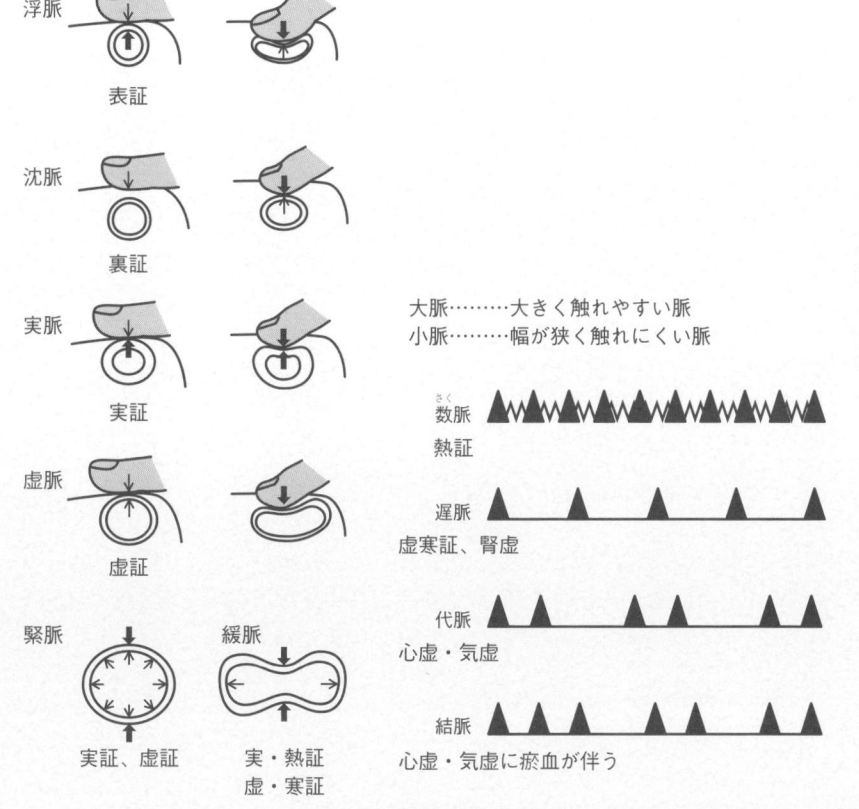

脈の性状

❷ 手の脈診

漢方

外来で役立つ
総合診療ビジュアルノート

東京大学大学院医学系研究科
生体防御機能学講座教員

著 趙 重文

永井書店

はじめに

　「漢方医学、いわゆる東洋医学の歴史は非常に長い。それ故に、マスターするには非常な年月と努力が必要である」…言われてみれば確かにそのとおりです。しかし、単に漢方に携わった年数が多いからといって、漢方上手になれるわけではありません。日本東洋医学会などに出席すると、年輩の医師から「私は漢方歴何年です」とか、「私のこれまでの経験によれば…」というような言葉をよく耳にします。これらの先生方が漢方の名医であるかというと必ずしもそうではないのです。漢方の経験が多いに越したことはありませんが、何十年間も漢方をやっていても、よい症例に出会えなかったり、せっかくよい症例に出会えても、勉強不足であったり、自己流でやっていたり、向上心がなかったり、漢方センスがなかったら、猫に小判と同じことです。経験年数が浅くても、ちゃんとした施設で系統だった研修を受け、勉強熱心で向上心のある漢方センスのよい医師のそれには、遠く及ばないものです。高校野球を例にとってもわかるように、何年もの年月をかけて、がむしゃらに一生懸命練習しても、みんなが甲子園に行けるわけではありません。野球センスのない者が独自にいくら練習しても、うまくなれないし、うまくなれても限界があって、ある程度のレベルにしか到達できません。甲子園のレベルに達するには、生まれつきの野球センスが必要です。しかし、いくら野球センスがあっても、よき指導者やよきライバルのいる環境に巡り会えなければ、ある程度以上のレベルアップが望めないのも事実です。これは逆にいえば、よい指導者やよい環境に巡り会えると、才能が発掘されたり、才能が開花したり、下手な者でもある程度以上の上達が望めることを意味します。

　漢方の世界でも同様のことがいえます。「学問に王道はない」とよくいわれます。そのとおりかも知れません。しかし、王道はなくても、遠まわりをしないで済む方法があるはずです。漢方に興味をもって、ある程度以上のレベルの医療がしたいと思うなら、とりあえず、よい指導者に巡り会ったり、よい書物に出会うことが必要です。現在では漢方に関する情報が一杯あり、自分にその気さえあれば、よき指導者に巡り会うことは十分に可能です。どうしてもそれができない場合は、漢方の専門書が数多く置いてある書店に行って、じっくり時間をかけて、他人がどういおうと、とにかく自分にピッタリくる、できるだけメジャーな本を選び、座右の書にできるくらい読破して、自分自身のよき指導書にすることです。それから先の漢方の上達は、よき指導者、指導書でもどうすることもできません。先にも述べたように、個人の漢方センスによらざるを得ないか

らです。

　本書は私自身の臨床経験を中心に述べているので、考え方や処方内容が偏っていて、他の漢方専門医から「それは間違っているだろう」とのお叱りを受けるかも知れません。その意味では、本書がそのよき指導書に値するかどうか定かではありませんが、私自身はこれで「かなりのところまでいっている」と勝手に自負しています。というのも、たくさんの漢方の大家といわれる医家の、さまざまな考え方や臨床経験が、盛りだくさんに書いてある著書を広く浅く読むよりは、偏った考え方の医者であってもよいから、基本的なことさえ間違っていなければ、1人の漢方医の著書をじっくりと時間をかけて読むことの方が、初心者にとってはよっぽど勉強になるし、わかりやすいと思っているからです。そのようにして読破した著書が間違っていると思えるくらいになったら、かなりのレベルにまで自分自身が到達できたことを意味しますし、間違っていると思われる箇所を自分で直していって、自分自身の書にすればよいのです。漢方は古くて新しい医学です。古書に書いてあることがすべて正しいと、現代の医療現場からみてはいえません。昔の環境とは大きく違っていますので、現代の複雑多彩な病状に、逐次マッチさせていく必要性が生じています。本書はその意味での新しい呈示だと考えていますので、完璧なものではなく、今後の多くのエビデンスによって、改訂されていかなければならないと思っています。特に、西洋薬との併用に関しては、本書でもいろいろな問題点を残しています。それは、古書にはまったくみられない新しい分野であること、私自身の限られた経験症例数での判断に基づいていること、併用西洋薬の種類が限られたものであることなどです。これらに限らず、漢方全般にわたって、今後のさらなる検証が要求されるところです。

　さて、本書の内容を便宜上、初級レベルと中級レベルに分けて述べることにしました。これは便宜上分けただけであって、初級レベルだからといって、治療の内容が中級レベルより劣るわけではありません。ただ、初級レベルの場合は、限られた症例しかみれない場合があるということです。すなわち、私がここで便宜上、初級レベルと中級レベルに分けて述べているのは、初級レベルは「保険適応のあるエキス製剤のみで漢方治療を行おうと試みる場合」で、中級レベルは「エキス製剤だけでなく生薬治療や鍼灸治療も含めた総合的な治療法を試みる場合」として述べているだけのことです。総合的な漢方の専門治療を試みる場合には、いわゆる上級レベルの知識が要求されます。本書では敢えて上級レベルという項目をおきませんでしたが、上級レベルの定義が難しく、場合によっては誤解を招くことがあるので割愛しました。その意味では本書で述べている初級・中級レベルに留まらずに、それ以上の、いわゆる上級といわれるレベルまで勉強、研修して頂きたいと思っています。しかし、みんなが中級レベルや上級レベルまで

の治療をやろうと思っても、できるものではありません。それは、初級レベルの治療は巷にエキス製剤が氾濫しているし、その効能書きも確立していますので、漢方治療をやろうと思えばいつでも可能で、独学でもできるようになっていますが、中級・上級レベルの場合は勤務医の場合では自分の努力だけでは難しいのです。それは、エキス製剤の処方は容易にできますが、生薬の処方の場合、どこの調剤薬局でも引き受けてくれるわけではないからです。まず、生薬を引き受けてくれる薬局を探し出す必要があります。しかし、その薬局が患者さんにとって、あまりにも不便なところや、遠い所であっては意味がありません。開業していれば、自分で経済的に許せる範囲内で生薬を購入して処方することはできますが、生薬は量的に多く、かなりの場所を占拠しますし、その保管が非常に難しいのです。また少量しか処方しない生薬に対する不経済性も生じてきます。漢方薬を調剤してくれる薬局にしてもそうです。コンスタントに多くの処方箋が出なかったり、少量の処方箋しか出ない場合では、不良在庫が多くなってしまい、その生薬に虫がわいたり、カビがはえたりして使い物にならなくなってしまう危険性があるからです。

　そのようなわけで、中級・上級レベルの漢方治療を試みる場合にはおのずから制約が生じ、医師であれば誰にでもできるというものではありません。ですから、この意味では、初級レベルの漢方治療をできる医師は今後も多くなる可能性がありますが、中級レベル以上の漢方治療ができる医師は条件面で限定され、今後も多くなる可能性は少ないと思われます。

　このように、生薬治療がエキス製剤治療より遅れている原因の大きな要因として、よい品質の生薬の確保と管理の難しさが挙げられますが、別の意味での要因の1つとして、大手漢方薬メーカーが、与しやすいエキス製剤に走ってしまい、生薬に対してあまり力を注がなかったことが考えられます。その後遺症とでもいうべく大手メーカーが政治的に力を入れなかったために、保険適応である生薬の薬価が低く、種類も少なく、真面目に誠実によい品質の生薬を提供している漢方薬局では、保険適応薬の処方箋が増えれば増えるほど、赤字になっていくという、不可思議な結果が生じています。保険適応薬を保険の範囲内で利潤を生じさせるためには安い生薬を入手する必要があり、そうやって入手した生薬の品質は必然的に悪くなっており、よい服薬効果は望めそうにないのが現状です。

　次にまた、中級・上級レベルについては、鍼灸を学べる環境にいることが大きな問題になります。しかし、鍼灸師の養成学校はここ数年間で爆発的に増えてきたような感じがします。全国各地域に、隈なく鍼灸・マッサージ師や柔道整復師がいます。それ故に、鍼灸の分野は鍼灸師に任せれば済むことですが、漢方治療全体からみれば、それら

を理解して、適切な診療をしたりするためには、鍼灸などの代替医療の知識と経験は欠かすことができません。それ故に、自分でもある程度の鍼灸の知識を修得する必要がありますし、実際に施術できるレベルに達する必要があるものと思われます。本書がその一助になればと、心から願っている次第です。

　第II章の一覧表の中で、◎・◯・△・×のような記号で示しているのは、あくまでも初心者のために参考として記しただけのものであって、絶対的なものではありません。これらは私のこれまでの臨床経験から述べているだけのものであって、何故なんだといわれても、私自身、それに対して根拠を示すことができません。参考程度に思って下さい。ですから、「これは違っている」というような箇所が、いくつか出てくるかも知れません。その際は各人で、自分自身の経験を信じて、納得のいくように訂正して、自分のための書になるようにして下さい。本書が各人自身、それぞれが信頼できる「自分自身の漢方書」のモデルになれば幸いです。

　ここで、話は少し変わりますが、中級レベル以上をマスターすると、漢方の新しい世界が開けてきます。ワクワクするような楽しいことが一杯生じてきます。それは「漢方ならではの楽しみと喜びであって、漢方をやっていてよかったと思えるもの」です。具体的に話してみますと、「漢方の新薬が自分の裁量で自由に製造できて、治験をすることなしに患者さんに処方することができる」ということです。西洋薬の場合、新薬の開発はいろいろな制約があり、製薬大手の大会社をもってしても大変なことです。一個人の医師などに、到底できることではありません。それが、生薬治療の場合では自由にできるのです。今のところなんの制約もありません。もう少し具体的に述べてみますと、「桂枝湯」に葛根と麻黄という生薬を加えたら「葛根湯」という別の漢方薬になってしまいます。実際の臨床現場では、生薬治療では患者さんのその時々の身体状況に応じて、いろいろな生薬の加減を行うことがあります（その際、生薬を加減することによって、もとの漢方方剤とはかなり性質の違ったものになる場合もありますので、常に患者さんの証に合わせながら加減することが大切です）。こうして処方された漢方薬は、実際には新薬と同じものです。私はこのようにして処方した漢方薬に対して、自分で勝手な方剤名を命名しています。例えば、「風邪薬 CHO-1」、「風邪薬 CHO-2」…というように。漢方だけではなく、鍼灸・マッサージの分野でも同じです。新しい治療経穴を自分で発見して、命名することも可能なのです。これも、私は勝手に自分なりに命名しています。「肩こりツボ CHO-1」、「肩こりツボ CHO-2」…というように。また、上記の話の内容とは少し異なりますが、エキス製剤のみの処方では2剤、3剤処方になってしまうようなケースでも、生薬治療の場合では、1剤として処方することが可能になります。例えば、補中益気湯を処方している患者さんが、便秘がちになって、便秘薬を希

望した場合、エキス製剤のみの治療の場合では必然的に2剤になってしまいますが、生薬治療の場合では補中益気湯（ほちゅうえっきとう）の成分生薬に、例えば大黄（だいおう）などを追加すれば済むことになり、全体的には1剤とみなされ、その結果、1剤処方ということになってしまいます。

　以上、いろいろ述べてきましたが、先に出版された「よくわかる新しい東洋医学入門講座」（永井書店刊）に次いで、その応用編とでもいうべき本書が出版されるに到ったことは、私にとっては望外の喜びです。「よくわかる新しい東洋医学入門講座」はかなりユニークな内容のものですが、先にも述べましたように、本書も私自身の臨床経験を中心にしたものなので、内容的には前書以上にかなりユニークなものになっていると思います。漢方の治療に限らず、われわれ臨床医は、病に罹患している患者さんが求めてくる医療に対して、適切に応えていかなければならない義務があります。患者さんの満足が得られないような医療行為では意味がありません。漢方理論や治療方法を多くの成書で一生懸命勉強しても、実際に病んでいる患者さんを治せなければ臨床医としては失格です。そういった意味でも、これらのユニークな拙著が漢方医学を志す人々の一助となり、かつ、座右の書となれば望外の喜びであり、そうなることを切に願う次第です。

平成16年9月吉日

趙　重文

●本書の特色

1) 実践面を重視し、外来診療の診察室や病棟のベッドサイドに本書を置きながら、患者さんを目の前にした実際の診療で、実践的でかつ即応できるようなものにしたこと。
2) 本書を、初級・中級のように、各人のおかれた環境とレベルに合わせて学習できるように解説したこと。
3) 理解しやすいように、ビジュアル・ノート化し、豊富な図表や挿し絵を用いて、視覚面に訴えることに重点をおいたこと。
4) 何回も繰り返して覚えていくことを目標に、基礎的な事項を随所で繰り返し述べていること。
5) 初心者にも取り組みやすいように、西洋医学的な疾患名別、症状別に解説したこと。
6) プライマリ・ケア医に役立つように、漢方医学、中医学、鍼灸学などはもちろんのこと、西洋医学も含めた総合医学的な色彩も加味した内容にしたこと。
7) 診療のコツ・ポイント、注意点などを具体的に示し、生薬の処方では実際の処方箋の書き方を例示したこと。
8) 生薬の処方では、筆者個人の新薬例を記載したこと。
9) 生薬の分類と漢方薬の説明で、筆者独自のゴロ合わせを記載したこと。
10) 巻末に、各社の各種エキス製剤の簡単な説明と、代表的な中国の薬（中成薬）の説明と保険調剤できる煎じ薬を列挙したこと。また、漢方薬保険調剤薬局（東京都・その近郊）の名前と所在地を掲載可能な限り列挙したこと。鍼灸学校名と鍼灸の卸会社名、製薬会社名も列挙したこと。

●目　次●

- はじめに
- 本書の特色

I・生薬について

1. 生薬について ─── 3
　I．生薬の使い方……………………………………………… 3
　II．生薬の薬性の中医学的な説明…………………………… 4
　III．生薬を加工した場合の形状についての説明…………… 4
　IV．生薬配合の禁忌についての説明………………………… 5
　V．生薬の薬性………………………………………………… 5

2. 生薬の簡単な説明 ─── 10
　I．生薬の分類………………………………………………… 10
　II．生薬分類早見表…………………………………………… 21

II・各科別診療のポイント

1. 呼吸器系疾患 ─── 29
　I．風邪様症候群……………………………………………… 29
　II．気管支喘息………………………………………………… 36
　III．診療のポイント…………………………………………… 37

2. 循環器系疾患 ─── 42
　I．高血圧症（本態性）……………………………………… 42
　　1．臨床症例-1……43
　II．低血圧症…………………………………………………… 44
　III．心疾患……………………………………………………… 45
　　1．臨床症例-2……45
　IV．貧血類似疾患……………………………………………… 47
　　1．臨床症例-3……47
　V．診療のポイント…………………………………………… 48

3. 消化器系疾患 ─── 54
　I．上腹部消化管症状………………………………………… 54
　II．下腹部消化管症状………………………………………… 54
　　1．臨床症例-1……55
　III．腹痛………………………………………………………… 55
　IV．便秘………………………………………………………… 57
　V．下痢………………………………………………………… 57
　VI．痔疾患……………………………………………………… 58

目次 i

	Ⅶ．肝・胆・膵系疾患による症状 …………………………………………	58
	1．臨床症例-2……59	

4．代謝系疾患 — 67
　Ⅰ．肥満・痛風 ……………………………………………………………… 67
　　1．臨床症例……67

5．腎・尿路・生殖器系疾患 — 70
　Ⅰ．腎臓系疾患による症状 ………………………………………………… 70
　Ⅱ．膀胱・尿道疾患 ………………………………………………………… 71
　　1．臨床症例……71

6．免疫系疾患 — 74
　Ⅰ．体力低下・免疫力低下 ………………………………………………… 74
　　1．臨床症例-1……74　2．臨床症例-2……75

7．産婦人科系疾患 — 77
　Ⅰ．更年期様症状 …………………………………………………………… 77
　　1．臨床症例-1……77
　Ⅱ．月経不順・月経困難 …………………………………………………… 78
　Ⅲ．冷え症 …………………………………………………………………… 79
　　1．臨床症例-2……81
　Ⅳ．のぼせ・ほてり・汗かき ……………………………………………… 81

8．整形外科系疾患 — 89
　Ⅰ．肩こり・肩関節周囲炎 ………………………………………………… 89
　Ⅱ．腰痛症 …………………………………………………………………… 89
　　1．臨床症例……90
　Ⅲ．下肢痛・膝関節痛 ……………………………………………………… 91
　Ⅳ．神経痛・関節痛・筋肉痛、関節リウマチ …………………………… 92
　Ⅴ．診療のポイント ………………………………………………………… 92
　　1．初級レベルの場合……92　2．中級レベルの場合……93

9．皮膚科系疾患 — 101
　Ⅰ．化膿性皮膚疾患 ………………………………………………………… 101
　　1．臨床症例-1……102　2．臨床症例-2……102
　Ⅱ．瘙痒性皮膚疾患、アトピー性皮膚疾患 ……………………………… 103
　　1．臨床症例-3……104　2．臨床症例-4……105　3．臨床症例-5……106
　　4．臨床症例-6……106
　Ⅲ．しみ・肌あれ・いぼ …………………………………………………… 107
　Ⅳ．診療のポイント ………………………………………………………… 108
　　1．初級レベルの場合……108　2．中級レベルの場合……108

10．耳鼻咽喉科系疾患 — 113
　Ⅰ．口腔内疾患 ……………………………………………………………… 113
　　1．臨床症例-1……113
　Ⅱ．鼻疾患 …………………………………………………………………… 114
　Ⅲ．めまい・メニエール症候群 …………………………………………… 114
　　1．臨床症例-2……115
　Ⅳ．診療のポイント ………………………………………………………… 115
　　1．初級レベルの場合……115　2．中級レベルの場合……115

11. 精神・脳神経系疾患 ——— 119
Ⅰ．頭痛……………………………………………………………… 119
1. 臨床症例-1……119
Ⅱ．しびれ、知覚麻痺、脳血管障害後遺症…………………… 120
Ⅲ．不眠症、神経症・不安神経症………………………………… 121
1. 臨床症例-2……121

Ⅲ・漢方薬

1. 漢方薬について ——— 129
Ⅰ．漢方薬について……………………………………………… 129
Ⅱ．漢方薬の服用について……………………………………… 130
Ⅲ．漢方の古典と流波について………………………………… 131
Ⅳ．漢方薬の副作用について…………………………………… 132
Ⅴ．西洋薬との併用について…………………………………… 133
Ⅵ．漢方製剤の説明……………………………………………… 134
Ⅶ．小児服用量について………………………………………… 135

2. 漢方薬の説明 ——— 136
3. 烏頭、炮附子、加工附子末の各社比較 ——— 217
4. 漢方製剤の番号順 ——— 218
5. 中国の薬（中成薬）の説明 ——— 224
6. 生薬保険薬規格表 ——— 236
7. 漢方薬を保険調剤できる主な薬局（関東圏） ——— 238
8. 東洋療法学校協会会員校 ——— 240
9. 鍼灸の卸会社 ——— 242
10. 製薬会社の連絡先 ——— 243

- おわりに
- 参考文献

I 生薬について

生薬について

はじめに

　生薬は、その産地や収穫時期によって、同じ生薬でも、その有効成分に差が生じてくる場合があります。その意味では、野生の生薬を使用する場合には、特に注意が必要と思われます。生薬の収穫時期に関して大雑把にいえば、葉や草からなる生薬は、最も青々と生い茂る頃や花の咲く頃に採取し、花からなる生薬はつぼみの頃や開花時に採取します。果実からなる生薬は成熟期に採取し、種子からなる生薬は完熟したものを採取します。植物の皮からなる生薬は、皮の剝ぎやすい夏の時期に採取し、根や根茎からなる生薬は、成熟する秋から冬にかけて採取します。

　採取された生薬は乾燥（日本薬局方では60℃以下）させ、害虫や混合物を取り除いて、全形のままで保管したり、細かく切断または粉末にして保管します。こうした精製過程を経た生薬は、その発祥から漢薬、和薬、西洋生薬、その他というように区別され、市場に流通されて行きます。

I　生薬の使い方

　漢方薬で使われる生薬は、その性質によって温、熱、寒、涼、平に分けられます。温に使われる生薬として細辛、桂皮、五味子、朮などがあり、熱に使われる生薬として附子などがあります。また、寒に使われる生薬として石膏などがあり、涼に使われる生薬として地黄などがあります。平というのは温、熱、寒、涼、いずれにも片寄らない中立の薬物で、茯苓、大棗、甘草、葛根、木通などがあります。

　生薬を使った漢方の治療原則は、考え方としては鍼灸の場合と一部重なります。具体的には、実証であれば瀉下剤などを用い、虚証であれば補剤などを用います。同じようにして、熱証であれば解熱、清熱剤を用い、寒証であれば保温剤を用い、水毒証であれば利水剤を用い、瘀血証であれば駆瘀血剤を用いますし、血が不足していれば補血剤を用い、気が不足していれば補気剤を用い、気がうっ滞していれば理気剤を用います。

　また、これらの個々の生薬を組み合わせてできたものが漢方処方薬ですが、私どもの外来では、もともとの漢方処方を少し変えて処方することがあります。その際、個々の生薬間の相互作用には注意が必要です。例えば、麻黄と桂皮の組み合わせでは発汗作用

が出てきますが、麻黄と石膏の組み合わせでは逆に、止汗作用が出てきます。また、漢方処方薬には処方名がついているのですが、構成生薬の分量が変わると、処方名も変えなければならないのかという問題も生じてきます。漢方の処方は、君、臣、佐、使のように役割分担のようなものがあり、葛根湯を例にすれば、葛根が一番分量が多くて大事な薬なので君薬ということになりますが、葛根湯に含まれている臣薬とでもいうべき麻黄の量を葛根より多くしたら、葛根湯から麻黄湯に名前が変わってしまうのかといえば、そうではありません。葛根湯加麻黄のような処方名になります。

II 生薬の薬性の中医学的な説明

　以上のように、生薬の基礎について理解しやすいように簡単に述べましたが、本書では中級レベルの生薬治療のことも考慮して、実際の臨床で使用しやすいように、中医学的な意味合いをもった内容でまとめてみました。ですから、中医学的な用語に慣れないうちは、ちょっと、突っつきにくい感じがするように思われますが、いったん慣れてしまうと、非常に便利で実践的なものになっていくと思われます。

　生薬を純粋に中医学的に説明すると、難解かつ繁雑で、生薬そのものを理解しにくくなりますから、本書ではかなり私流に簡素化して、最低限必要なもののみを記してみました。一例を挙げますと、中医薬的な表現方法で「祛」や「化」を使用すると、馴染みのない字で、意味合いが繁雑になりますので、簡単に「去」で表現しました。厳密には違いますが、意味するところはだいたい同じようなものだと思われます。

III 生薬を加工した場合の形状についての説明

1. 生（しょう）：生薬を刻まないで、そのまま用いたもの。
2. 刻（きざみ）：生薬を形は不整だが、約5mm前後の大きさにしたもの。
3. 片（へん）：生薬を輪切り、丸切りにしたもの。
4. 寸（すん）：生薬全体または地上部などを約3cm前後の長さにしたもの。
5. 短（たん）：葉類生薬を短冊状（幅5mmくらい）にしたもの。
6. 砕（くだき）：生薬を細かく粉砕したもの。
7. 玉（たま）：球形の生薬をそのまま用いたもの。

IV 生薬配合の禁忌についての説明

　生薬の絶対的な配合禁忌は文献的には一般化されていませんが、注意を要するものがあるということは事実です。例えば、金元時代の「十八反」や「十九畏」では、烏頭は半夏や貝母などとの配合には注意が必要とされていますし、甘草と海藻や大戟、巴豆と牽牛子、丁香と鬱金など、その他の多くの生薬の配合にも注意が必要とされています。しかし、これらは絶対禁忌というものではなく、十分な注意と慎重を要するものと考えられます。要するに、個々の生薬の薬性と患者さんの証を十分に考慮しながら、配合あるいは加減していけば、大きな問題は起こらないであろうと思われます。

V 生薬の薬性

(あ)

アロエ（＝芦薈）：瀉下、清熱、涼肝など。
阿膠：補血、滋陰、柔肝、止血など。
安息香：活血、去痰、理気など。

(い)

イカリソウ（＝淫羊藿）：去風湿、補腎壮陽など。
威霊仙：去風湿、止痛など。
茵蔯蒿：利水、清熱、去湿など。

(う)

茴香＝小茴香：散寒、理気、止痛など。
鬱金：疎肝解鬱、活血、去痰、清熱、涼血など。
烏頭：散寒など。
烏薬：散寒、理気、疎肝解鬱など。

(え)

延胡索：活血、去痰、理気、疎肝解鬱など。

(お)

黄耆：利水、補気、昇提など。
黄芩：清熱、燥湿、涼血、止血など。
黄柏：清熱、清虚熱、燥湿、涼血、止血など。
黄連：清熱、燥湿、涼血、止血など。
遠志：補血、安神、去痰など。

(か)

夏枯草：去痰など。
訶子：固渋、渋腸、止瀉など。
何首烏：補血、滋陰、瀉下など。
栝楼根＝天花粉：清熱、生津、消腫、排膿など。
栝楼仁：清熱、理気、去痰、瀉下など。
莪朮：理気、活血、去瘀、止痛など。
艾葉：散寒、止血、止痛など。
葛根：解表、活血、去瘀、昇提など。
滑石：利水、清熱、止瀉など。
乾姜：散寒、補陽、去痰など。
甘草：補中益気、去痰、止咳、清熱解毒、

止痛、調和・緩和薬性など。

(き)
桔梗：去痰、止咳、排膿など。
枳殻、枳実：理気、去痰、排膿、昇提など。
菊花：清熱、解表、熄風など。
橘皮：理気、去痰など。
羌活：散寒、解表、去風湿、止痛など。
杏仁：去痰、止咳、平喘、瀉下など。

(く)
枸杞子：滋陰、補血、柔肝など。
苦参：清熱、燥湿、去風など。

(け)
荊芥：利水、去風、解表、止血など。
桂枝：散寒、理気、去風湿、辛温解表、止痛など。
桂皮＝肉桂：散寒、補陽、解表、止痛など。
決明子：去風熱、瀉下など。
牽牛子：利水、去痰、平喘、瀉下など。
玄参：清熱解毒、滋陰、生津、柔肝、瀉下など。

(こ)
牛膝：利水、去風湿、滋陰、柔肝、活血去瘀など。
呉茱萸：利水、散寒、理気、止痛、止瀉など。
牛蒡子：清熱解表、去風、去痰、止咳など。
五味子：陰陽双補、固渋、平喘、滋陰、生津など。
膠飴：健脾、補中緩痛、止咳など。
紅花：活血、去瘀、止痛など。

紅参：補気、生津、安神、昇提など。
香附子：理気、疎肝解鬱、止痛など。
粳米：健脾、養胃など。
厚朴：理気、去湿、疎肝解鬱、平喘など。
穀芽：理気など。

(さ)
サフラン（＝番紅花）：活血去瘀、涼血解毒など。
柴胡：理気、清熱解表、去風、疎肝解鬱、昇提など。
細辛：利水、去風湿、去痰、止咳、解表、止痛など。
山楂子：理気、活血去瘀、消導、止瀉など。
山梔子：清熱、涼血止血、燥湿解表など。
山椒（＝蜀椒）：散寒、止痛、燥湿など。
山茱萸：滋陰、固渋、柔肝など。
酸棗仁：補血、安神、滋陰、柔肝、止汗など。
山薬：健脾、固渋、滋陰、止瀉など。

(し)
紫苑：去痰、止咳、降気平喘など。
紫根：清熱、涼血、解毒、通便など。
柿蒂：理気、降気、止嘔など。
地黄：滋陰、柔肝、清熱など。
　熟地黄：補血、滋陰、瀉下など。
　生地黄：清熱、滋陰、涼血、瀉下など。
　鮮地黄：清熱、涼血、生津など。
地骨皮：清熱、涼血、止血など。
蒺藜子（＝白蒺藜）：疎肝解鬱、理気活血、去風、止痒、熄風など。
炙甘草：補気など。
沙参（＝浜防風、北沙参）：滋陰、止咳、

去痰、生津、養胃など。

車前子（＝オオバコ）：利水、滋陰、止咳、去痰、清熱、止瀉など。

芍薬：補血、滋陰、柔肝、活血去瘀、清熱など。

白芍：補血、止痛、柔肝など。

赤芍：清熱、涼血、活血去瘀、止痛など。

十薬（＝魚腥草）：清熱、解毒、去湿など。

縮砂：利気、去湿、止痛、止瀉など。

生姜：辛温解表、理気、去痰、去湿、利水など。

小豆蔲：理気など。

小麦（＝浮小麦）：補血、安神、益気、止汗など。

升麻：清熱解毒、解表、去風など。

辛夷：解表、去風など。

（せ）

センナ（＝番瀉葉）：瀉下、消腫など。

石膏：清熱、利水、止渇など。

川芎：理気、活血去瘀、疎肝解鬱、散寒、去風湿など。

旋覆花：利水、去痰、降気平喘、止嘔など。

前胡：理気、去痰、止咳平喘など。

（そ）

蘇子（＝紫蘇子）：去痰、止咳、降気平喘など。

蘇木：活血去瘀、消腫、止痛など。

蘇葉（＝紫蘇）：解表、解鬱、理気、去痰、去湿など。

蒼朮：去風湿、利水、健脾、解表など。

桑白皮：利水、消腫、降気平喘、清熱、止咳、去痰など。

桑葉：解表、止咳など。

（た）

大棗：健脾、安神、緩和薬性など。

大黄：瀉下、清熱、活血去瘀など。

大腹皮：理気、利水、消腫、止瀉など。

沢瀉：利水、消腫、清熱、止瀉など。

（ち）

知母：清熱、瀉火、生津、止渇など。

竹茹：去痰、止嘔など。

猪苓：利水、消腫、止瀉など。

丁子（＝丁香）：補陽散寒、理気など。

釣藤鈎：清熱、熄風など。

陳皮、橙皮：理気、去湿、去痰、止嘔など。

（て）

天南星：去痰、燥湿、熄風など。

天麻：熄風、止痛など。

天門冬：滋陰、柔肝、清熱、去痰、止咳、瀉下、生津など。

（と）

杜仲：陰陽双補など。

冬瓜子（＝冬瓜仁）：清熱、利水、去痰、去湿、瀉下、排膿など。

当帰：活血去瘀、補血、柔肝、瀉下、止痛など。

党参：補気、健脾、生津、昇提、安神など。

桃仁：活血去瘀、瀉下など。

独活：散寒、解表、去風、去湿、止痛など。

(な)
南沙参：清熱、去痰、止咳、生津など。

(に)
人参：補気、昇提、生津、安神など。

(は)
貝母：清熱、去痰、止咳、平喘など。
白芥子：理気、散寒、去痰、消腫など。
麦芽：理気、消導など。
麦門冬：滋陰、生津、去痰、止咳、潤腸など。
薄荷：利水、解表、去風、疎肝解鬱、止痒など。
半夏：理気、去痰、去湿、止咳、降逆、止嘔など。

(ひ)
枇杷葉：去痰、止咳、降逆、止嘔など。
芡の実：滋陰、健脾、固渋など。
百合：滋陰、補血、止咳、安神など。
白芷：利水、去風湿、散寒、解表、止痛、排膿など。
白朮：利水、去風湿、補気、健脾、止汗など。
檳榔子：理気、逐水、消腫、瀉下など。

(ふ)
茯苓：利水、滋陰、健脾、安神など。
附子：補陽散寒、去風湿、止痛など。

(ほ)
牡丹皮：活血去瘀、清熱、涼血、止血など。
牡蛎：重鎮安神、熄風、止痛など。

蜂蜜：補中、解毒、止咳、止痛、潤腸、通便など。
防已：利水、去風湿、消腫、止痛など。
茅根：清熱、利水、消腫、生津、涼血、止血など。
芒硝（＝硫酸ナトリウム）：温熱、通便、破血など。
防風：利水、去風湿、消腫、止痛、解表、止瀉、熄風、止痒など。
樸樕：理気など。

(ま)
麻黄：解表、散寒、去風湿、止咳、平喘、利水、消腫など。
麻子仁：瀉下、潤腸、通便など。

(も)
木通：利水、清熱、降火など。
木香：理気、疎肝解鬱、去湿、止痛、止瀉など。

(や)
益智（益智仁）：補陽、止瀉など。
益母草：活血去瘀、利水消腫など。

(よ)
薏苡仁：清熱解毒、利水、健脾、去風湿、滋陰、止瀉など。

(り)
竜眼肉：補血、健脾、安神など。
竜骨：重鎮安神、熄風、固渋など。
竜胆（＝竜胆草）：清熱、燥湿、熄風など。

良姜（＝高良姜）：散寒、止痛など。

（れ）
連翹：清熱解毒、解表、去風、消腫など。
蓮肉（＝蓮子）：健脾、固渋、滋陰、安神、止瀉など。

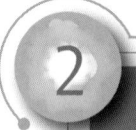

生薬の簡単な説明

I 生薬の分類

　使用頻度の比較的高い生薬と保険適応のある生薬を選んで、効能別に分類してみました。わかりやすくするため、ところどころに手を加えましたので、これらの分類や効能は必ずしも中医薬的なものとは一致していません。また、随所に私独自のゴロ合わせを記載しましたので、興味のある方は参考にして頂ければ幸いです（ゴロ合わせに使用した生薬の順序は、単に私がゴロ合わせをつくりやすいように並べただけであって、それ以上の、なんの意味もありません）。

<利水薬（りすいやく）>：主として浮腫に用いる生薬。
（1）熱証に用いるもの（寒性の生薬）
　　下痢止め、浮腫消退作用：薏苡仁（よくいにん）、沢瀉（たくしゃ）、茵蔯蒿（いんちんこう）、滑石（かっせき）、冬瓜子（とうがし）など。
　　浮腫消退作用：防已（ぼうい）、車前子（しゃぜんし）、木通（もくつう）、桑白皮（そうはくひ）、十薬（じゅうやく）、石膏（せっこう）、薄荷（はっか）、牛蒡子（ごぼうし）、蟬退（せんたい）、連翹（れんぎょう）など。

（2）寒証に用いるもの（温性、平性の生薬）
　　下痢止め、浮腫消退作用：茯苓（ぶくりょう）、猪苓（ちょれい）、白朮（びゃくじゅつ）、蒼朮（そうじゅつ）、呉茱萸（ごしゅゆ）など。
　　浮腫消退作用：防風（ぼうふう）、牛膝（ごしつ）、黄耆（おうぎ）、荊芥（けいがい）、生姜（しょうきょう）、細辛（さいしん）、白芷（びゃくし）、白芥子（はくがいし）、杏仁（きょうにん）、附子（ぶし）、麻黄（まおう）、桂枝（けいし）、蘇葉（そよう）など。

　　　ゴロ合わせ：利水・熱に酔っ・た・インチキ・某・社・も、幹・部・著・述・後、防・護・O・K。詳・細・白紙。

<逐水薬（ちくすいやく）>：便秘と乏尿に用いる生薬。
　強い瀉下効果と利尿効果あり。カリウム喪失の危険性あり。
　　檳榔子（びんろうじ）、牽牛子（けんごし）など。

　　　ゴロ合わせ：乳首（チク・ビ）・堅固。

10

2 生薬の簡単な説明

<去湿薬⇒祛湿薬>：上部消化管に停滞した水分を吸収改善する生薬。

縮砂、生姜、半夏、厚朴、陳皮、白朮、蒼朮、蘇葉、白芷、藿香など。

> ゴロ合わせ：教室・縮・小、反・抗・陳・述・阻・止。

<瀉下薬>：便秘に用いる生薬。

(1) 蠕動促進、強い瀉下効果

　熱証に用いるもの（寒性の生薬）：大黄、番瀉葉、芦薈、決明子など。
　寒証に用いるもの（温性）：檳榔子など。

(2) 軟便化、腸壁の潤滑化

　麻子仁、杏仁、桃仁、栝楼仁、何首烏、当帰、知母、地黄、牛膝、紫蘇子、蜂蜜など。

> ゴロ合わせ：便秘・熱・出・せ・カン・ビン、軟便・増し。

<補気薬>：気虚を改善する生薬で、益気薬ともいう。

(1) 生津の効果（抗利尿、水分保持作用）：紅参、人参、炙甘草など。
(2) 利水の効果（水分排泄作用）：黄耆、白朮など。

> ゴロ合わせ：補気・生ず・紅人・に・釈迦、利水・を・吐く。

<健脾薬>：補気薬を補助して気虚を改善する生薬。

(1) 生津の効果（抗利尿、水分保持作用）：膠飴、大棗、蓮肉、粳米、山薬など。
(2) 利水、去湿の効果（水分排泄作用）：薏苡仁、茯苓、蒼朮、芡の実など。

> ゴロ合わせ：戦費・生ず・行為・たいそう・で・降・参、利子・良く・武・装。

<昇提薬>：中気下陥（脾気虚、脾陽虚のため、消化吸収能力の低下や全身的な気虚の症状、また、その程度がさらに進んだもので、寒証を伴った状態）に対して、筋肉の緊張を高める効果をもつ生薬。

黄耆、升麻、人参、葛根、柴胡、枳殻など。

> ゴロ合わせ：しょってる・王・将・に・喝・采・企画。

＜消導薬＞：消化を促進する生薬。
　　麦芽（デンプンの消化）、山楂子（蛋白質、脂肪の消化）など。

> ゴロ合わせ：書道・僕が・3段。

＜補血薬＞：血虚（栄養、滋潤作用不足の状態）を改善する生薬。
　(1) 肝血虚（頭のふらつき、めまい。脈は弦細など）を改善する生薬
　　　栄養状態の改善：当帰、芍薬など。
　　　栄養状態の改善と滋陰の効果：阿膠、枸杞子、何首烏など。
　(2) 心血虚（動悸・不安感、頭のふらつきとめまい。脈は細など）を改善する生薬
　　　精神安定、催眠効果：竜眼肉、遠志、小麦など。
　　　精神安定、催眠効果と滋陰の効果：百合、酸棗仁など。

> ゴロ合わせ：補欠・か・と・しゃく。空き・少し・貸す・心境、理由が・温・情、100号・山荘。

＜活血薬＞：補血薬の補助的作用をし、循環改善効果をもつ生薬。
　　当帰、川芎、延胡索、葛根、安息香、益母草など。

> ゴロ合わせ：可決・補助・当・選・援護・過去・暗・躍。

＜補陽薬＞：陽虚（気力の低下、四肢の冷え、胸苦しさ。脈は微弱など）を改善し、陽気を補い温める生薬で、強壮薬として用いられる。
　　益智仁など。

> ゴロ合わせ的記憶法：保養～日光浴を連想～焼く。

＜陰陽双補薬＞：陰液と陽気を同時に補う生薬。
　　五味子、杜仲など。

> ゴロ合わせ：陰陽双方・ゴミ・とちゃう。

<補陽散寒薬>：補陽にも散寒にも作用する生薬で、温め、元気をつけ、機能を促進する生薬。

丁字、乾姜、附子、桂皮、など。

ゴロ合わせ：保養参加・長時・間・ぶしつ・け。

<散寒薬>：寒証を改善する生薬。

(1) 内臓の循環系に働いて機能を改善する生薬
山椒、丁字、烏薬、良姜、茴香、蕃椒など。

(2) 筋肉・関節などの循環系に働いて機能を改善する生薬
烏頭、麻黄、白芷、白芥子など。

ゴロ合わせ：山間・山・頂・う・り・うい・と、うず・真っ・白。

(1)、(2) 両者の機能を有する生薬
附子、炮附子、生姜、乾姜、呉茱萸、桂皮、桂枝、細辛、当帰、川芎、など。

ゴロ合わせ：山間焼く・武士、召・喚・後、警視・再・当・選。

<固渋薬>：止瀉、止咳、止汗の効果をもち、腎虚に用いられることが多い生薬。
五味子、山茱萸、山薬、蓮肉、芡の実、訶子など。

ゴロ合わせ：コジュウ・人、ゴミ・産・散。

<止血薬>：止血の効果をもつ生薬。
地骨皮、艾葉など。

ゴロ合わせ：止血・事故被・害。

<安神薬>：心血虚、心陰虚（心血虚の程度が進み、津液不足の症状が現れたもの）の睡眠障害の補助的作用で精神安定、催眠効果をもつ生薬。
竜骨、牡蠣、大棗、酸棗仁、茯苓、遠志、百合、竜眼肉など。

ゴロ合わせ：安心・竜・母・たいそう・酸素・ぶくれ。

<重鎮安神薬>：心血虚の鎮静目的で補助的に配合される非植物性の薬物。
竜骨、牡蛎など。

> ゴロ合わせ：重鎮・竜・母。

<去風薬⇒祛風薬>：血虚生風（肝血虚の症状とともに、頭のふらつき、目のくらみ、四肢筋肉のひきつりなどの症状）に配合され、皮膚の血行促進や痒みに対して用いられる生薬。
防風、荊芥、薄荷、麻黄、連翹、白芷、牛蒡子、升麻、柴胡など。

> ゴロ合わせ：去風・防風、ケガ・は・マ・レ。

<去風湿薬⇒祛風湿薬>：緩和な鎮痛効果をもつ生薬。
(1) 熱証に用いるもの（寒性）：消炎作用あり。
薏苡仁、防已など。
(2) 寒証に用いるもの（温性）：血管拡張作用あり。
麻黄、蒼朮、白朮、桂枝、威霊仙、細辛、防風、川芎、木瓜、白芷など。
(3) 熱証・寒証いずれにも用いるもの（平性）
牛膝など。

> ゴロ合わせ：教室、よく・暴威、魔・術・消し、異例の・最新・防・戦・も、誤室。

<滋陰薬>：陰虚（血虚の程度が進み、津液不足の症状が現れるもの）を改善する生薬。
(1) 津液を補う生薬（生津薬）で、肺陰虚（肺の陰液不足によるもので、津液不足による燥証と虚熱の症状をもつ）、胃陰虚（胃の陰液不足によるもので、津液の消耗状態）に用いられ、鎮咳・去痰作用のある生薬
生津の効果のみ：五味子、麦門冬、百合など。
生津と清熱の効果：芍薬、天門冬、玄参、沙参（北沙参）、浜防風（南沙参）など。
(2) 栄養、滋潤作用を有し、心陰虚に用いられる生薬
酸棗仁、枸杞子、百合、阿膠、何首烏など。
(3) 栄養、滋潤作用を有し、肝陰虚（肝の陰液不足によるもの。虚熱の症状を示す）、

2 生薬の簡単な説明

腎陰虚（腎の陰液不足によるもの。腎虚の症状と虚熱の症状を示す）に用いられる生薬

栄養、滋潤作用のみ：山薬、山茱萸、連肉、牛膝、阿膠、枸杞子など。

栄養、滋潤作用と清熱の効果：地黄、天門冬、車前子など。

(4) 脾陰虚（脾の陰液不足によるもので、津液の消耗状態）に用いられる生薬

山薬、茯苓、連肉、芡の実、薏苡仁、沙参（北沙参）など。

> ゴロ合わせ：寺院の・ゴミ・箱も・百・点、三・々・五々・は、自・転・車・よく・こく。

<理気薬>：気滞を改善する生薬。

<理気薬>：理気だけの効能をもつ生薬。
枳実、枳殻、木香、小豆蔲、柿蔕など。

> ゴロ合わせ：リキ・企・画・も、笑・止。

<理気去湿⇒理気化湿>：制吐、水分吸収促進などの作用をもつ生薬。
半夏、橘皮、橙皮、生姜、陳皮、白芥子、旋覆花、厚朴、縮砂、蘇葉など。

> ゴロ合わせ：気質・は、きっ・と、消・沈、100回・選・考。

<理気去痰⇒理気化痰>：鎮咳去痰作用をもつ生薬。
橙皮、橘皮、前胡、半夏、桔梗仁、陳皮、生姜、白芥子、蘇葉など。

> ゴロ合わせ：利器来た、陶・器、前・半・から・神秘・紹・介。

<理気利水>：水分の吸収排泄促進作用をもつ生薬。
白芥子、檳榔子、呉茱萸、大腹皮など。

> ゴロ合わせ：キス、100回、ビン・ゴ・太っ腹。

<理気散寒>：身体を温める作用をもつ生薬。
桂枝、烏薬、茴香、呉茱萸、丁字、生姜など。

> ゴロ合わせ：帰還・軽視、うや・うい、伍・長・正気。

<理気活血>：血行改善・促進の作用をもつ生薬。
安息香、山楂子、樸樕、莪朮、川芎、延胡索、鬱金など。

> ゴロ合わせ：聞け、あん・さん、僕・が・1000・円。

<理気消導>：消化促進作用をもつ生薬。
山楂子、麦芽、穀芽など。

> ゴロ合わせ：気導、さんざん、馬鹿・こくが。

<疎肝解鬱>：精神安定作用をもつ生薬。
寒涼性：柴胡、薄荷、鬱金など。
平・温性：延胡索、香附子、川芎、厚朴、烏薬、蒺藜子、木香、半夏、蘇葉など。

> ゴロ合わせ：関羽、サイコ・派か、援・交・専・攻・尻・も・ハゲ・そう。

<熄風薬>：ふらつき、めまい、しびれ、頭痛などを改善する生薬。
釣藤鈎、牡蛎、菊花、天麻、竜骨、竜胆など。

> ゴロ合わせ：そくふう、ちょっと、ボレイ・聞く・天・竜。

<柔肝薬>：補血・滋陰の作用を有し、陰液を滋潤させて陽気を安定化させる生薬。
芍薬、山茱萸、阿膠、枸杞子、当帰、玄参、地黄、天門冬、牛膝、酸棗仁、何首烏など。

> ゴロ合わせ：じゅうかん、しゃくや、3週・あ・くこ・と、現・時・点・誤・算・か。

<活血去瘀薬⇒活血化瘀薬>：瘀血を改善する生薬。
　<活血薬>：循環改善の作用をもつ生薬。
　温性：川芎、延胡索、当帰など。
　平性：安息香、葛根など。

> ゴロ合わせ：喀血・遷・延・時、安息・か。

16

2 生薬の簡単な説明

<去瘀薬⇒化瘀薬>：うっ血改善の作用をもつ生薬。
　温性：山楂子など。
　平性：牛膝、蘇木など。
　寒性：番紅花、牡丹皮、芍薬、大黄、益母草、樸樕、川骨、玄参、鬱金など。

> ゴロ合わせ：今日、産・後、サ・ボった・借家・代を、約・束・宣・言。

<破血薬>：強いうっ血改善の作用をもつ生薬。
　温性：紅花、莪朮など。
　平性：桃仁など。

> ゴロ合わせ：破血・効果・が、当人。

<去痰薬⇒祛痰（化痰）薬>：喀痰の排出促進作用や生成抑制作用をもつ生薬。
<温去寒痰薬⇒温化寒痰薬>：温性の生薬で寒痰を改善する生薬。
　細辛、生姜、半夏、遠志、旋覆花、白芥子、蘇葉、天南星など。

> ゴロ合わせ：起きた・宰・相・はん、温・泉・開始。

<去痰薬⇒化痰薬（平性）>：寒痰、熱痰のいずれに用いてもよい生薬。
　杏仁、桔梗など。

> ゴロ合わせ：挙驥、凶・器。

<清去熱痰薬⇒清化熱痰薬>：寒性の生薬で熱痰を改善する生薬。
　竹筎、桑白皮、夏枯草、栝楼仁、貝母、車前子、前胡など。

> ゴロ合わせ：すねた・淑女、蒼白。過誤・から・倍も・謝・罪。

<燥湿去痰薬⇒燥湿化痰薬>：湿痰を改善する生薬。
　半夏、陳皮、杏仁、橘皮、橙皮、白芥子、天南星、蘇子、蘇葉など。

> ゴロ合わせ：そうした・禿げ・チビ・起用、きっ・と・100回・転・し・そうよ。

17

<潤燥去痰薬⇒潤燥化痰薬>：燥痰を改善する生薬。
麦門冬、天門冬、沙参、貝母、百合、栝楼仁、紫苑、枇杷葉など。

> ゴロ合わせ：巡査来た・ばっ・てん、シャ・バも・非業・から・穏・便。

<理気去痰薬⇒理気化痰薬>：理気の作用をもつ生薬。
橙皮、橘皮、前胡、半夏、栝楼仁、陳皮、生姜、白芥子、蘇葉など。

> ゴロ合わせ：利器来た、陶・器、前・半・から・神秘・紹・介。

<去痰止咳薬⇒化痰止咳薬>：鎮咳・去痰の作用をもつ生薬。
麦門冬、桔梗、杏仁、桑白皮、枇杷葉、前胡、半夏、天門冬、百合、貝母、沙参、紫苑、蘇子など。

> ゴロ合わせ：来たぜ・バカもん、危・機・装・備は、前後・反・転。

<去痰平喘薬⇒化痰平喘薬>：痰の生成を抑制し呼吸困難を改善する生薬。
旋覆花、杏仁、蘇子、前胡、桑白皮、貝母、紫苑など。

> ゴロ合わせ：北塀で、宣・教・師、禅・僧は、倍も・おる。

<熄風去痰薬⇒熄風祛痰薬>：風痰に対して用いられ、ふらつき、痙攣を改善し、喀痰除去作用をもつ生薬。
天南星など。

<止咳薬>：鎮咳に作用する生薬。
桔梗、百合、天門冬、麦門冬、半夏、細辛、沙参、枇杷葉など。

> ゴロ合わせ：史跡・危機、100・点も、バカ・藩が、再審・査。

<平喘薬>：気管支平滑筋の痙攣解除により呼吸困難を改善する生薬。
麻黄、厚朴など。

> ゴロ合わせ：屁で・ま・こう。

＜止咳平喘薬＞：鎮咳と呼吸困難の改善に作用する生薬。
前胡、杏仁、貝母、桑白皮、紫苑、蘇子など。

> ゴロ合わせ：市街で、全戸・競・売も、総・支援・阻止。

＜降気平喘薬＞：利水効果により呼吸困難を改善する生薬。
旋覆花、桑白皮、紫苑、蘇子など。

> ゴロ合わせ：公平で、戦・争・支援・阻止。

＜解表薬＞：表証に作用して発汗を調整して治療する生薬。

＜辛温解表（去風散寒⇒祛風散寒）薬＞：温性で表寒に適し、発汗作用が強い生薬。
桂枝、桂皮、生姜、荊芥、細辛、防風、麻黄、辛夷、蘇葉、白芷など。

> ゴロ合わせ：心音・計、生・涯・細・胞・マ・シーン。

＜辛涼解表（去風清熱⇒祛風清熱）薬＞：寒性で表熱に適し、軽度の発汗作用を有する生薬。
升麻、薄荷、葛根、柴胡、連翹、牛蒡子、菊花、桑葉、蟬退など。

> ゴロ合わせ：診療・所・は、喝・采・連・語・聞く。

＜去湿解表⇒化湿解表（去風去湿⇒祛風化湿）薬＞：表湿に適し、軽度の発汗作用を有する生薬。
蘇葉、連翹、独活、白芷など。

> ゴロ合わせ：挙止、ソ・連が・怒喝。

＜潤燥解表（去風潤燥⇒祛風潤燥）薬＞：表燥に適し、軽度の発汗、生津の効果を有する生薬。
葛根、桑葉など。

> ゴロ合わせ：準葬、火・葬。

＜清熱薬＞：熱証を改善する生薬。解熱、消炎の共通した効果をもつ。

＜清熱解毒薬＞：解熱、消炎、抗菌、抗化膿などの作用。
黄連、黄芩、黄柏、冬瓜子、石膏、牛蒡子、山梔子、升麻、薏苡仁、菊花、十薬、連翹、紫根、金銀花、玄参など。

> ゴロ合わせ：解毒・を・透・析・後、参・照、良く・効く・十薬。

＜清熱涼血薬＞：解熱、消炎、止血などの作用。
黄連、地黄、芍薬、大黄、牡丹皮、茅根、玄参、山梔子、紫根、地骨皮など。

> ゴロ合わせ：良家・応・じ、借家・代を・ぼったくり、暴・言。

＜清熱解暑薬＞：解熱、消炎、滋潤などの作用。
知母など。

＜清熱瀉火薬＞：解熱、消炎、抗菌、鎮静などの作用。
黄連、黄芩、黄柏、石膏、柴胡、知母、木通、山梔子、竜胆、大黄、芦薈、決明子、夏枯草など。

> ゴロ合わせ：釈迦・を・説教、才・知・も・三・流・だい。

＜清熱去湿薬⇒清熱化湿薬＞：解熱、消炎、抗菌、利尿、止痢、利胆などの作用。
黄連、黄芩、黄柏、滑石、沢瀉、山梔子、竜胆、茵蔯蒿、十薬、大黄、苦参、薏苡仁、山帰来など。

> ゴロ合わせ：青年気質・を・買っ・た、三・流・インチキ・重・大。

＜清虚熱薬＞：解熱、消炎、鎮静などの作用。
地骨皮、天門冬、地黄、牡丹皮、知母など。

> ゴロ合わせ：去年、事故っ・ても、示・談。

　以上の生薬について、簡単に「生薬分類早見表」として次項にまとめてみました（図表の中の生薬の順序は、私がよく用いる順番に記載しただけであって、特別な意味はもっていません）。

II 生薬分類早見表

<利水薬>：浮腫に用いる。

熱証	止瀉・消腫	薏苡仁、沢瀉、茵陳蒿、滑石、冬瓜子
	消腫	防已、車前子、木通、桑白皮、十薬、石膏、薄荷
寒証	止瀉・消腫	茯苓、猪苓、白朮、蒼朮、呉茱萸
	消腫	防風、牛膝、黄耆、荊芥、生姜、細辛、白芷

<逐水薬>：便秘と乏尿に用いる。

槟榔子、牽牛子

<去湿薬>：上部消化管に停滞した水分の吸収改善に用いる。

縮砂、生姜、半夏、厚朴、陳皮、白朮、蒼朮、蘇葉

<瀉下薬>：便秘に用いる。

蠕動促進 強い瀉下	熱証	大黄、番瀉葉、芦薈、決明子
	寒証	槟榔子
軟便・潤滑化		麻子仁、杏仁、桃仁、栝楼仁、何首烏、当帰

<補気薬>：気虚の改善に用いる。

生津	紅参、人参、炙甘草
利水	黄耆、白朮

<健脾薬>：補気薬を補助して気虚の改善に用いる。

生津	膠飴、大棗、蓮肉、粳米、山薬
利水・去湿	薏苡仁、茯苓、蒼朮、芡の実

<昇提薬>：中気下陥に対して、筋肉の緊張を高めるために用いる。

黄耆、升麻、人参、葛根、柴胡、枳殻

<消導薬>：消化の促進に用いる。

麦芽（デンプンの消化）、山楂子（蛋白質、脂肪の消化）

<補血薬>：血虚の改善に用いる。

肝血虚	栄養改善	当帰、芍薬
	栄養改善・滋陰	阿膠、枸杞子、何首烏
心血虚	精神安定・催眠	竜眼肉、遠志、小麦
	精神安定・催眠・滋陰	百合、酸棗仁

<活血薬>：補血薬の補助的作用で循環改善に用いる。

当帰、川芎、延胡索、葛根、安息香、益母草

<補陽薬>：陽虚を改善し、強壮に用いる。

益智仁

<陰陽双補薬>：陰液と陽気を同時に補うために用いる。

五味子、杜仲

<補陽散寒薬>：補陽にも散寒にも作用し、機能促進に用いる。

丁字、乾姜、附子、桂皮

<散寒薬>：寒証の改善に用いる。

1) 内臓機能を改善	山椒、丁字、烏薬、良姜、茴香
2) 筋肉・関節の機能を改善	烏頭、麻黄、白芷、白芥子
1)、2) 両者の機能を改善	附子、炮附子、生姜、乾姜、呉茱萸、桂皮

<固渋薬>：止瀉、止咳、止汗の効果あり、腎虚に多く用いられる。

五味子、山茱萸、山薬、連肉、茨の実、訶子

<止血薬>：止血に用いる。

地骨皮、艾葉

<安神薬>：心血虚、心陰虚の精神安定、催眠に用いる。

竜骨、牡蛎、大棗、酸棗仁、茯苓、遠志、百合、竜眼肉

<重鎮安神薬>：心血虚の鎮静に用いる。

竜骨、牡蛎

＜去風薬＞：血虚生風の皮膚の血行促進や痒みに対して用いる。

| 防風、荊芥、薄荷、麻黄、連翹、白芷、牛蒡子、升麻、柴胡 |

＜去風湿薬＞：緩和な鎮痛効果に用いる。

1) 熱証	薏苡仁、防已
2) 寒証	麻黄、蒼朮、白朮、桂枝、威霊仙、細辛、防風
1)、2) の両者	牛膝

＜滋陰薬＞：陰虚の改善に用いる。

肺・胃陰虚 （鎮咳・去痰）	生津	五味子、麦門冬、百合
	生津・清熱	芍薬、天門冬、玄参、沙参、浜防風
心陰虚（栄養・滋潤）		酸棗仁、枸杞子、百合、阿膠、何首烏
肝・腎陰虚	栄養・滋潤	山薬、山茱萸、連肉、牛膝、阿膠、枸杞子
	栄養・滋潤・清熱	地黄、天門冬、車前子
脾陰虚		山薬、茯苓、連肉、芡の実、薏苡仁

＜理気薬＞：気滞の改善に用いる。

理気のみ	枳実、枳殻、木香、小豆蔲、柿蒂
理気去湿	半夏、橘皮、橙皮、生姜、陳皮、白芥子、旋覆花、厚朴、縮砂
理気去痰	橙皮、橘皮、前胡、半夏、栝楼仁、陳皮、生姜、白芥子
理気利水	白芥子、檳榔子、呉茱萸、大腹皮
理気散寒	桂枝、烏薬、茴香、呉茱萸、丁字、生姜
理気活血	安息香、山楂子、樸樕、莪朮、川芎、延胡索、鬱金
理気消導	山楂子、麦芽、穀芽

＜疎肝解欝＞：精神安定に用いる。

熱証	柴胡、薄荷、鬱金
寒証・中間証	延胡索、香附子、川芎、厚朴、烏薬、蒺藜子

＜熄風薬＞：ふらつき、めまい、しびれ、頭痛などに用いる。

| 釣藤鈎、牡蛎、菊花、天麻、竜骨、竜胆 |

＜柔肝薬＞：陽気の安定化に用いる。

芍薬、山茱萸、阿膠、枸杞子、当帰、玄参、地黄、天門冬、牛膝、酸棗仁

＜活血去瘀薬＞：瘀血の改善に用いる。

活血（循環改善）	中間証	安息香、葛根
	寒証	川芎、延胡索、当帰
去瘀薬（うっ血改善）	熱証	番紅花、牡丹皮、芍薬、大黄、益母草
	中間証	牛膝、蘇木
	寒証	山楂子
破血（強いうっ血改善）	中間証	桃仁
	寒証	紅花、莪朮

＜去痰薬＞：喀痰の排出促進・生成抑制に用いる。

温去寒痰	細辛、生姜、半夏、遠志、旋覆花、白芥子、蘇葉、天南星
去痰（平性）	杏仁、桔梗
清去熱痰	竹筎、桑白皮、夏枯草、栝楼仁、貝母、車前子、前胡
燥湿去痰	半夏、陳皮、杏仁、橘皮、橙皮、白芥子、天南星、蘇子
潤燥去痰	麦門冬、天門冬、沙参、貝母、百合、栝楼仁、紫苑
理気去痰	橙皮、橘皮、前胡、半夏、栝楼仁、陳皮、生姜、白芥子
去痰止咳	麦門冬、桔梗、杏仁、桑白皮、枇杷葉、前胡、半夏、天門冬
去痰平喘	旋覆花、杏仁、蘇子、前胡、桑白皮、貝母、紫苑
熄風去痰	天南星

＜止咳薬＞：鎮咳に用いる。

桔梗、百合、天門冬、麦門冬、半夏、細辛、沙参、枇杷葉

＜平喘薬＞：呼吸困難の改善に用いる。

麻黄、厚朴

＜止咳平喘薬＞：鎮咳と呼吸困難の改善に用いる。

前胡、杏仁、貝母、桑白皮、紫苑、蘇子

<降気平喘薬>：利水効果による呼吸困難改善に用いる。

旋覆花、桑白皮、紫苑、蘇子

<解表薬>：表証に作用して発汗調整に用いる。

辛温解表（去風散寒）	桂枝、桂皮、生姜、荊芥、細辛、防風、麻黄、辛夷
辛涼解表（去風清熱）	升麻、薄荷、葛根、柴胡、連翹、牛蒡子、菊花、桑葉
去湿解表（去風去湿）	蘇葉、連翹、独活、白芷
潤燥解表（去風潤燥）	葛根、桑葉

<清熱薬>：熱証の改善に用いる。解熱、消炎の共通した効果をもつ。

清熱解毒	黄連、黄芩、黄柏、冬瓜子、石膏、牛蒡子、山梔子、升麻
清熱涼血	黄連、地黄、芍薬、大黄、牡丹皮、茅根、玄参、山梔子、紫根
清熱解暑	知母
清熱瀉火	黄連、黄芩、黄柏、石膏、柴胡、知母、木通、山梔子、竜胆
清熱去湿	黄連、黄芩、黄柏、滑石、沢瀉、山梔子、竜胆、茵陳蒿、十薬
清虚熱	地骨皮、天門冬、地黄、牡丹皮、知母

II 各科別診療のポイント

※一覧表中の記号について

> ◎…使ったらよい結果が期待できる
> ○…使ってもよい
> △…使ってもよいが結果が期待できない場合もあり、十分に注意して使用する
> ×…使わない方がよいと思われる
> ××…禁忌
> ㊀…間質性肺炎に注意
>
> ㊎…甘草含有量が多い(2.5ｇ以上)ので注意
> ㊉…甘草が含まれている
> ㊍…大黄が含まれている
> ㊄…麻黄が含まれている

1 呼吸器系疾患

I 風邪様症候群

　現在では、風邪による不快な自覚症状を軽減させる強力な消炎・鎮痛・解熱剤や鎮咳去痰剤、抗アレルギー剤、抗生剤などが数多くありますので、風邪は世間一般的には、長くても1週間くらいで治るものと認識されています。事実、風邪で来院して来る患者さんのほとんどは、その受診回数が1回です。2回も3回も受診してくることはあまりみられません。ですから、古書に出てくるような典型的な病期の経過をたどり、その都度、患者さんの病態に合わせて漢方薬を変えて処方を試みる機会はほとんどありません。

　実際の臨床の現場では、急性期の風邪様症候群で、風邪に対する西洋薬を用いないで漢方薬を単独処方できる場合は、そのほとんどが慢性疾患で受診中の患者さんに対してです。世間一般の、風邪様症候群の患者さんはほとんど、手軽に入手できる市販薬をまず最初に服用します。それで、なかなか治らないとのことで医療機関を受診します。ですから、ひどいときには、かなり病期が進んだ状態で受診する場合があります。急性期のごく最初の病態を示して受診することはほとんどありません。また、最初に漢方薬のみを処方しても、治りが悪かったり、こじれて悪化するようなことがあれば、すぐに強力な効果のある抗生剤などの西洋薬に切り替えられてしまいます。慢性疾患で受診中の患者さんは医師側にしてみれば、顔馴染みで、その患者さんの病態が手にとるようにわかるので、漢方薬のみで可能かどうか、ある程度の判別がつきます。それに、漢方薬のみでこじれて悪化しても、再来してくれる場合が多いので、いくらでもその時々の病態に応じて処方することは可能です。しかし、初診の患者さんに対しては、そういうわけにはいきません。治りが悪ければすぐに医療機関を変えて再来しなくなってしまいます。そしてひどい場合は、「風邪も治せない医者」と陰で悪口を言われたり、こじれて肺炎になって、死亡するようなことにでもなれば医療訴訟にもなりかねません。また、鎮咳去痰剤や解熱剤の処方は生体防御の面からみれば、生理的な咳や熱に対して強力な薬で抑えるのは望ましいことではありませんが、現在の医療状況からみれば、咳や熱を主訴にして来院してくる患者さんに対して、それらの症状を無視するわけにはいきません。

以上のような現状を踏まえて、ここでは、漢方薬のみの治療と、西洋薬を併用した場合の治療について、実践方式で述べてみます。

初級レベルの治療

● **漢方薬のみで治療する場合**

　風邪様症候群を漢方医学的に診断するには、まず「いつ頃からどのような症状が出現してきたのか」から始まって、患者さんの自覚症状を含めた全身状態の注意深い観察と診察が必要で、四診に関していえば、私の場合、特に脈診を重要視しています。ただ、この場合の脈診は、鍼灸医学的なものや、中医学的なもののように、臓腑経絡に関連させたようなものではなく、脈の性状を診るだけのものでよいと思われます。それだけでも、十分、多くの情報を得ることができるからです。次に、**表3～6**に示したような、各病期に応じた漢方方剤の名前が頭に浮かんでこなくてはなりません。そして、各漢方方剤のもつ特性を熟知して、診断結果と符合させ、処方していかなければなりません。

　表3で、「初期」となっているのは急性期のことで、**表4**の「初期後」となっているのは、自然治癒がうまくいかず、また最初の治療がうまくいかず、それ以降に受診してくる場合のことを指しています。

　少し余談ですが、私の経験では、病初期で、明らかに実証で、麻黄湯（まおうとう）の証を示していても、麻黄湯（まおうとう）と桂枝湯（けいしとう）を合方した処方が奏効することがよくあります。しかし、この際注意すべきこととして、患者さんの体重を考慮して、過量投与にならないようにすることが大切です。時々、前胸部から心窩部にかけて不快感を訴える方がみられるからです。

　表5の「慢性期」となっているのは、慢性的に自覚症状を訴えて受診してくる場合を指しています。この時期の風邪様症候群では、清肺湯（せいはいとう）や竹筎温胆湯（ちくじょうんたんとう）、補中益気湯（ほちゅうえっきとう）などがよく用いられ、実際に奏効例も多くみられています。

● **西洋薬との併用療法で治療する場合（急性期に受診してくる場合）**

　本来、風邪様症候群に対してNSAIDsの使用は好ましくなく、漢方薬に関していえば、麻黄（まおう）含有製剤とNSAIDsとの併用は避けた方がよいと思われますが、PL®顆粒などに含まれている比較的マイルドな消炎鎮痛解熱剤と葛根湯（かっこんとう）の併用では、後頭部痛や肩こりが強い場合には併用しても著効が得られる場合がみられます。発汗に関してはひどい汗かき以外の人

では大きな影響はあまりみられていません。また、鎮咳去痰剤や抗生剤と併用しても特に大きな問題はありませんが、麻黄含有製剤とキサンチン系製剤（テオフィリンやジプロフィリンなど）との併用に関しては十分な注意が必要です。用量が多くなればなるほど、動悸や悪心などの副作用が増強してくるからです。

「急性期を過ぎ、それ以降に受診してくる場合」や「慢性的に自覚症状を訴えて受診してくる場合」の、西洋薬との併用療法に関しても同様のことがいえます。

表3～6の一覧表の中で、「◎」「○」「△」「×」のような記号で示しているのは、あくまでも初心者のために参考として記しただけのものであって、絶対的なものではありません。これらは私のこれまでの臨床経験から述べているだけのものであって、何故なんだといわれても、私自身、それに対して根拠を示すことができません。例えば、葛根湯と抗生剤を併用すると、なんとなく抗生剤の切れ味が悪く感じられるから「△」としただけであって、なんの理論的、実験的根拠も持ち併せていません。図中に「×」印があるからといって、私が自分の経験上記しただけであって、使ってはダメだというわけではありません。ですから、これらは参考程度に思って下さい。そうした意味で、本書においては「これは違っている」というような箇所がいくつか出てくるかも知れません。その際は各人で、自分自身の経験を信じて、納得のいくように訂正して、自分のための書になるようにして下さい。ちなみに、「◎」は使ったらよい結果が期待できる、「○」は使ってもよい、「△」は使ってもよいがよい結果が期待できない場合があるし、十分に注意して使用する、「×」は使わない方がよいと思われる、くらいの意味合いです。

中級レベルの治療

中級レベルでも、漢方方剤の選び方は初級レベルとなんら変わることはありません。基本的なことは同じで、変わるところといえば、汎用エキス剤にないような薬で治療したいとか、また、汎用エキス剤では的確な治療ができないような症例に出会ったとき、どのような漢方薬を用いればよいのかなどのいわば特殊なケースについて述べていることです。以下に、いくつかの例を挙げて説明してみます。

漢方方剤の合方として「桂枝麻黄各半湯」というものがあります。通称「桂麻各半湯」ですが、風邪様症候群の初期で、悪寒・発熱・頭痛の症状があって、麻黄湯と桂枝湯との共通点は多々あるものの、どちらともいえない、ちょうど2つの方剤の性格をミックスしたような症例で、汗をかきやすくて、赤ら顔で肩が痛寒く、咽頭痛があるような場合に効果があり、実際に私はよく用いています。

この桂枝麻黄各半湯のように、2つの違った方剤を合方してもよい治療効果を得ることができますが、各構成成分の決まっているエキス剤の合方だけでは、随伴症状すべてを満足させるだけの治療効果を得るには難しいところがあります。これに対して、生薬治療では例に示したように、各随伴症状に合わせて、適切な生薬を選び、全体の証を見据えたうえで、生薬の加減を行うことにより、よりよい治療効果を得ることができます。ここで示した漢方薬の配合生薬の順序は、「よくわかる新しい東洋医学入門講座」(永井書店刊)の「漢方方剤の講義」の項目の箇所に準じて述べています。

●「鍼灸療法を併用する場合」

風邪様症候群による呼吸器症状に対しては、手の太陰肺経に属する経穴である「中府」、「天府」、「侠白」、「尺沢」、「孔最」、「太淵」などの経穴から選んで、補瀉の理論にのっとって施術するとよいでしょう。咳嗽が強い場合は「尺沢」や「孔最」などが選ばれ、また、随伴症状として胸痛があれば「侠白」が優先して選ばれますし、関節痛があれば「太淵」が優先して選ばれます。頭痛を伴うときも、できれば同じ経絡上の経穴である「列欠」や「魚際」などを選ぶとよいでしょう。

1 呼吸器系疾患

〈桂麻各半湯〉 ←—1/2— 〈麻黄湯〉

麻黄	2.5
桂皮	4.0
杏仁	2.5
芍薬	2.0
大棗	2.0
甘草	2.0
生姜	1.0

麻黄	5.0
杏仁	5.0
甘草	1.5
桂皮	4.0

1/2

〈桂枝湯〉

桂皮	4.0
芍薬	4.0
甘草	2.0
生姜	1.5
大棗	4.0

麻黄湯と桂枝湯の各半分ずつを合方したもので甘草は1.75 g、生姜は0.75 gですが、それぞれ2 g、1 gとしています。

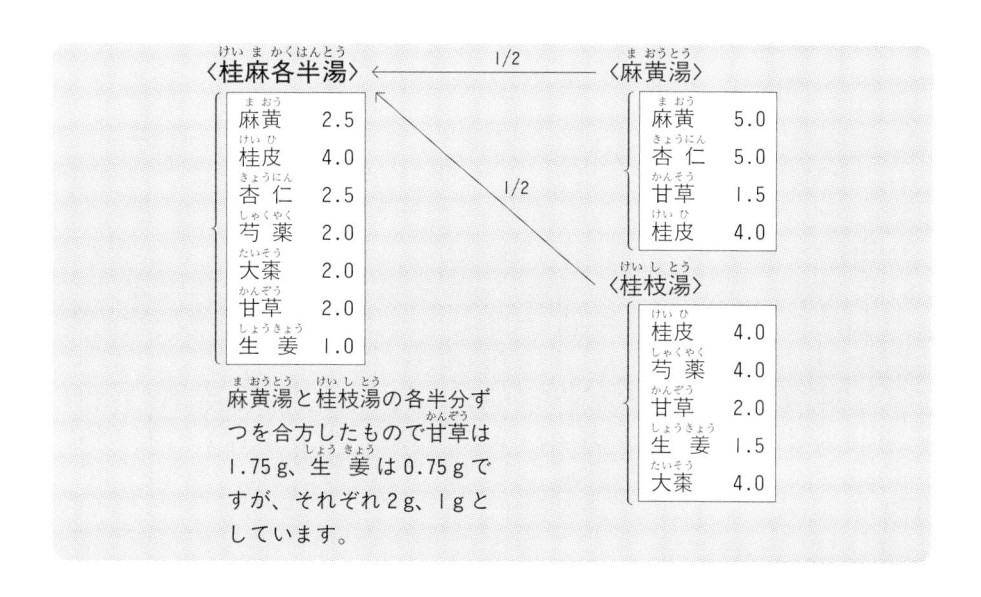

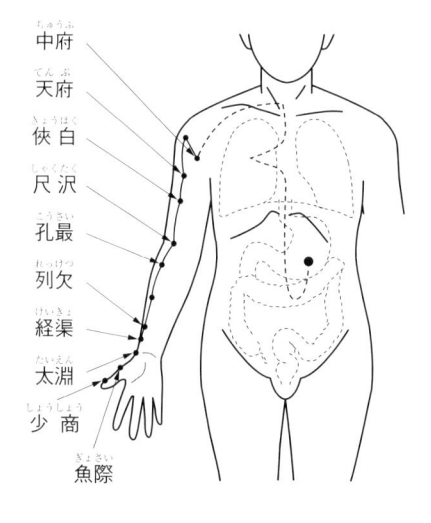

中府 … 鎖骨外端下のくぼみから約 2 cm 下のところ
　　　（呼吸器疾患、心臓疾患など）
天府 … 腋窩内側から橈側に向かったところ
　　　（呼吸器疾患、高血圧、上腕神経痛など）
侠白 … 経路上のほぼ乳頭の高さのところ
　　　（呼吸器疾患、胸痛など）
尺沢 … 肘窩外端から約 2 cm 尺側のところ
　　　（呼吸器疾患など）
孔最 … 尺沢より末梢側約 6 cm のところ
　　　（呼吸器疾患、痔疾患など）
列欠 … 橈骨茎状突起の尺側のところ
　　　（頭痛、下歯痛など）
経渠 … 列欠より尺側末梢の動脈拍動部のところ
　　　（喘息など）
太淵 … 腕関節の動脈拍動部のところ
　　　（呼吸器疾患、腕関節痛など）
魚際 … 第一中手骨の橈側中央のところ
　　　（頭痛、車酔い、心悸亢進など）
少商 … 第一指橈側の爪甲の根部のところ
　　　（小児神経症、心臓疾患など）

図1　手の太陰肺経

〈中級レベルの処方例①〉

〈葛根湯〉

生薬	分量	効能
葛根	4.0	辛涼解表、潤燥解表、活血、昇提など
麻黄	3.0	辛温解表、散寒、去風湿、平喘など
桂皮	2.0	辛温解表、理気散寒、補陽散寒、去風湿など
芍薬	2.0	清熱涼血、柔肝、滋陰、補血など
甘草	2.0	調和、補気健脾など
生姜	2.0	辛温解表、温去痰、理気去痰など
大棗	3.0	安神、健脾など

葛根湯の証で「咳」が強く「痰」の切れが悪いときは症状に応じて生薬分類早見表（21～25頁）より適切な生薬を選び追加処方します。例えば、

麦門冬	3～5g	去痰、止咳、滋陰など
桔梗	1～2g	去痰、止咳など

処方例 葛根湯加麦門冬桔梗

生薬	分量
葛根	4.0
麻黄	3.0
桂皮	2.0
芍薬	2.0
甘草	2.0
生姜	2.0
大棗	3.0
麦門冬	5.0
桔梗	2.0

（1日量として3回に分服）
分3食間 4日分

1 呼吸器系疾患

〈中級レベルの処方例②〉

〈麻黄附子細辛湯〉

麻黄	4.0	…… 辛温解表、散寒、去風湿、平喘など
附子	1.0	…… 補陽散寒など
細辛	3.0	…… 辛温解表、止咳、温去痰、去風湿など

麻黄附子細辛湯の証で「呼吸困難」「咳」「痰」がひどいときは症状に応じて生薬分類早見表（21〜25頁）より適切な生薬を選び追加処方します。例えば、

麦門冬	3〜5g	…… 去痰、止咳、滋陰など
半夏	3〜5g	…… 温去痰、燥湿去痰、理気去痰、去痰止咳など
杏仁	3〜5g	…… 止咳平喘、去痰平喘、去痰止咳、燥湿去痰など

処方例 麻黄附子細辛湯加麦門冬半夏杏仁

麻黄	4.0
附子	1.0
細辛	3.0
麦門冬	5.0
半夏	3.0
杏仁	3.0

（1日量として3回に分服）
分3食間 4日分

〈中級レベルの処方例③〉

〈香蘇散〉

香附子	4.0	…… 疎肝解鬱
蘇葉	2.0	…… 去湿解表、温去痰、燥湿去痰、理気去痰など
陳皮	2.0	…… 燥湿去痰、理気去痰、理気去湿など
甘草	1.5	…… 調和、補気健脾など
生姜	1.0	…… 辛温解表、温去痰、理気去痰など

香蘇散の証で「咳」が強く「痰」の切れが悪いときは症状に応じて生薬分類早見表（21〜25頁）より適切な生薬を選び追加処方します。例えば、

麦門冬	3〜5g	…… 去痰、止咳、滋陰など
芍薬	2〜3g	…… 清熱涼血、柔肝、滋陰、補血など
半夏	3〜5g	…… 温去痰、燥湿去痰、理気去痰、去痰止咳など

処方例 香蘇散加麦門冬半夏

香附子	4.0
蘇葉	2.0
陳皮	2.0
甘草	1.5
生姜	1.0
麦門冬	5.0
半夏	3.0

（1日量として3回に分服）
分3食間 4日分

II 気管支喘息

　喘息の発作時はあくまでも西洋薬が主体で、漢方薬は補助療法的に用いた方がよいと思われます。西洋薬との併用療法では、喘息に対して消炎鎮痛解熱剤の使用は避けるべきで、そのことは漢方薬との併用療法でも同じです。また、麻黄含有製剤とキサンチン系製剤（テオフィリンやジプロフィリンなど）との併用に関しては十分な注意が必要です。その他の注意事項についても、風邪様症候群で記したことに準じるとよいでしょう。

初級レベルの治療

　風邪様症候群で示した漢方薬とかなりの部分で重複しています。気管支喘息の場合、西洋薬同士の併用に際しても十分な注意が必要なのに、さらに漢方薬が併用された場合では、十分過ぎるくらいの注意が必要です。

　表6中の、「◎」「○」「△」「×」のような記号のもつ意味は、風邪様症候群のところで説明したものと同じです。

中級レベルの治療

　生薬治療では例に示したように、各随伴症状に合わせて、適切な生薬を選び、生薬の加減を行うことにより、よりよい治療効果を得ることができます。ここで示した漢方薬の配合生薬の順序は、「よくわかる新しい東洋医学入門講座」（永井書店刊）の「漢方方剤の講義」の項目の箇所に準じて述べています。

　「鍼灸療法を併用する場合」、風邪様症候群による場合と同様に行えばよいでしょう。咳嗽が強い場合は「尺沢」や「孔最」などのほかに、同じ経絡上にある「経渠」も選ぶとよいでしょう。

〈中級レベルの処方例④〉

〈小柴胡湯〉

生薬	量	効能
柴胡	7.0	辛涼解表、清熱瀉火、疎肝解鬱、昇提など
黄芩	3.0	清熱解毒、清熱瀉火、清熱去湿など
大棗	3.0	安神、健脾など
半夏	5.0	止咳、温去痰、理気去痰、燥湿去痰、疎肝解鬱など
生姜	1.0	辛温解表、温去痰、理気去痰など
甘草	2.0	調和、補気健脾など
人参	3.0	補気、昇提など

小柴胡湯の証で「咳」が強く「痰」の切れが悪いときは症状に応じて生薬分類早見表(21〜25頁)より適切な生薬を選ぶ追加処方します。例えば、

生薬	量	効能
麦門冬	3〜5g	去痰、止咳、滋陰など
桔梗	1〜2g	去痰、止咳など

処方例 小柴胡湯加麦門冬桔梗

生薬	量
柴胡	7.0
黄芩	3.0
大棗	3.0
半夏	5.0
生姜	1.0
甘草	2.0
人参	3.0
麦門冬	5.0
桔梗	2.0

(1日量として3回に分服)
分3食間 4日分

III 診療のポイント

初級レベルの治療
1) 病期の正しい把握。
2) 四診では脈診を重視。
3) 証の判断に迷った場合は、中間証〜虚証の薬を選ぶ方が無難。
4) 実証に対する薬は過量投与にならないように。むしろ少なめの投与。
5) 併用西洋薬には要注意。

中級レベルの治療
1) 生薬を加減するときは全体の証をよく見据えて行う。
2) 鍼灸療法を併用する場合は、主として肺経から経穴を選んで補瀉する。

表1 風邪様症候群の漢方療法

	初期	初期後	慢性期
実証	麻黄湯 葛根湯	麻杏甘石湯 神秘湯	麻杏甘石湯 神秘湯
中間証	升麻葛根湯 小青竜湯	小柴胡湯 柴胡桂枝湯 小青竜湯	
虚証	桂枝湯 麻黄附子細辛湯 香蘇散	麦門冬湯 清肺湯 滋陰降火湯 柴胡桂枝乾姜湯 竹茹温胆湯 麻黄附子細辛湯 参蘇飲	清肺湯 滋陰降火湯 竹茹温胆湯 補中益気湯

● 麻黄製剤と柴胡製剤の一般的な使い分け

麻黄を含む漢方薬…対症療法的に用いる。
　麻黄湯、葛根湯、小青竜湯、麻黄附子細辛湯、麻杏甘石湯、神秘湯など

柴胡を含む漢方薬…体質改善的に用いる。
　小柴胡湯、柴胡桂枝湯、柴朴湯、神秘湯、竹茹温胆湯、補中益気湯など

表2 薬剤選択のポイント

	漢方薬	選択のポイント
初期	麻黄湯	葛根湯より発熱が強い、無汗、関節痛
	葛根湯	発熱、無汗、後頸部痛、肩こり、頭痛
	小青竜湯	水溶性痰、鼻汁、胃内停水
	桂枝湯	汗かき、発熱、痛み
	麻黄附子細辛湯	高齢者で寒証
	香蘇散	胃腸虚弱、抑うつ傾向
初期後	麻杏甘石湯	強い咳嗽、口渇、多汗
	神秘湯	痰の少ない咳、喉のゼイゼイ、抑うつ傾向
	小柴胡湯	乾燥白苔、口中粘つき苦い
	柴朴湯	喉のつかえ、口中粘つき、倦怠感、抑うつ傾向
	柴胡桂枝湯	汗かき、のぼせ、痛み、口中粘つき苦い
	麦門冬湯	粘稠な痰、激しい咳、喉のいがらっぽさ
	参蘇飲	胃腸虚弱、心窩部のつかえ、咳嗽、粘稠な痰、頸部痛
	真武湯	下痢、めまい、四肢冷汗、全身倦怠感
慢性期	清肺湯	痰の切れにくい咳、咽喉痛
	竹茹温胆湯	風邪が長引き痰の多い咳、不眠、動悸
	補中益気湯	強度の全身倦怠感

1 呼吸器系疾患

表3 風邪様症候群 初期

	漢方製剤	悪寒, 発熱, 頭痛	咳	痰	鼻汁	喉の痛み	その他の症状 etc	腹診	脈診	NSAIDs	PL®	キサンチン系製剤	消炎酵素剤	抗生剤	抗アレルギー剤	
実	麻黄湯	◎	△		○	△	無汗, 関節痛	緊張良好	浮緊	×〜△	△	△	○	△〜○	△〜○	麻
実	葛根湯	◎	△		○	△	無汗, 頸・肩のこり	緊張良好	浮実数	×〜△	△	△	○	△〜○	△〜○	麻
中	升麻葛根湯	◎	△		○	△	発疹, 強い頭痛	緊張普通	浮弱	×〜△	△	△	○	△〜○	△	中
中	小青竜湯	○	◎	◎	◎	△	肩・背中のこり	緊張良好胃内停水	浮弱数	×〜△	△	△	○	△〜○	△〜○	麻
虚	桂枝湯	○	△		△	△	汗かき, 体力低下	緊張やや軟	浮弱	△	△	△	○	△〜○	△	中
虚	麻黄附子細辛湯	○	△		○	◎	高齢虚弱者, 寒証, 抑うつ	緊張やや軟	沈弱数	△	△	△	○	△〜○	△〜○	麻
虚	香蘇散	○	△		△	△	胃腸虚弱, 抑うつ	緊張やや軟	浮弱数	△	△	△	○	△〜○	△	中

表4 風邪様症候群 初期後

	漢方製剤	悪寒, 発熱, 頭痛	咳	痰	鼻汁	喉の痛み	その他の症状 etc	腹診	脈診	NSAIDs	PL®	キサンチン系製剤	消炎酵素剤	抗生剤	抗アレルギー剤	
実	麻杏甘石湯	△	◎	○	△	△	汗かき, 口渇	緊張良好	浮実数	×〜△	△	△	○	△〜○	△〜○	中
実	神秘湯	△	◎	○	△	△	抑うつ	緊張普通	弦緊	×〜△	△	△	○	△〜○	△〜○	麻
中	小柴胡湯	△	○	○	△	△	口内粘ばつき	胸脇苦満緊張良好	弦	△	△	△	○	△〜○	△	中
中	柴胡桂枝湯	△	○	○	△	△	汗かき, のぼせ	胸脇苦満緊張普通	浮弦	△	△	△	○	△〜○	△	中
中	小青竜湯	△	◎	◎	◎	◎	肩・背中のこり	胃内停水緊張良好	浮弱数	×〜△	△	△	○	△〜○	△〜○	麻
虚	麦門冬湯	△	◎	△	△	△	疲労感, 喉のイガイガ感	緊張やや軟	軟弱	△	△	△	○	△〜○	△	中
虚	清肺湯	△	◎	◎	△	△	長く続く咳	緊張普通	弦弱	△	△	△	○	△〜○	△	中
虚	滋陰降火湯	△	◎	△	△	△	皮膚のあれ, 疲労感, 便秘	緊張やや軟	軟弱	△	△	△	○	△〜○	△	中
虚	柴胡桂枝乾姜湯	△	○	△	△	△	汗かき, 疲労感, 口内粘ばつき	胸脇苦満腹力軟	浮弱数	△	△	△	○	△〜○	△	中
虚	竹茹温胆湯	△	◎	○	△	△	疲労感, 不眠, 動悸	緊張やや軟	軟弱	△	△	△	○	△〜○	△	中
虚	麻黄附子細辛湯	△	○	○	○	◎	高齢虚弱者, 寒証	緊張やや軟	沈細弱	△	△	△	○	△〜○	△〜○	麻
虚	参蘇飲	△	○	○	○	△	肩こり, 心窩部のつかえ	緊張普通	浮緊	△	△	△	○	△〜○	△	中

表5 風邪様症候群 慢性期

	漢方製剤	悪寒、発熱、頭痛	咳	痰	鼻汁	喉の痛み	その他の症状 etc	腹診	脈診	NSAIDs	PL®	キサンチン系製剤	消炎酵素剤	抗生剤	抗アレルギー剤	
実	麻杏甘石湯	○	◎	○	△	△	汗かき、口渇	緊張良好	浮実数	×〜△	△	△	○	△	△〜○	使
実	神秘湯	△	◎	△	△	△	抑うつ	緊張普通	弦緊	×〜△	△	△	○	△	△〜○	使危
虚	清肺湯	△	◎	◎	△	○	長く続く咳	緊張やや軟	弦弱	△	△	○	○	○〜△	○	使
虚	滋陰降火湯	△	◎	◎	△	△	皮膚のあれ、疲労感、便秘	緊張やや軟	軟弱	△	△	○	○	△	○	使
虚	竹茹温胆湯	○	◎	◎	△	△	疲労感、不眠、動悸	緊張やや軟	軟弱	△	△	○	○	△	○	使
虚	補中益気湯	△	○	△	△	△	食欲不振、疲労感、盗汗	緊張やや軟	弱	△	△	○	○	△	○	使

―― 併用西洋薬 ――

1 呼吸器系疾患

表6 気管支喘息

	漢方製剤	呼吸困難	咳	痰	鼻汁	頭痛	その他の症状 etc	腹診	脈診	NSAIDs	PL®	キサンチン系製剤	消炎酵素剤	抗生剤	抗アレルギー剤	ステロイド	
実	大柴胡湯 ㊥	○	△	△	△	○	腹部の張り、便秘、腹痛	緊満、胸脇苦満、心下搭硬	沈実	×	×	○	○	△	○	○	㊛
実	大柴胡湯去大黄 ㊥	○	△	△	△	○	腹部の張り、腹痛	緊満、胸脇苦満、心下搭硬	沈実	×	×	○	○	△	○	○	
実	麻黄湯	○	◎	△	◎	◎	無汗、関節痛	緊張良好	浮緊	×	×	△	○	△〜○	△〜○	△	㊨
実	麻杏甘石湯	○	◎	◎	○	○	汗かき、口渇	緊張良好	浮実数	×	×	△	○	△	△〜○	○	㊨
実	神秘湯	○	◎	△	△	○	抑うつ	緊張普通	弦緊	×	×	△	○	△	△	○	㊨
実	五虎湯	○	◎	◎	△	○	汗かき、口渇	緊張普通	浮弦緊	×	×	△	○	△	△〜○	○	㊨
実	柴陥湯	○	◎	◎	△	○	胸痛	胸脇苦満、緊張良好	浮緊	×	×	△	○	△	△	○	㊨
中	小柴胡湯 ㊥	○	△	△	△	△	口内粘ばつき、喉のつかえ感	胸脇苦満	弦	×	×	△	○	△	△	△	㊨
中	柴朴湯 ㊥	○	○	○	△	△	口内粘ばつき、喉のつかえ感	緊張普通	弦	×	×	△	○	△	△	△	㊨
中	小青竜湯	○	◎	◎	◎	◎	肩、背中のこり	胃内停水、緊張良好	浮弱数	×	×	△	○	△	△	○	㊥
虚	木防已湯	○	○	○	△	△	尿量減少、口渇、動悸	硬満、心下搭硬	沈緊	×	×	△	○	△	△	△	
虚	麦門冬湯 ㊥	○	◎	△	△	△	疲労感、喉のイガイガ感	緊張やや軟	軟弱	×	×	△	○	△	△	○	㊨
虚	半夏厚朴湯	○	○	○	△	△	喉のつかえ感、食欲不振	緊張やや軟	軟弱	×	×	△	○	△	△	○	
虚	苓甘姜味辛夏仁湯	○	○	○	△	△	疲労感、動悸、冷え症	胃内停水、緊張軟弱	沈弱	×	×	△	○	△	△	○	㊨
虚	麻黄附子細辛湯	○	◎	◎	◎	○	高齢虚弱者、寒証	緊張やや軟	沈細数	×	×	△	○	△	△〜○	○	㊨

2 循環器系疾患

I 高血圧症（本態性）

　漢方薬のみの服用で、西洋薬のような顕著な降圧効果は得られませんが、高血圧に随伴する諸々の症状を改善することは可能です。また、軽症の高血圧に対しては有効な場合が多々みられます。しかし、中程度以上の高血圧の治療に関しては、西洋薬単独療法か西洋薬と漢方薬の併用療法が必要です。

　軽症高血圧の場合、肥満がその原因と思われる場合には防風通聖散などが有効な場合がみられますし、ストレスや不眠が原因と思われる場合には柴胡加竜骨牡蛎湯などが有効な場合がみられます。具体的に代表的な漢方方剤を列挙すると表7のようになります。

　中等度以上の高血圧の場合、漢方薬単独で治療することは難しく、西洋薬との併用が中心になりますが、カリウム喪失性の利尿剤と甘草含有漢方製剤との併用には十分な注意が必要です。その際、甘草が含まれているかどうかが問題であって、甘草の含有量の多少は大きな問題ではありません。実際に起こった私の経験を述べてみますと、腰下肢痛を主訴にした患者さんに対して、数ヵ月前から疎経活血湯を処方していたのですが（体重は40 kgで、1日2回、朝夕に1包ずつ服用）、何事もなく順調に経過していました。その後、最近になって、尿の排出が悪いということで、他院でラシックス® 20 mgを追加処方されました。このラシックス®は以前にも単独で処方されたことがあり、その際は全然問題なかったとのことです。追加処方後、徐々にミオパチー様症状（脱力感、四肢痙攣など）が出現し、息苦しさも出現してきたことから救急病院受診し、低カリウム血症によるものと診断されました。そこでカリウム製剤の投与と疎経活血湯の服用を中止したことにより、症状は急速に改善していったとのことでした。以上のことより、ミオパチー様症状の出現は疎経活血湯とラシックス®の併用が原因であると考えられました。しかし、注目すべきことは、この場合の甘草服用量は疎経活血湯の含有量から計算すると、1日量1 gの2/3で、わずか0.67 gでしかないということです。ほんのわずかの量の甘草とラシックス®の併用によって、ミオパチー様症状が惹起されたことになります。

　さて、実際の治療では、軽症高血圧も中等度以上の高血圧の治療に使用する漢方薬

も、なんら変わることはありません。具体的にいうと、中等度以上の治療では、軽症高血圧治療に用いる漢方薬に西洋薬を併用すればよいだけなのです。**表7**では、カリウム喪失性利尿剤と甘草含有製剤との併用に関し、注意を喚起するため、×印で表示しております。また、動脈硬化症によく用いられる漢方薬を、○印で表示しました。ちなみに、呼吸器のところで説明したように、「◎」は使ったらよい結果が期待できる、「○」は使ってもよい、「△」は使ってもよいが、よい結果が期待できない場合があるし、十分に注意して使用する、「×」は使わない方がよいと思われる、くらいの意味合いです。

初級と中級レベルに関しても、呼吸器のところで述べたことと本質的には同じことがいえます。例えば、大柴胡湯（だいさいことう）の証で便秘がなければ、生薬を用いた治療では、大柴胡湯から大黄（だいおう）を除いた大柴胡湯去大黄（だいさいことうきょだいおう）として処方します。ちなみに、これは小太郎漢方製薬株式会社から「大柴胡湯去大黄」としてエキス顆粒製剤が出されています。

肩こりなどの随伴症状に関しては鍼灸療法も有効なことが多々あります。併せて用いると、非常に効果的です。

1 臨床症例-1

「ストレスのかかる仕事で、イライラすることが多いためか、よく頭痛があり、その際、血圧も高くなっているようだ。普段の血圧は高くないので、西洋薬の降圧剤はまだ必要ないと近医でいわれた。だが心配なので治したい。漢方薬でなんとかならないか」とのことで来院してきた52歳の男性。漢方診断的には虚証。不眠もあるとのこと。この症例に対して、釣藤散（ちんとうさん）7.5ｇと抑肝散加陳皮半夏（よくかんさんかちんぴはんげ）5.0ｇを１日量として投与したところ、服用してから徐々に自覚症状が緩和していったとのこと。劇的な改善はみられないが、服用しないときに比べたら、かなりよくなっているとのことなので、投与量を徐々に減らしながら、現在も処方を続けている。

〈中級レベルの処方例―高血圧症〉

〈黄連解毒湯〉
黄連（おうれん）	2.0	…… 清熱解毒、清熱涼血、清熱瀉火、清熱去湿など
黄芩（おうごん）	3.0	…… 清熱解毒、清熱瀉火、清熱去湿など
黄柏（おうばく）	1.5	…… 清熱解毒、清熱瀉火、清熱去湿など
山梔子（さんしし）	2.0	…… 消導、清熱涼血、清熱瀉火、清熱去湿など

黄連解毒湯の証で高血圧症に伴い「便秘」や「乏尿」があり「頭痛」や「ふらつき」が強い場合、症状に応じて生薬分類早見表（21～25頁）より適切な生薬を選び追加処方します。例えば、

| 檳榔子（びんろうじ） | 2～5g | …… 逐水、瀉下、理気利水など |
| 釣藤鈎（ちょうとうこう） | 2～3g | …… 熄風など |

処方例 黄連解毒湯加檳榔子釣藤鈎

黄連	2.0
黄芩	3.0
黄柏	1.5
山梔子	2.0
檳榔子	2.0
釣藤鈎	2.0

（1日量として3回に分服）
分3食間 7日分

II　低血圧症 (表8)

　低血圧そのものに関しては、あまり治療の対象になることはありませんし、西洋薬のように安定して、確実に血圧を上昇させるようなものは、現在のところ、漢方薬ではみられていません。漢方治療の対象になっているのは、低血圧に随伴する各種の不快な症状です。そして選択される漢方薬は、その随伴症状の性格上、虚証タイプの患者さんに用いられるものがほとんどです。では、実証タイプの患者さんで、低血圧症の場合はどうなるんだろうか？　という疑問が湧いてきます。その際は、ほかに有効な薬がない場合に限り、証を越えて各種の随伴症状のみから判断して、適切な漢方薬を選んで処方しても大きな問題は起こらないと思われます（経験的にいっても、実証タイプの人に虚証に適した漢方薬を処方しても、大きな問題は起こっていません）。

　めまい、疲労感、冷えなどの随伴症状に関しては、鍼灸療法も有効なことが多々あります。併せて用いると、非常に効果的です。

2 循環器系疾患

〈中級レベルの処方例―低血圧症〉

〈苓桂朮甘湯〉

茯苓	6.0	…… 利水、健脾、安神、滋陰など
桂皮	4.0	…… 辛温解表、理気散寒、補陽散寒、去風湿など
蒼朮	3.0	…… 利水、健脾、去湿、去風湿など
甘草	2.0	…… 調和、補気健脾など

苓桂朮甘湯の証で低血圧症に伴い「心陰虚」の状態にあるとき栄養・滋潤を目的として、症状に応じて生薬分類早見表(21〜25頁)より適切な生薬を選び追加処方します。例えば、

酸棗仁	2〜5g	…… 補血、安神、滋陰、柔肝など

処方例 苓桂朮甘湯加酸棗仁

茯苓	6.0	
桂皮	4.0	
蒼朮	3.0	(1日量として3回に分服)
甘草	2.0	分3食間 7日分
酸棗仁	4.0	

III 心疾患(表9)

　狭心症や心筋梗塞などのように、心疾患の多くは生命にかかわるような重篤なものが多いので、必ずといっていいほど、専門医の受診が必要です。そのうえで、漢方が補助的に使われるのが普通であると思われます。しかし、心身症などの一部の心疾患では、漢方が中心的な治療法となる場合があります。また例えば、治療を要しないような期外収縮や動悸に対しても、その不快な自覚症状を取り除く目的で、炙甘草湯などを投与すると、著効する場合がよくみられます。表9で示したような漢方薬では、カリウム喪失性利尿剤と甘草含有製剤との併用以外は、ほとんどの西洋薬との併用で、問題はないように思われます。

　随伴する症状に対しては、鍼灸療法も有効なことが多々あります。併せて用いると、非常に効果的です。「手の少陰心経」(図2)や「手の厥陰心包経」(図3)などを中心にして施術すればよいでしょう。

1 臨床症例-2

　「脈がとんで気持ちが悪い。循環器科でも診てもらっているが、漢方薬でも診てほしい」とのことで来院してきた65歳の男性。漢方診断的には虚証。循環器科の処方を中

心にして、症状の強いときだけに服用するようにと患者さんに説明して、炙甘草湯(しゃかんぞうとう)2.5gを処方した。服用後間もなくして、不快な自覚症状がかなり改善したとのことで、現在も患者さんの希望により、頓用として処方している。

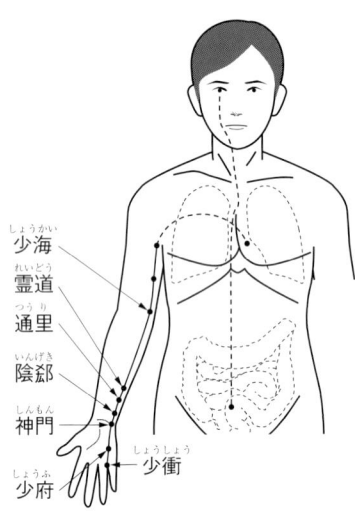

少海(しょうかい)…肘関節屈側で尺側のところ
　　　　（心臓疾患、眼科疾患、耳鳴りなど）
霊道(れいどう)…神門の上約3cmのところ
　　　　（頻脈などの心臓疾患など）
通里(つうり)…神門の上約2cmのところ
　　　　（心臓疾患など）
陰郄(いんげき)…前腕掌側の第5指の手関節部付け根から1cm肘側のところ
　　　　（狭心症、心悸亢進など）
神門(しんもん)…手の掌側で第5指の手関節部付け根のところ
　　　　（心臓疾患、精神病など）
少府(しょうふ)…手の掌側で第4、5中手骨間のところ
　　　　（心悸亢進、尿道炎など）
少衝(しょうしょう)…手の掌側で第5指の第4指側で、先端から1/2関節のところ
　　　　（狭心症、高血圧症、脳卒中など）

図2　手の少陰心経(しょういんしんけい)

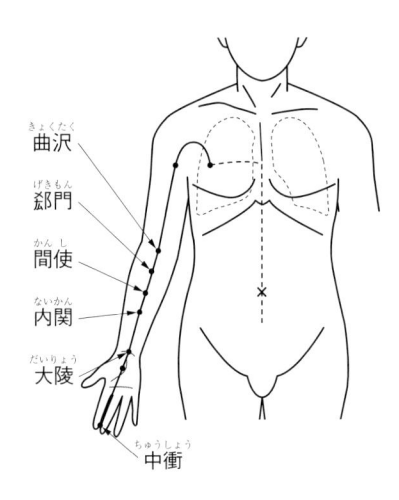

曲沢(きょくたく)…肘関節屈側の中央のところ
　　　　（心臓疾患など）
郄門(げきもん)…前腕掌側の中央のところ
　　　　（心悸亢進、胸部痛など）
間使(かんし)…大陵の上方約6cmのところ
　　　　（胸部痛、嘔気など）
内関(ないかん)…大陵の上方約4cmのところ
　　　　（心悸亢進、胸部痛、嘔気など）
大陵(たいりょう)…手の掌側で手関節のほぼ中央のところ
　　　　（熱性疾患、呼吸器疾患など）
中衝(ちゅうしょう)…手の掌側で第3指の末端から1/2関節の長さのところで、第2指側のところ
　　　　（心臓疾患、ひきつけなど）

図3　手の厥陰心包経(けっちんしんぽうけい)

2 循環器系疾患

〈中級レベルの処方例―心疾患〉

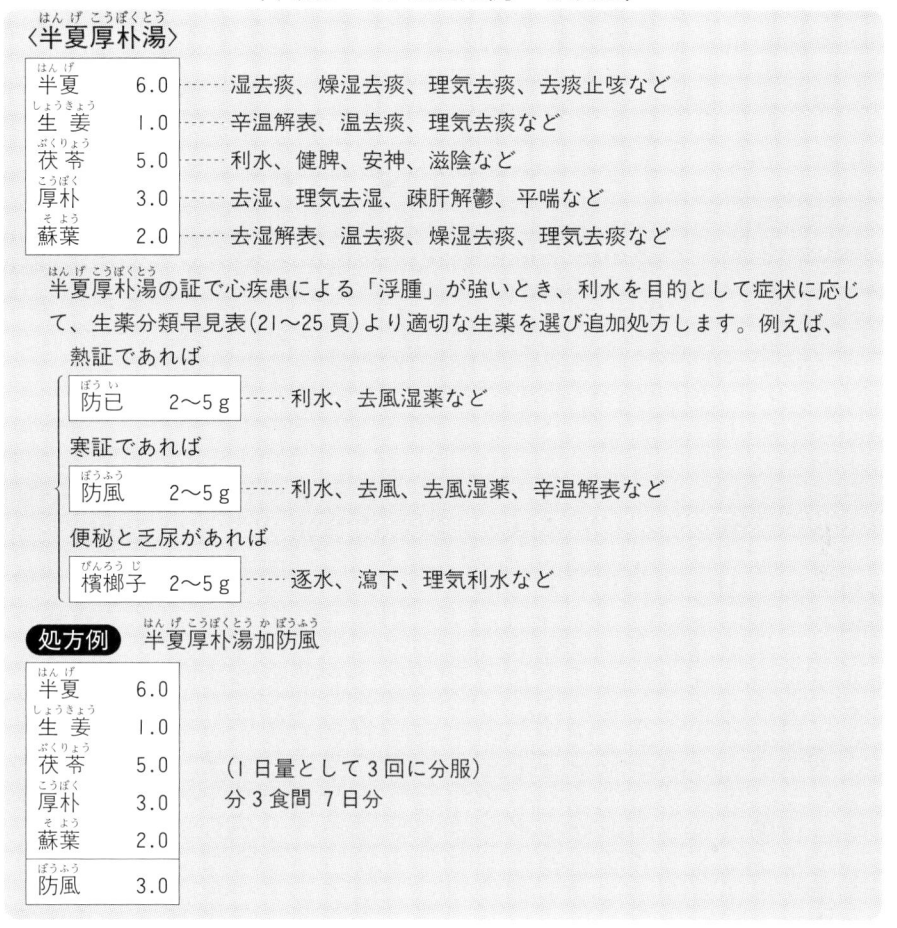

〈半夏厚朴湯〉
半夏	6.0	湿去痰、燥湿去痰、理気去痰、去痰止咳など
生姜	1.0	辛温解表、温去痰、理気去痰など
茯苓	5.0	利水、健脾、安神、滋陰など
厚朴	3.0	去湿、理気去湿、疎肝解鬱、平喘など
蘇葉	2.0	去湿解表、温去痰、燥湿去痰、理気去痰など

半夏厚朴湯の証で心疾患による「浮腫」が強いとき、利水を目的として症状に応じて、生薬分類早見表(21～25頁)より適切な生薬を選び追加処方します。例えば、

熱証であれば
| 防已 | 2～5g | 利水、去風湿薬など |

寒証であれば
| 防風 | 2～5g | 利水、去風、去風湿薬、辛温解表など |

便秘と乏尿があれば
| 檳榔子 | 2～5g | 逐水、瀉下、理気利水など |

処方例 半夏厚朴湯加防風

半夏	6.0
生姜	1.0
茯苓	5.0
厚朴	3.0
蘇葉	2.0
防風	3.0

（1日量として3回に分服）
分3食間 7日分

IV 貧血類似疾患（表10）

基本的には、低血圧症のところで述べたことと同じです。重複する症状が多々みられます（表11）。

1 臨床症例-3

「10年前から身体がだるく、動悸・息切れを自覚するようになり、平成7年に某病院受診して貧血と診断され、治療を受けていた。その後、平成10年より某大学病院を受診し、骨髄からきた貧血と診断され、定期的に輸血を受けている。漢方治療で身体全体を診てほしい」とのことで来院してきた67歳の男性。漢方診断的には虚証。冷えを自覚し、胃腸虚弱ありとのこと。本症例に対して、帰脾湯をベースにして、その時々の症

状に合わせて加減を行った生薬治療を開始した。赤血球数200万前後、ヘモグロビン（Hb）6前後で、約2年経過した現在では、処方内容がかなり変化しているが、輸血回数に大きな変化がなく、また、急激な病状の進行をみることなく経過している。

黄耆8g、人参6g、白朮4g、陳皮4g、大棗3g、柴胡4g、紅花2g、黄芩3g、生姜3g、烏薬3gと八味丸3包を1日量として1日3回に分けて分服。

V 診療のポイント

初級レベルの治療
1) 随伴する症状の注意深い観察。
2) 証の判断に迷った場合は、中間証〜虚証の薬を選ぶ方が無難。
3) 甘草含有漢方製剤とカリウム喪失性利尿剤との併用には要注意。

中級レベルの治療
1) 生薬を加減するときは全体の証をよく見据えて行う。
2) 鍼灸療法を併用する場合は、主として心経・心包経から経穴を選んで補瀉する。

2 循環器系疾患

表7 高血圧症（主に本態性）

	漢方製剤	頭痛	肩こり	めまい	不眠	その他の症状 etc	腹診	脈診	K喪失性利尿剤	Ca拮抗剤	その他の降圧剤	キサンチン系製剤	動脈硬化症に頻用される薬
実	大柴胡湯 ㊙	○	○	△	○	食欲不振、便秘	胸脇苦満、心下搭硬、緊硬	沈実	○	○〜△	○	○	㊕
実	防風通聖散	○	◎	△	○	イライラ感、便秘のぼせ、肥満	腹力強	弦緊	×	○〜△	○	△	㊤㊕㊕
実	三黄瀉心湯	○	○	△	◎	イライラ感、便秘のぼせ	心下搭硬	浮弦数	○〜△	○〜△	○	△	㊕
実	柴胡加竜骨牡蛎湯 ㊙	△	△	△	◎	イライラ感、疲労感、動悸	胸脇苦満、臍傍の動脈拍動	実弦緊	○〜△	○〜△	○	○	
実	桃核承気湯	○	○	○	○	月経異常、冷え、便秘	瘀血	実緊	○	○〜△	○	○	㊤㊕
実	通導散	○	○	△	○	月経異常、便秘のぼせ	心下搭硬、瘀血	弦緊	○	○〜△	○	○	㊤㊕
実	黄連解毒湯 ㊙	○	△	△	◎	イライラ感、動悸のぼせ	腹力中等	実虚中間	×	○〜△	○	○	㊤㊕
実	九味檳榔湯	○	◎	△	△	心悸亢進、便秘、疲労感、浮腫	腹力中等	実虚中間・数	○	○〜△	○	○	㊤㊕
中	疎経活血湯	○	○	△	△	四肢の痛み	腹力軟・瘀血	軟弱	×	×〜△	○	○	㊕
中	五積散	○	○	○	△	月経異常、冷え、疲労感	腹力軟	弦弱	×	×〜△	○	○	㊤㊕
中	釣藤散	◎	○	○	○	イライラ感、耳鳴り	腹力中等、胃内停水	弦緊	×	○	○	○	㊤㊕
中	五苓散	○	△	○	△	汗かき、口渇、乏尿、浮腫、悪心	腹力中等	浮弱数	○	○	○	○	㊕
虚	七物降下湯	○	△	△	△	疲労感、頻尿	腹力中等	弦緊	○	○	○	○	
虚	当帰芍薬散	○	△	○	△	月経異常、動悸、冷え	腹力軟	沈軟弱	○	○	○	○	
虚	防已黄耆湯	△	△	△	△	汗かき、腰下肢痛、疲労感、肥満	腹力軟、膨満	緩弱	×	○	○	○	㊕
虚	抑肝散加陳皮半夏	△	△	◎	◎	イライラ感、夜泣き、手足のふるえ	緊張良好	弦弱	○	○	○	○	㊕
虚	真武湯	○	△	○	△	動悸、冷え、下痢、疲労感	胃内停水、腹力軟	沈軟弱	○	○	○	○	㊕

表8 低血圧症

	漢方製剤	疲労感	立ちくらみ	めまい	息切れ	目覚めが悪い	その他の症状 etc	腹診	脈診	甘草含有製剤(グリチロン、強ミノ)	K喪失性利尿剤	キサンチン系製剤	Ca拮抗剤	
虚	苓桂朮甘湯 りょうけいじゅつかんとう	△	◎	◎	○	○	頭痛、のぼせ、冷え、動悸	胃内停水	浮弱	△	○	○	○	⊕
虚	当帰芍薬散 とうきしゃくやくさん	○	△	○	○	△	月経異常、頭痛、冷え、動悸	瘀血、胃内停水	沈軟弱	○	○	○	○	
虚	半夏白朮天麻湯 はんげびゃくじゅつてんまとう	○	△	○	◎	○	冷え、頭痛、食欲不振、胃腸虚弱	腹力軟、胃内停水	沈弱	○	○	○	○	
虚	八味丸料 はちみがんりょう	○	△	△	△	○	口渇、排尿障害、腰痛、冷え	下腹部軟弱	沈堅	○	○	○	○	
虚	補中益気湯 ほちゅうえっきとう	◎	△	△	○	○	食欲不振、不眠、汗かき、寝汗	胸脇苦満、腹力軟	弱	△	×	○	○	⊕
虚	真武湯 しんぶとう	◎	△	◎	△	△	動悸、冷え、下痢、頭痛	胃内停水、腹力軟	沈軟弱	○	○	○	○	
虚	十全大補湯 じゅうぜんたいほとう	◎	△	△	○	○	食欲不振、寝汗	腹力軟	軟弱	△	×	○	○	⊕

併用西洋薬

2 循環器系疾患

表9 心疾患

	漢方製剤	動悸	息切れ	胸苦しさ	浮腫	その他の症状 etc	腹診	脈診	K喪失性利尿剤	Ca拮抗剤	その他の冠拡張剤	キサンチン系製剤
実	柴胡加竜骨牡蛎湯 🈴	◎	△	○	△	イライラ感、便秘、不眠、疲労感	胸脇苦満、臍傍の動脈拍動	実弦緊	○〜△	○〜△	○	○
実	黄連解毒湯 🈴	○	○	○	△	イライラ感、不眠、頭痛、のぼせ	腹力中等	実虚中間	○〜△	○〜△	○	○
中	木防已湯	◎	○	◎	○	口渇、乏尿、心臓性喘息	心下痞硬	沈緊	○	○	○	○
虚	苓桂朮甘湯	○	△	△	○	乏尿、頭痛、のぼせ、立ちくらみ	胃内停水	浮弱	×	○	○	○ ㊊
虚	半夏厚朴湯	○	○	○	△	喉のつかえ感、食欲不振	腹力軟	軟弱	×	○	○	○
虚	炙甘草湯	◎	○	◎	△	のぼせ、便秘、口渇、疲労感	臍傍の動脈拍動、腹筋緊張	浮虚	×	○	○	○ ㊊
虚	柴胡桂枝乾姜湯 🈴	○	○	○	△	汗かき、不眠、疲労感、口内粘つき	胸脇苦満、心下痞硬	浮弱数	×	○	○	○ ㊊
虚	桂枝人参湯	○	○	○	◎	汗かき、頭痛、のぼせ	心下痞硬	浮弱	×	○	○	○ ㊊
虚	苓甘姜味辛夏仁湯	△	○	○	△	乏尿、疲労感	胃内停水	沈弱	×	○	○	○
虚	当帰芍薬散	△	△	△	○	月経異常、頭痛、肩こり、冷え、めまい	瘀血	沈軟弱	×	○	○	○
虚	桂枝加竜骨牡蛎湯	◎	○	△	△	イライラ感、頭痛、不眠、肩こり、のぼせ	臍傍の動脈拍動	浮弱	×	○	○	○ ㊊
虚	真武湯	◎	○	○	△	頭痛、めまい、冷え、疲労感、下痢	胃内停水、腹力軟	沈軟弱	○	○	○	○

51

表10 貧血類似疾患

	漢方製剤	顔色不良	疲労感	めまい	動悸	冷え	その他の症状 etc	腹診	脈診	甘草含有製剤(グリチロン、強ミノ)	K喪失性利尿剤	併用西洋薬 キサンチン系製剤	Ca拮抗剤	
虚	苓桂朮甘湯	△	△	◎	○	○	頭痛、のぼせ	胃内停水	浮弱	△	×	○	○	⊕
虚	四君子湯	○	○	△	○	△	食欲不振、胃腸虚弱	腹力軟	軟弱	△	×	○	○	⊕
虚	四物湯	○	○	△	△	○	月経異常、イライラ感	腹力軟	沈	○	○	○	○	
虚	芎帰膠艾湯	○	○	△	△	○	月経異常、出血傾向	瘀血 臍傍の動脈拍動	沈弱	×	×	○	○	⊕
虚	柴胡桂枝乾姜湯 ⊕	○	△	△	○	○	汗かき、寝汗、不眠、食欲不振	胸脇苦満、心下痞硬、腹力軟	浮弱	△	×	○	○	⊕
虚	当帰芍薬散	◎	○	△	○	◎	月経異常、頭痛、腹痛、虚弱児	瘀血、胃内停水	沈軟弱	○	×	○	○	
虚	小建中湯	◎	◎	△	◎	△	イライラ感、不眠、食欲不振	腹直筋の緊張	浮弱	△	×	○	○	⊕
虚	加味帰脾湯	○	○	△	◎	◎	イライラ感、不眠、のぼせ、胃腸虚弱	腹力軟	軟弱	△	×	○	○	⊕
虚	帰脾湯	○	○	△	◎	○	食欲不振、下痢	心下痞硬、胃内停水	軟	×	×	○	○	⊕
虚	人参湯	○	○	△	△	◎	食欲不振、不眠、息切れ、脱毛	腹力軟	軟弱	△	×	○	○	⊕
虚	人参養栄湯	○	○	△	◎	△	食欲不振、寝汗、汗かき	腹力軟	軟弱	△	×	○	○	⊕
虚	補中益気湯	○	○	△	△	◎	食欲不振、寝汗	胸脇苦満、腹力軟	弱	△	×	○	○	⊕
虚	十全大補湯	◎	◎	△	△	△	食欲不振、寝汗	腹力軟	軟弱	△	×	○	○	⊕

2 循環器系疾患

表11 重複疾患に使える漢方製剤

	漢方製剤	高血圧症	低血圧症	心疾患	貧血類似疾患	症　状	
実	柴胡加竜骨牡蛎湯 ㊙	○		○		不眠、イライラ感、肩こり、動悸、便秘、疲労感	
実	黄連解毒湯 ㊙	○		○		イライラ感、動悸、のぼせ、めまい、不眠、頭痛	
虚	苓桂朮甘湯		○	○	○	めまい、立ちくらみ、息切れ、動悸、浮腫、のぼせ、冷え	㊥
虚	柴胡桂枝乾姜湯 ㊙			○	○	汗かき、息切れ、胸苦、疲労感、不眠、冷え、顔色不良	㊥
虚	当帰芍薬散	○	○	○	○	月経異常、動悸、冷え、肩こり、めまい、疲労感、息切れ、顔色不良	
虚	補中益気湯		○		○	疲労感、食欲不振、汗かき、寝汗、息切れ、動悸、顔色不良	㊥
虚	真武湯	○	○	○		めまい、動悸、冷え、疲労感、頭痛、息切れ、下痢	
虚	十全大補湯		○		○	疲労感、食欲不振、寝汗、顔色不良	㊥

3 消化器系疾患

　急性期の症状の激しい消化器系疾患に対しては、西洋薬を用いた治療が主体となり、漢方薬は補助的に用いられるに過ぎないのですが、急性期でも症状が穏やかな病態や慢性期の比較的落ち着いた病態に対しては有効な治療薬となり得る場合が多々あります。表12～18で示した漢方方剤は、急性期でも慢性期でも用いることは可能ですが、先にも述べましたように急性期の症状が激しいときには西洋薬を主体にして、漢方薬はあくまでも補助的に用いる方がよいと思われます。さて、消化器系疾患を西洋医学的な疾患名で分類すると、非常に繁雑になりますので、ここでは「上腹部消化管症状」、「下腹部消化管症状」、「腹痛」、「便秘」、「下痢」、「痔疾患」、「肝・胆・膵系疾患による症状」に分けて述べてみることにします。

I　上腹部消化管症状

初級レベルの治療　主として、食道・胃・十二指腸疾患の各症状に対する治療が対象になっています。表12で述べた各漢方薬と西洋薬の併用に関しては、特に大きな問題はないと思われます。

中級レベルの治療　生薬を用いた治療では、去湿薬、消導薬、補血薬などの生薬を中心に加減していくと、よい結果が得られることがあります。

II　下腹部消化管症状

初級レベルの治療　主として、大腸・小腸の各症状に対する治療が対象になっています。表13で述べた各漢方薬と西洋薬の併用に関しては、特に大きな問題はないと思われます。

> **中級レベルの治療**　生薬を用いた治療では、逐水薬、瀉下薬、消導薬、固渋薬、活血去瘀薬などの生薬を中心に加減していくと、よい結果が得られることがあります。

1 臨床症例-1

「4年前に潰瘍性大腸炎と診断された。不快な下痢が続き、便に血が混ざっている。内科的な治療は受けているが、漢方薬も併用して治したい」とのことで来院してきた35歳の男性。漢方診断的には中間証。本症例に対して黄連解毒湯をベースにした生薬治療を開始した。患者さんの症状に合わせて加減したため、下記のような生薬内容になってしまったが、便は硬くなってバナナ状の形を保てており、下血もなくなったとのこと。多少の生薬の加減はあるが、患者さんの満足感は得られている。黄芩6g、黄連2g、紅花6g、遠志6g、烏薬3g、山楂子6g、黄柏2g、五味子3g（1日量）。

III 腹　痛 (表14)

> **初級レベルの治療**　主として、消化管の各症状に対する治療が対象になっています。表14で述べた各漢方薬と西洋薬の併用に関しては、特に大きな問題はないと思われます。また、「自覚症状からみた腹痛の部位別診断」として、わかりやすいように図4に示しました。

> **中級レベルの治療**　生薬を用いた治療では、逐水薬、去湿薬、瀉下薬、消導薬、固渋薬、活血去瘀薬などの生薬を中心に、また場合によっては附子や清熱薬を用いて加減していくと、よい結果が得られることがあります。

〔実証〕

大柴胡湯（だいさいことう）

大黄牡丹皮湯（だいおうぼたんぴとう）　大黄附子湯（だいおうぶしとう）

桂枝茯苓丸（けいしぶくりょうがん）

〔中間証〕

半夏瀉心湯（はんげしゃしんとう）

柴胡桂枝湯（さいこけいしとう）

平胃散（へいいさん）

胃苓湯（いれいとう）

芍薬甘草湯（しゃくやくかんぞうとう）

甘草湯（かんぞうとう）

調胃承気湯（ちょういじょうきとう）

〔虚証〕

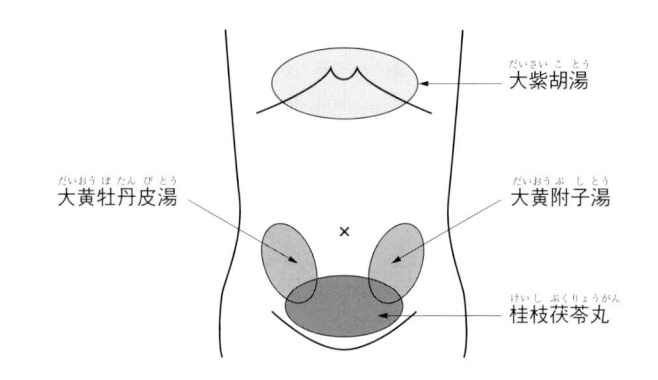

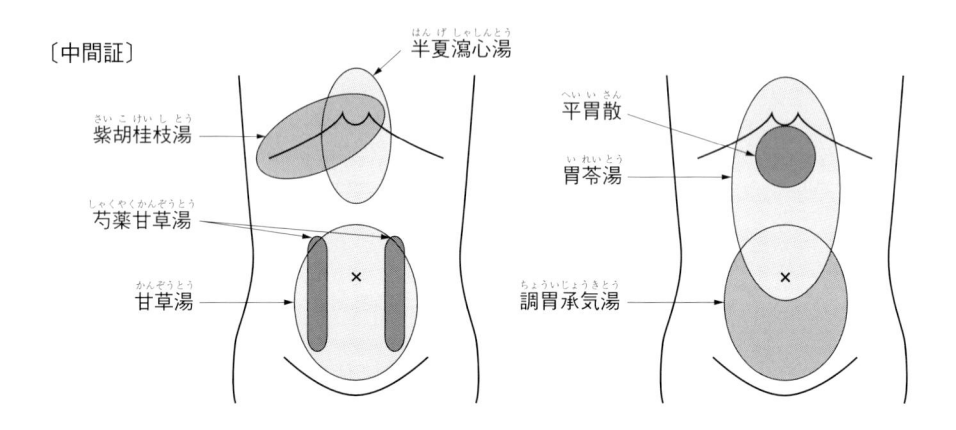

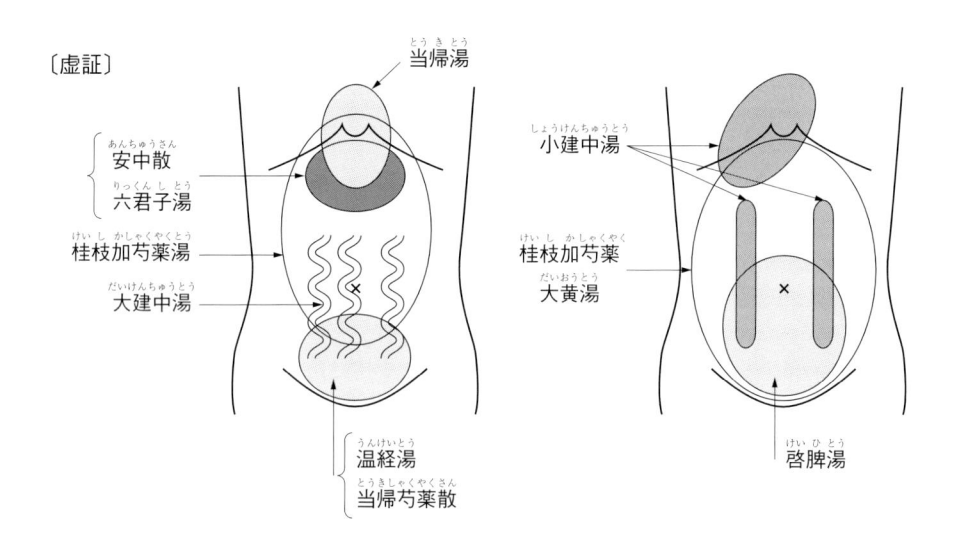

当帰湯（とうきとう）

安中散（あんちゅうさん）
六君子湯（りっくんしとう）

小建中湯（しょうけんちゅうとう）

桂枝加芍薬湯（けいしかしゃくやくとう）

大建中湯（だいけんちゅうとう）

桂枝加芍薬大黄湯（けいしかしゃくやくだいおうとう）

温経湯（うんけいとう）
当帰芍薬散（とうきしゃくやくさん）

啓脾湯（けいひとう）

図4 自覚症状からみた腹痛の部位別診断

56

IV 便秘

初級レベルの治療　主として、大腸・小腸の各症状に対する治療が対象になっています。表15で述べた各漢方薬と西洋薬の併用に関しては、特に大きな問題はないと思われますが、大腸刺激性下剤との併用に関しては、注意した方がよいでしょう。

中級レベルの治療　生薬を用いた治療では、逐水薬（ちくすいやく）、瀉下薬（しゃげやく）などの生薬を中心に加減していくと、よい結果が得られることがあります。

V 下痢

初級レベルの治療　主として、大腸・小腸の各症状に対する治療が対象になっています。表16で述べた各漢方薬と西洋薬の併用に関しては、特に大きな問題はないと思われます。

中級レベルの治療　生薬を用いた治療では、利水薬（りすいやく）、去湿薬（きょしつやく）、消導薬（しょうどうやく）、固渋薬（こじゅうやく）などの生薬を中心に、また冷えを伴うものには散寒薬（さんかんやく）などを用いて加減していくと、よい結果が得られることがあります。

VI 痔疾患

初級レベルの治療　表17で述べた各漢方薬と西洋薬の併用に関しては、特に大きな問題はないと思われますが、大腸刺激性下剤との併用に関しては、注意した方がよいでしょう。外用薬として紫雲膏があります。

中級レベルの治療　生薬を用いた治療では、逐水薬、瀉下薬、活血去瘀薬などの生薬を中心に加減していくと、よい結果が得られることがあります。

VII 肝・胆・膵系疾患による症状

切れ味のよい西洋薬がたくさんありますので、ここでは積極的に漢方薬を使用するケースはあまりみられませんが、参考として表18に示しました。

初級レベルの治療　表18で述べた各漢方薬と西洋薬の併用に関しては、特に大きな問題はないと思われますが、芍薬甘草湯とグリチルリチンを含む強力ネオミノファーゲンシー®やグリチロン®との併用では「×」印にしました。

中級レベルの治療　生薬を用いた治療では、各病態に応じたものを選択して加減していくと、よい結果が得られることがあります。大柴胡湯、小柴胡湯、柴胡桂枝湯、柴胡桂枝乾姜湯などでは間質性肺炎に対する注意が必要です。

3 消化器系疾患

1 臨床症例-2

「4年前に胆嚢腫瘍の手術をした。糖尿病と軽度の肝機能障害を指摘されている。西洋薬の処方を受けているが、漢方薬も併用して治したい」とのことで来院してきた78歳の男性。漢方診断的には虚証。本症例に対して人参養栄湯6.0gと補中益気湯5.0gを1日量として処方した。処方後、徐々に身体の調子がよくなり、2年経過した現在でも体調はよく、HbA₁cは6%台で、肝機能は正常化している。

表12 上腹部消化管症状

	漢方製剤	胸やけ・げっぷ	胃のもたれ	食欲不振	悪心	嘔吐	胃痛	その他の症状 etc	腹診	脈診	H₂ブロッカー・プロトンポンプ	健胃消化剤	ブスコパン®	抗生剤	
実	大柴胡湯 ㊙	△	○	○	◎	◎	○	便秘、肩こり、耳鳴り、頭痛、口内粘つき	胸脇苦満、心下括硬、緊満	沈実	△	△~○	△	△	㊛
実	黄連解毒湯 ㊙	△	△	○	◎	◎	○	のぼせ、イライラ感、不眠、吐血、下血、精神不安	腹力中等	沈 or 浮実	○	○	○	○	
中	五苓散	△	○	△	○	◎	○	口渇、乏尿、浮腫、浮腫、めまい、頭痛、汗かき	胃内停水、心下括、腹力中等	浮数弱	○	○	○	○	
中	平胃散	△	◎	◎	○	○	△	下痢、胃部のつかえ、過食	腹力中等、胃内停水	弦緊	○	○	○	△~○	㊛
中	二陳湯	○	○	○	◎	◎	○	めまい、動悸、頭痛、胃部のつかえ	胃内停水、腹軟	軟弱	○	○	○	△~○	㊛
中	茵陳五苓散	○	○	△	○	○	△	口渇、乏尿、浮腫、蕁麻疹	胃内停水、腹力中等	浮 or 沈数弱	○	○	○	○	
中	小半夏加茯苓湯	○	○	△	◎	◎	△	めまい、動悸、胃部のつかえ、下痢、不安、不眠	胃内停水、心下括、腹力中等	軟弱	○	○	○	○	
中	半夏瀉心湯 ㊙	◎	◎	○	◎	◎	○	胃部のつかえ、ガスが多い、下痢	腹力中等、心下括硬	弦緊	○	○	○	△	㊙
虚	半夏厚朴湯	○	○	○	◎	◎	○	咽喉部異物感、神経性食道狭窄、不眠、咳	腹軟、胃内停水	軟弱	○	○	○	○	
虚	茯苓飲	◎	◎	○	○	○	○	乏尿、動悸、胃部のつかえ	胃内停水、腹軟	軟弱	○	○	○	○	
虚	呉茱萸湯	○	○	○	◎	◎	△	頭痛、肩こり、胃部のつかえ	胃内停水、腹軟	軟弱	○	○	○	○	
虚	安中散	△	○	○	○	○	◎	胃部のつかえ、冷え、下痢	胃内停水、胃部膨満	沈弱	△	○	○	△	㊛
虚	六君子湯	△	◎	◎	○	○	○	全身倦怠感、冷え、胃部のつかえ、下痢	胃内停水、腹軟	軟弱	○	○	○	△~○	㊛
虚	四君子湯	△	○	◎	○	○	△	全身倦怠感、冷え、下痢	胃内停水、腹軟	緩弱	○	○	○	△~○	㊛
虚	清暑益気湯	△	△	◎	○	○	△	全身倦怠感、夏やせ、汗かき、不眠	腹力軟	軟弱	○	○	○	△~○	㊛
虚	人参養栄湯	△	○	○	○	○	△	全身倦怠感、冷え	腹力軟	軟弱	○	○	○	△~○	㊛
虚	補中益気湯	△	○	◎	○	○	△	全身倦怠感、汗かき、感冒	腹力軟、胸脇苦満	弱	○	○	○	△	㊛

併用西洋薬

60

3 消化器系疾患

表13 下腹部消化管症状

	漢方製剤	腹痛	腹鳴	しぶり腹	冷え	便秘	下痢	膨満	その他の症状 etc	腹診	脈診	ブスコパン®	健胃消化剤	抗生剤	大腸刺激性下剤	
実	桃核承気湯	◎	○	○	○	◎	△		月経異常、頭痛、神経症、のぼせ、めまい	小腹急結、瘀血	沈実緊	△	△	△~○	△	曲大
実	通導散	◎	△	○	△	◎	△		心窩部痛、頭痛、月経異常、神経症	腹力強、心下痞、便秘、瘀血	弦緊	△	△	△~○	△	曲大
実	黄連解毒湯	○	○	△	△	△	○	○	のぼせ、イライラ感、不眠、吐下血、胃のもたれ	腹力中等	沈or浮実	○	○	○	○	
中	胃苓湯	○	○	○	○	×	◎	○	嘔吐、乏尿、抑うつ、めまい	腹力中等、胃内停水	浮緩	△	△	△~○	○	曲大
中	五積散	○	△	△	○	△	△	△	腰下肢痛、月経痛、冷え、頭痛、月経異常（ほてり）	腹力軟	沈弱	○	○	△~○	△~○	曲大藤
中	調胃承気湯	○	△	△	△	◎	△	△	どちらかというと弛緩性便秘	腹力中等	沈実	○	○	△	○	曲大
中	半夏瀉心湯	○	◎	○	△	○	◎	○	ガスが多い、胃部のつかえ、不安、不眠、食欲不振	腹力中等、心下痞硬	弦緊	○	○	○	○	日
虚	桂枝加芍薬大黄湯	○	○	◎	○	◎	△	◎	手術後便秘	腹力中等	浮数	○	○	△	△	曲大
虚	桂枝加芍薬湯	○	○	◎	○	○	○	○	手術後便秘	腹力軟	弱	△	△	△	○	曲
虚	安中散	○	△	△	○	△	△	△	胃部のつかえ、食欲不振、胸やけ	胃内停水、腹力軟	軟弱	○	○	△	○	曲
虚	啓脾湯	○	○	△	△	×	◎	△	食欲不振、顔色不良、嘔吐	腹力軟	弱	△	○	△	○	曲
虚	当帰建中湯	○	△	△	○	○	○	○	疲労感、顔色不良、腹痛、痔疾患、食欲不良	腹力軟	弱	△	○	△	○	曲
虚	加味逍遙散	○	△	○	○	△	△	△	月経異常、肩こり、疲労感、神経症	腹力軟、胸脇苦満	沈弦弱	○	○	△	△~○	曲
虚	当帰四逆加呉茱萸生姜湯	○	△	△	◎	○	△	△	腰痛、頭痛、しもやけ	腹力軟	沈弱	○	○	○	△~○	曲
虚	大建中湯	○	◎	△	◎	○	△	◎	手術後便秘	腹力軟、腸管蠕動	沈弦弱	○	○	△	○	曲
虚	小建中湯	◎	○	○	○	○	○	○	臍疝痛、疲労感、頻尿、神経症	腹力軟	沈細弱	○	○	○	○	曲

併用西洋薬

61

表 14 腹痛

	漢方製剤	上腹部痛	臍周囲痛	下腹部痛	膨満	便秘	下痢	その他の症状 etc	腹診	脈診	H₂ブロッカー プロトンポンプ	ブスコパン®	健胃消化剤	抗生剤	大腸刺激性下剤	
実	大柴胡湯 ⑲	○	○	△	△	○	△	肩こり、頭痛、耳鳴り、口内粘つき、食欲不振	胸脇苦満、心下痞硬	沈実	○	△	△~○	△	△	㊀
実	大黄牡丹皮湯	△	○	○	○	◎	×	月経異常、にきび、痔疾患	腹力強、瘀血	沈実	○	△	△	○	○	㊀
実	桂枝茯苓丸	△	△	○	△	△	△	月経異常、冷え、更年期症状、瘀血	腹力強、小腹急結、瘀血	沈実緊	○		△	○	○	㊀
中	胃苓湯	○	○	△	○	×	◎	嘔吐、乏尿、腹の冷え、抑うつ、めまい	腹力中等、胃内停水	浮緩	○	△	△	△~○	○	㊉
中	平胃散	○	○	△	○	×	○	胃部のつかえ、食、食欲不振、過	腹力中等、胃内停水	弦緊	○	△	○	△	○	㊉
中	柴胡桂枝湯 ⑲	◎	○	△	△	△	△	汗かき、のぼせ、感冒	腹力中等、胸脇苦満	浮弦	○	△	△	○	○	㊉
中	芍薬甘草湯	○	○	△	△	◎	△	筋肉の痙攣痛	腹力中等	浮弦	○	○	△	△	○	㊂
中	調胃承気湯	△	○	△	△	◎	×	どちらかというと弛緩性便秘	腹力中等	沈実	○		△	△	△~○	㊀㊉
中	半夏瀉心湯 ⑲	◎	○	△	△	△	○	胃部のつかえ、ガスが多い、不安、不眠	腹力中等、心下痞硬	弦緊	○		△	△	○	㊂
虚	桂枝加芍薬大黄湯	○	○	○	○	○	△	しぶり腹、手術後便秘	腹力中等	浮数	○		△	△	○	㊉㊀
虚	桂枝加芍薬湯	○	○	△	△	△	○	しぶり腹、手術後便秘	腹力弱	弱	○		△	△	○	㊉
虚	安中散	◎	○	△	△	△	△	胃部のつかえ、食欲不振、胸やけ	胃内停水、腹力軟	軟弱	○	○	△	△	○	㊉
虚	啓脾湯	◎	○	△	△	×	◎	食欲不振、顔色不良	腹力軟	弱	○		△	△~○	○	㊉
虚	六君子湯	◎	○	△	◎	△	△	全身倦怠感、冷え、胃部のつかえ	胃内停水、腹力軟	緩弱	○		○	△	○	㊉
虚	当帰湯	◎	○	△	◎	◎	△	冷え	腹力軟	弱	○		△	△~○	△~○	㊉
虚	大建中湯	○	○	△	◎	◎	△	腹部痛、手術後便秘、腸蠕動	腹力軟、腸管蠕動	沈弦弱	○		△	△	○	
虚	小建中湯	○	○	△	○	○	△	臍疝痛、冷え、疲労感、頻尿、冷え、神経症	腹力軟	沈弱	○		△	△	○	㊉

62

3 消化器系疾患

表15 便秘

	漢方製剤	便便	コロコロ便	腹痛	弱腹力	痔による便秘	手術による便秘	腹部のはり	老人	その他の症状 etc	腹診	脈診	大腸刺激性下剤	塩類下剤	併用西洋薬
実	大柴胡湯 ㈲	△	△	○	×	○	△	◎	×	肩こり、頭痛、食欲不振、悪心、口内粘つき	胸脇苦満、緊張、心下痞硬	沈実	△	○	大
実	防風通聖散	○	△	△	×	○	×	◎	△	肥満、むくみ、肩こり、乏尿、動悸、のぼせ	腹力強、膨満	弦緊	△	○	中大
実	三黄瀉心湯	○	○	△	△	○	○	◎	△	精神不安、のぼせ、頭痛、肩こり、更年期障害、鼻血	腹力強、心下痞	浮弦緊	△	○	大
実	桃核承気湯	◎	◎	◎	△	○	△	◎	△	月経痛、のぼせ、頭痛、冷え、不安、めまい	小腹急結、瘀血	沈実緊	△	○	中大
実	大黄牡丹皮湯	○	○	◎	△	○	△	◎	△	月経異常、にきび、瘀血	腹力強、瘀血	沈実	△	○	大
実	通導散	○	○	○	△	○	△	◎	△	月経異常、頭痛、精神不安、月経異常	腹力強、心下痞硬、瘀血	弦緊	△	○	中大
実	大承気湯	○	○	○	×	○	△	◎	○	肥満、神経症、高血圧	腹力強、膨満	沈実遅	△	○	大
中	大黄甘草湯	○	○	◎	○	○	○	◎	○	食欲不振、嘔気	腹力中等	沈実	△	△〜○	中大
中	調胃承気湯	○	○	△	△	○	○	◎	○	膨満感	腹力中等	弦実	△〜○	△〜○	中大
中	乙字湯 ㈲	○	○	△	△	◎	○	△	○	どちらかというと実証	腹力中等、胸脇苦満	中堅	△〜○	△〜○	中大
虚	桂枝加芍薬大黄湯	○	△	◎	○	○	○	○	◎	しぶり腹	腹力中等	浮数	△〜○	△〜○	中大
虚	加味逍遙散	△	△	○	△	△	△	△	◎	月経異常、冷え、疲労感、神経症、肩こり、めまい	腹力軟、胸脇苦満	沈弦弱	△〜○	△〜○	中大
虚	潤腸湯	○	◎	○	◎	○	○	△	◎	皮膚乾燥	腹力軟、弛緩	軟弱	○	△〜○	中大
虚	麻子仁丸	○	◎	○	◎	○	○	△	◎	皮膚乾燥	腹力軟	弱	○	△〜○	大
虚	大建中湯	△	○	◎	◎	○	◎	◎	○	腹の冷え、疲労感、神経症	腹力軟、腸管蠕動	沈弦弱	○	△〜○	中大
虚	小建中湯	△	○	○	○	○	△	○	○	臍疝痛、冷え、頻尿、疲労感、神経症	腹力軟	沈弱	○	△〜○	中

63

表16 下痢

	漢方製剤	水様便	軟便	腹痛	腹鳴	急性	慢性	消化不良	その他の症状 etc	腹診	脈診	ブスコパン®	健胃消化剤	ロペミン®
中	五苓散	△	○	○	△	○	○	○	口渇、乏尿、浮腫、汗かき、めまい、頭痛、悪心	胃内停水、心下痞、腹力中等	浮数弱	○	○	○	
中	胃苓湯	◎	○	○	○	○	○	○	嘔吐、乏尿、腹の冷え	腹力中等、胃内停水	浮緩	○	○	○	⊕
中	平胃散	△	○	○	◎	○	○	◎	胃部のつかえ、過食、胃のもたれ、食欲不振	胃内停水、腹力中等	弦堅	○	○	○	⊕
中	猪苓湯	△	○	○	△	○	○	△	膀胱炎症状、腰下肢の浮腫	腹力中等	浮堅	○	○	○	
中	柴苓湯 ⊕	○	○	○	○	○	○	○	浮腫、乏尿、口渇、食欲不振	腹力中等、胸脇苦満	浮弦	○	○	○	⊕
中	半夏瀉心湯 ⊕	◎	○	○	◎	○	○	○	ガスが多い、胃部のつかえ、不安不眠、胸やけ、げっぷ	腹力中等、心下痞硬	弦堅	○	○	○	⊕
虚	桂枝加芍薬湯	○	○	◎	○	○	○	○	しぶり腹、手術後便秘	腹力軟	弱	○	○	○	⊕
虚	啓脾湯	◎	○	○	◎	○	◎	◎	食欲不振、顔色不良、嘔吐	腹力軟	弱	○	○	○	⊕
虚	六君子湯	△	○	○	△	○	○	○	全身倦怠感、冷え、胃部のつかえ、食欲不振	胃内停水、腹力軟	緩弱	○	○	△	⊕
虚	四君子湯	△	○	○	△	○	○	◎	全身倦怠感、冷え、胃のもたれ、食欲不振	胃内停水、腹力軟	軟弱	○	○	○	⊕
虚	清暑益気湯	△	○	△	○	○	○	○	全身倦怠感、夏やせ、汗かき、食欲不振、下痢	腹力軟	軟弱	○	○	○	⊕
虚	桂枝人参湯	△	○	○	○	○	○	○	頭痛、冷え、食欲不振、疲労感	腹力軟、心下痞硬	浮弱	○	○	△	⊕
虚	人参湯	○	○	○	○	△	○	○	冷え、食欲不振、口中唾液が溜まる	心下痞、腹力軟	沈細	○	○	○	⊖
虚	真武湯	○	○	○	○	○	◎	○	冷え、倦怠感、めまい、動悸、胃感	腹力軟、胃内停水	沈軟弱	○	○	○	⊖

併用西洋薬

3 消化器系疾患

表17 痔疾患

	漢方製剤	きれ痔	いぼ痔	痔の痛み	痔出血	脱肛	痔瘻	便秘	その他の症状 etc	腹診	脈診	大腸刺激性下剤	塩類下剤	併用西洋薬
実	大柴胡湯 ㊕	○	○	○	△	△	△	○	肩こり、耳鳴り、頭痛、口内粘つき、食欲不振	胸脇苦満、緊満、心下痞硬	沈実	△	○	㊛
実	大柴胡湯去大黄 ㊕	○	○	○	△	△	△		軟便、肩こり、耳鳴り、頭痛、食欲不振	胸脇苦満、緊満、心下痞硬	実緊	△	○	
実	三黄瀉心湯	○	○	◎	◎	△	○	◎	精神不安、のぼせ、頭痛、更年期障害、鼻血、腹部膨満	腹力強、心下痞	浮弦緊	△	○	㊛
実	桂枝茯苓丸	○	○	◎	△	△	△	○	月経異常、のぼせ、冷え、腹痛	腹力強、小腹急結、瘀血	沈実緊	△	○	
実	桃核承気湯	○	○	○	○	○	○	◎	月経異常、のぼせ、頭痛、冷え、不安、めまい、腹痛	小腹急結、瘀血	沈実緊	△	○	
中	乙字湯 ㊕	◎	◎	◎	○	○	○	○	どちらかというと実証	腹力中等、胸脇苦満	中緊	△〜○	△〜○	㊛㊛
虚	芎帰膠艾湯	○	○	○	◎	○	○		冷え症、貧血	腹力軟	沈弱	△〜○	△〜○	㊛㊛
虚	当帰建中湯	○	○	○	○	○	○		疲労感、腰痛、顔色不良	腹力軟	弱	△〜○	△〜○	㊐
虚	当帰芍薬散料	○	○	○	△	◎	△		月経異常、疲労感、更年期症状、冷え	腹力軟	沈弱	△〜○	△〜○	㊛
虚	麻子仁丸	○	○	○	△	○	△	◎	皮膚湿潤	腹力軟	弱	△	△〜○	㊛
虚	補中益気湯	○	○	△	◎	◎	○	△	全身倦怠感、汗かき、冷え、食欲不振	胸脇苦満、腹力軟	弱	△	△〜○	㊛
虚	十全大補湯	○	○	○	○	○	○	△	全身倦怠感、冷え、食欲不振	腹力軟	沈弱	△	△〜○	㊛
虚	紫雲膏	◎	◎	○			○		どちらかというと中〜虚証	腹力軟	弱			

表18 肝・胆・膵系疾患による症状

漢方製剤	腹痛	黄疸	疲労感	慢性肝炎	肝硬変	胆石胆嚢炎	膵炎	その他の症状 etc	腹診	脈診	強力ネオミノファーゲンシー®	ウルソ®	ブスコパン®	フォイパン®
実 大柴胡湯 ㊩	○	○	○	○〜△〜×	△	○	△	便秘、肩こり、耳鳴り、頭痛、口内粘つき	胸脇苦満、緊満、心下搓硬	沈実	○	△〜○	△	○	㊞
実 茵蔯蒿湯	○	○	△	○	○	○	△	口渇、乏尿、便秘、口内炎	腹力強、緊張良好	緊実	○	△〜○	△	○	㊞
実 四逆散 ㊩	○	△	○	△	×	○	△	神経症、頭痛、動悸、口内粘つき、冷え	胸脇苦満、腹直筋緊張	弦	△	○	○	○	㊞
中 小柴胡湯 ㊩	○	△	△	○	×	△	△	口内粘つき、感冒、食欲不振	胸脇苦満、心下搓硬	弦	△	○	○	○	㊞
中 柴胡桂枝湯 ㊩	○	○	△	△	△	△	○	汗かき、のぼせ、感冒	腹力中等、胸脇苦満	浮弦	△	○	○	○	㊞
中 五苓散料	○	○	△	△	△	○	△	口渇、乏尿、浮腫、めまい、頭痛、汗かき	胃内停水、心下搓、腹力中等	浮数弱	○	○	○	○	㊞
中 芍薬甘草湯	○	△	△	△	△	△	○	筋肉の痙攣痛	腹力中等	浮弦	×	○	○	○	㊞
中 梔子柏皮湯	○	○	△	△	△	○	△	皮膚瘙痒症	腹力中等、心下搓	浮弱	△	○	○	○	㊞
虚 柴胡桂枝乾姜湯 ㊩	○〜△	△	○	○〜△〜×	△	△	△	汗かき、口内粘つき、感冒、冷え、神経症	腹力軟、胸脇苦満	浮数弱	△	△〜○	○	○	㊞

――――併用西洋薬――――

4 代謝系疾患

　各病期や病態、合併症などの症状を注意深く観察しながら、それに合わせて漢方薬を選択していかなければなりませんので、表で示そうとすると、とても繁雑なものになってしまいます。糖尿病以外の疾病も例外ではありません。ですから、西洋医学的に代謝系疾患を分類して述べると繁雑なものになり、あまり意味がないように思われますので、ここでは、「肥満・痛風」に関してのみ述べることにします。その他の疾患については、各症状に合わせて適切な漢方薬を選択していけば、問題ないと思われます。

I 肥満・痛風

初級レベルの治療　よく用いられる代表的な漢方薬を**表19**で示しました。表中の「×」印は絶対的なものではありません。例えば、水肥りで高血圧の患者さんに防風通聖散を投与して、症状が改善したという臨床例を、私自身、数多く経験しています。ですから、漢方薬選択の目安と考えて頂ければよいでしょう。

中級レベルの治療　肥満の生薬治療では利水薬や逐水薬、瀉下薬などを中心に加減していけば、よい結果が得られる場合があります。鍼灸療法を併用することによっても、よい結果が得られることがあります。プラセボ効果に似たものかも知れませんが、私自身の経験では、耳鍼法の併用によって、約半数近くの肥満患者が体重の減少に成功しています。私が考案して実践している耳鍼法の具体例を1つ示しておきます（**図6**）。

1 臨床症例

　「20年前に糖尿病と診断された。10年前に脳梗塞に罹患して、右片麻痺になっている。現在もリハビリを続けているが、最近になって疲れがひどく体中が痛い。漢方薬で

なんとか治してほしい」とのことで来院してきた 72 歳の男性。身長 164 cm、体重 56 kg。漢方診断的には中間証。冷えを自覚し、ごく軽度の瘀血症状あり。来院時の HbA1c は 6.5%。現在服薬中の西洋薬と併用して、患者さんの希望により、疎経活血湯を加減した生薬治療を開始した。開始後、徐々に不快な自覚症状がとれていき、現在の処方で症状は非常によくなり、HbA1c も 5.8% 前後で落ち着いている。処方内容は下記のとおりである。当帰 4 g、地黄 4 g、芍薬 3 g、牛膝 3 g、蒼朮 4 g、黄耆 5 g、黄柏 2 g、甘草 2 g、麻黄 5 g、附子 2 g、山薬 5 g、麦門冬 3 g、大黄 3 g（1 日量）。

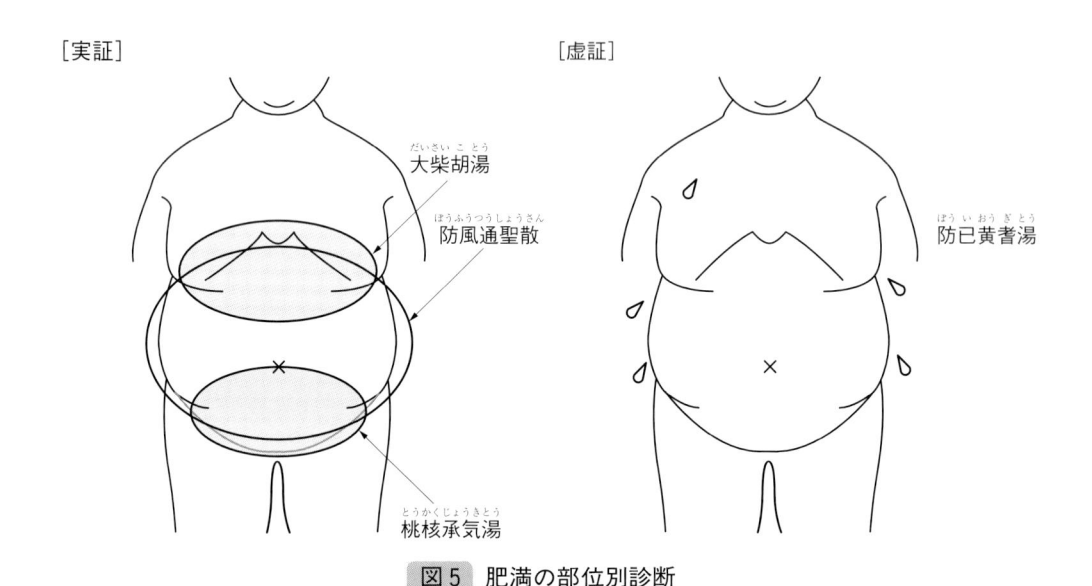

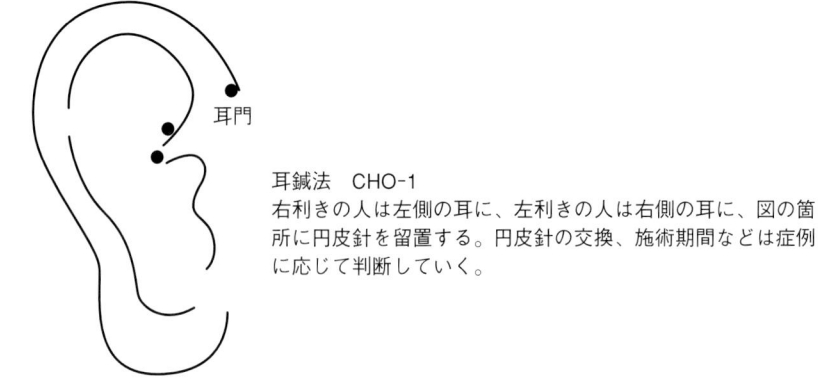

[実証] 大柴胡湯 / 防風通聖散 / 桃核承気湯
[虚証] 防已黄耆湯

図 5 肥満の部位別診断

耳門

耳鍼法　CHO-1
右利きの人は左側の耳に、左利きの人は右側の耳に、図の箇所に円皮針を留置する。円皮針の交換、施術期間などは症例に応じて判断していく。

図 6 肥満に対する耳鍼法

表19 肥満・痛風

━ 併用西洋薬 ━

	漢方製剤	固肥り	水肥り	腹部膨満	浮腫	汗かき	便秘	痛風	その他の症状 etc	腹診	脈診	NSAIDs	
実	大柴胡湯㊙	◎	×	◎	△	△	◎	◎	腹痛、肩こり、めまい、不眠、蕁麻疹	緊満、心下痞硬、胸脇苦満	沈実	○	㊅
実	防風通聖散	○	×	◎	○	○	◎	○	のぼせ、動悸、肩こり、乏尿	腹力強、膨満	弦緊	△	㊐㊙㊅
実	桃核承気湯	○	△	○	△	△	◎	○	月経異常、のぼせ、頭痛、冷え、めまい、肩こり	瘀血	実緊	○	㊐㊅
虚	防已黄耆湯	×	◎	◎	○	◎	△	○	疲労感、乏尿、関節痛	腹力軟、膨満	緩弱	○	㊐

5 腎・尿路・生殖器系疾患

　急性期疾患に対する臨床報告例はほとんどみられません。したがって、慢性期疾患が中心となりますが、いずれの場合も西洋薬との併用療法が中心になっています。頻用される漢方薬は、いずれも特に併用禁忌というものはありませんが、甘草含有製剤とラシックス®のようなカリウム喪失性の利尿剤との併用に関しては、十分な注意が必要です。低カリウム血症の発症には、ラシックス®と甘草の組み合わせは、その用量に比例しないので、細心の注意が必要となります。

　さて、腎・尿路・生殖器系疾患には慢性腎炎、ネフローゼ症候群、慢性腎不全、尿路感染症などいろいろありますが、ここではわかりやすくするために、「腎臓系疾患による症状」と「膀胱・尿道疾患」の大きく2つに分けて表20、21に示しました。

I 腎臓系疾患による症状

初級レベルの治療　慢性腎炎やネフローゼ症候群、慢性腎不全などの疾患によくみられる症状と、具体的に用いられている漢方薬の一例を、**表20**のように示しました。表中「×」印で示しているのは、甘草含有製剤とラシックス®のようなカリウム喪失性の利尿剤との併用がよくないからです。その他に関しては、特に大きな問題はないと思われます。

中級レベルの治療　生薬を用いた治療では、慢性腎炎やネフローゼ症候群などでは、利水薬、去瘀薬、柴胡剤などが処方の中心となっています。慢性腎不全などでは、利水薬、去瘀薬だけでなく、大黄含有方剤も処方の中心となっています。

II 膀胱・尿道疾患

尿路感染症や排尿障害、前立腺肥大症などに対して、漢方薬がよく用いられています。

初級レベルの治療 具体的に用いられている漢方薬の一例を、**表21**のように示しました。表中「×」印で示しているのは、甘草(かんぞう)含有製剤とラシックス®のようなカリウム喪失性の利尿剤との併用がよくないからです。その他に関しては、特に大きな問題はないと思われます。

細菌性の尿路感染症や膀胱炎などでは、抗菌剤の使用が必要であるということはいうまでもありません。しかし、抗菌剤と漢方薬を併用してもなんらの問題もありませんし、よい結果さえ生まれる可能性があります。また、無菌性の膀胱炎などでは、しばしば漢方薬が奏効することがあります。

中級レベルの治療 生薬を用いた治療では、利水薬(りすいやく)、去瘀薬(きょおやく)、清熱薬(せいねつやく)、柴胡剤(さいこ)などが処方の中心となっています。各症例に応じた生薬を選び、加減していくとよい結果が得られる場合があります。

1 臨床症例

「ここ数年来、排尿時に違和感があり、頻尿傾向で残尿感もある。排尿時痛というほどのものは自覚したことがない。泌尿器科を受診して、いろいろ診てもらったが、いっこうによくならない。漢方薬でなんとか治してほしい」とのことで来院してきた37歳の男性。漢方診断的には中間証。皮膚は浅黒く、やや乾燥している。本症例に対して猪苓湯合四物湯(ちょれいとうごうしもつとう)7.5gを投与したところ、1週間後には不快な自覚症状がほとんどなくなったとのこと。3年経過した現在では、症状に合わせて、自分で用量を調節して服薬するよう、患者さんに指導している。患者さんの自覚症状は、今のところ、自己コントロールできている。

表20 腎臓系疾患による症状（浮腫など）

	漢方製剤	浮腫	尿利減少	疲労感	蛋白尿	血尿	喉の渇き	その他の症状 etc	腹診	脈診	K喪失性利尿剤	Ca拮抗剤	その他の降圧剤	抗生剤
実	柴胡加竜骨牡蛎湯 ㊞	△	○	○	△	△	△	イライラ感、動悸、不眠、肩こり、不安	胸脇苦満、臍傍の動脈拍動	実弦緊	○〜△	○〜△	○	△	㊕㊞
実	防風通聖散	○	○	△	△	△	○	イライラ感、のぼせ、肥満、肩こり	腹力強	弦緊	×	○〜△	○	△	㊕㊞
実	茵蔯蒿湯	○	○	○	△	△	◎	便秘、口内炎、湿疹、蕁麻疹	緊張良好、心下	緊実	○〜△	○〜△	○	○	㊞
実	越婢加朮湯	◎	○	△	△	△	◎	湿疹、四肢関節痛	緊張良好	沈実	×	㊕	○	△	㊕㊞
中	茵蔯五苓散	◎	◎	△	△	△	◎	胃のもたれ、嘔吐	腹力中等、胃内停水	浮 or 沈数弱	○	○	○	○	
中	猪苓湯	○	◎	△	◎	◎	○	腎結石、排尿障害	腹力中等	浮弦	○	○	○	△	
中	柴苓湯 ㊞	◎	◎	○	△	○	◎	食欲不振、下痢、嘔気、腹痛	胸脇苦満、胃内停水	浮弦	×	○	○	○	
中	五苓散	◎	◎	○	○	○	◎	尿毒症、汗かき、悪心、めまい、頭痛	腹力中等、胃内停水	浮弱数	○	○	○	○	
虚	木防已湯	◎	◎	○	○	○	○	動悸、呼吸困難	便満、心下搭硬	沈実	○	○	○	○	㊕
虚	苓甘姜味辛夏仁湯	◎	△	◎	○	○	○	動悸、冷え、咳嗽、痰、息切れ、胃腸虚弱	腹力軟弱、胃内停水	沈弱	×	○	○	○	㊕
虚	防已黄耆湯	◎	○	◎	△	△	△	汗かき、水肥り、膝関節痛	腹力軟、膝満	緩弱	○	○	○	△〜○	
虚	当帰芍薬散	◎	○	◎	○	○	△	月経異常、動悸、冷え、頭痛、めまい、肩こり	瘀血	沈軟弱	○	○	○	○	
虚	六味丸	◎	○	◎	○	○	○	下肢脱力感、排尿異常、湿疹、掻痒感	臍下不仁	軟弱	○	○	○	○	
虚	牛車腎気丸	◎	○	◎	○	○	○	腰下肢痛、冷え、しびれ、湿疹、掻痒感、頻尿	腹力軟、臍下仁	軟弱	○	○	○	○	
虚	八味地黄丸	○	○	◎	△	△	○	冷え、しびれ、腰痛、排尿異常	臍下不仁	沈（緊）	○	○	○	○	
虚	真武湯	○	○	◎	△	△	△	めまい、動悸、下痢、頭痛、冷え	胃内停水、腹力軟	沈軟弱	○	○	○	○	

5 腎・尿路・生殖器系疾患

表21 膀胱・尿道疾患

	漢方製剤	排尿困難	残尿感	頻尿	排尿時痛	混濁尿	血尿	前立腺肥大	その他の症状 etc	腹診	脈診	併用西洋薬 抗生剤	併用西洋薬 K喪失性利尿剤	
実	竜胆瀉肝湯 (りゅうたんしゃかんとう)	○	○	○	○	○	○	△	陰部瘙痒感	緊張良好	実緊	△〜○	×	
中	猪苓湯 (ちょれいとう)	◎	◎	○	◎	◎	◎	△	口渇、腰下肢の浮腫、乏尿	腹力中等	浮緊	○	○	
中	猪苓湯合四物湯 (ちょれいとうごうしもつとう)	○	○	○	○	○	○	△	乏尿、皮膚色悪い、口渇	腹力軟	弦	○	○	
中	五淋散 (ごりんさん)	○	○	◎	○	○	◎	△	乏尿	腹力軟	弱	△	×	由
虚	清心蓮子飲 (せいしんれんしいん) 👤	○	○	◎	○	○	○	△	口渇、乏尿、冷え症、神経質	腹力軟、心下痞硬	弦弱	△〜○	×	
虚	六味丸 (ろくみがん)	○	○	○	○	△	△	△	疲労感、むくみ、口渇、下肢脱力感、湿疹、瘙痒	臍下不仁	軟弱	○	○	由
虚	牛車腎気丸 (ごしゃじんきがん)	○	○	○	○	△	△	◎	腰下肢痛、冷え、しびれ、むくみ、疲労感、湿疹	腹力軟、臍下不仁	軟弱	○	○	
虚	八味地黄丸 (はちみじおうがん)	○	○	◎	○			△	疲労感、冷え、しびれ、口渇、腰痛	臍下不仁	沈(緊)	○	○	

73

6 免疫系疾患

I 体力低下・免疫力低下

　免疫系疾患も数多くありますので、本書では漢方が得意分野とする「体力低下・免疫力低下」のみを取りあげて述べることにします。

> **初級レベルの治療**
> 　表22に示した漢方薬のほとんどは、なんらかの基礎実験での有効性と、臨床上での有効性がみられているものです。小柴胡湯（しょうさいことう）とインターフェロンの併用は禁忌なので「××」印で示しました。その他の漢方薬でも、好ましくない結果が起こる可能性のあるものは「×」印で示しました。表22に示した漢方薬のほとんどは、甘草（かんぞう）を含有していますので、ラシックス®との併用に関しては要注意です。

> **中級レベルの治療**
> 　生薬を用いた治療では、補気薬（ほきやく）や健脾薬（けんぴやく）、昇提薬（しょうていやく）、消導薬（しょうどうやく）、補血薬（ほけつやく）、活血薬（かっけつやく）、滋陰薬（じいんやく）、理気薬（りきやく）などを中心に加減していけば、よい結果が得られる場合があります。

1 臨床症例-1

　「5年前に乳癌の手術を受けた。その1年後に放射線治療を受けたが、それから体調が悪くなっていき、風邪もひいていないのに咳が出て、空咳のような状態が今でも続いている。いろいろな病院で西洋薬をたくさんもらったがよくならない。漢方薬でなんとか治してほしい」とのことで来院してきた57歳の女性。漢方診断的には虚証。本症例に対して患者の希望もあり、生薬での治療を開始した。十全大補湯（じゅうぜんたいほとう）をベースにして処方したが、その時々の症状に合わせて加減したため、現在では下記のような処方内容になっている。患者さんの話によれば、この薬を飲むと元気になり、空咳も少なくなって、非常に調子がよいとのことである。地黄（じおう）4g、当帰（とうき）4g、白朮（びゃくじゅつ）4g、茯苓（ぶくりょう）4g、人

参 5 g、桂皮 3 g、芍薬 3 g、川芎 3 g、黄耆 3 g、甘草 2 g、紅花 3 g、烏薬 3 g、附子 0.5 g、生姜 3 g（1 日量）。

2 臨床症例-2

「5 年前の 9 月より、口唇、咽喉頭の腫れが出現した。痛みや痒みはなく、カッカッとするだけで、最初に、口唇にしこり様のものが出現してきて、2～3 時間経過すると口唇全体が腫れてくる。そして鼻全体にまで及んでくる。食事に関係なく突然未明に発症するが、放っておいても 5～6 時間すれば自然に治まってくる。状態のひどいときは、救急で受診している。発作性口唇浮腫と診断されているが、原因は不明で、これといった治療法はないといわれた。ステロイドの点滴や、セレスタミン®その他の抗アレルギー剤をいろいろ試されたが、効果はみられなかった。漢方薬でなんとか治してもらえないものか」とのことで来院してきた 71 歳の男性。身長 170 cm、体重 75 kg。漢方診断的には虚証。これまで、ほかの漢方医から小青竜湯や六味丸など、いくつかの漢方薬を処方されたことがあるが、症状はいっこうに改善しなかったそうである。話を聴いた感じでは、なんとなくクインケ浮腫様だったので、本症例に対して補中益気湯 7.5 g と抑肝散加陳皮半夏 7.5 g を処方した。処方後、徐々に浮腫の出現回数が減少していき、以前は 1 週間の内に数回、出現していたものが、3 ヵ月後にはほとんど出現しなくなったとのことである。

表22 体力低下・免疫力低下

漢方製剤	虚弱体質	疲労倦怠	病後体力低下	食欲不振	夏やせ	免疫力低下	その他の症状 etc	腹診	脈診	インターフェロン	抗がん剤	健胃消化剤	K喪失性利尿剤
中 小柴胡湯（しょうさいことう）㊂	△	○	○	◎	△	○	口内粘つき	緊張良好、胸脇苦満	弦	××	×〜△	○	×	申
虚 当帰芍薬散（とうきしゃくやくさん）	○	○	○	△	△	○	月経異常、動悸、冷え、頭痛、めまい、肩こり	瘀血	沈軟弱	×〜△	×〜△	○	○	
虚 加味逍遙散（かみしょうようさん）	○	○	○	○	△	△	月経異常、神経症、冷え、めまい、便秘	腹力軟、胸脇苦満	沈弦弱	×	×〜△	○	×	申
虚 黄耆建中湯（おうぎけんちゅうとう）	◎	○	◎	○	◎	○	腹痛、寝汗、動悸	腹力軟	弱	×〜△	×〜△	○	×	申
虚 六君子湯（りっくんしとう）	◎	○	○	◎	◎	○	冷え、胃部のつかえ、下痢、腹痛	腹力軟、胃内停水	緩弱	×	×〜△	○	×	申
虚 小建中湯（しょうけんちゅうとう）	◎	○	◎	○	◎	○	腹痛、頻尿、冷え、神経症、のぼせ	腹力軟	沈弱	×〜△	×〜△	○	×	申
虚 清暑益気湯（せいしょえっきとう）	◎	○	◎	○	◎	◎	下痢、汗かき、不眠、手足のほてり	腹力軟	軟弱	×	×〜△	○	×	申
虚 人参養栄湯（にんじんようえいとう）	◎	○	◎	◎	◎	◎	手足の冷え、寝汗、便秘	腹力軟	軟弱	×	×〜△	○	×	申
虚 補中益気湯（ほちゅうえっきとう）	◎	○	◎	◎	◎	◎	不眠、動悸、汗かき、感冒	胸脇苦満、腹力軟	弱	×	×〜△	○	×	申
虚 十全大補湯（じゅうぜんたいほとう）	◎	○	◎	○	○	◎	寝汗、手足の冷え、口内乾燥	腹力軟	沈弱	×	×〜△	○	×	申

併用西洋薬

7 産婦人科系疾患

　ここでは、漢方でよく扱われる代表的な症状の「更年期様症状」、「月経不順・月経困難」、「冷え症」、「のぼせ・ほてり・汗かき」などについて述べてみます。

I 更年期様症状

　本書では、更年期様症状とは別の独立した項目として、「月経不順・月経困難」、「冷え症」、「のぼせ・ほてり・汗かき」と分けましたが、これらも更年期様症状の1つとみなされています。ですから、ひとまとめにして述べてもよかったのですが、繁雑になりますので、わかりやすくするために独立させて述べることにします。

初級レベルの治療　更年期様症状として代表的なものを表23に示しました。各症状や証に合った適切な漢方薬を選択すればよいと思われます。

中級レベルの治療　生薬で治療する場合、めまいが主症状であれば利水薬などを、肩こりや冷えであれば散寒薬などを、精神不安であれば安神薬などを中心に、適切な生薬を選択していけば、よい結果が期待できると思われます。

1 臨床症例-1

　「10数年来、昼夜を問わず、汗をかいてきた。ここ数ヵ月間、カーッと暑くなり、汗が滝のように流れ落ちてくる。漢方薬でなんとか治してほしい」とのことで来院してきた55歳の女性。身長160cm、体重68kg。血圧は普段から少し高めで、下肢にむくみがあるが、排尿や排便には異常がないとのこと。また、肩こりや頭痛を自覚し、四肢の冷えもあるとのこと。肥満傾向で腹力が弱く、皮膚は全体的に軟弱で張りがないが、瘀血症状あり。漢方診断的には虚証。本症例に対して防已黄耆湯7.5gを投与したが、投

予後2週間経っても、症状に大きな変化はみられなかった。そこで、のぼせとともに四肢の冷えを伴っていることから、当帰芍薬散7.5gを追加投与してみた。投予後1週間で、汗の量がかなり少なくなり、これまで、カーッと暑くなって、汗が滝のように流れ落ちてくる前に、自身が絶壁から突き落とされるような感じを受けていたが、それもなくなり、気持ちがかなり楽になってきたとのこと。また、腹部の不快な痛みもなくなってきたとのこと。

II 月経不順・月経困難

初級レベルの治療

表24のように、症状を細かく分けて述べましたが、このように厳密に分ける必要性はまったくありませんし、臨床的にも意味があるとは思えません。あくまでも、参考程度として受け止めて下さい。表24の中で、不妊症の治療として各漢方薬をすべて「×」印で示したのは、絶対に安全という確証が、今のところないと思われたからです。しかし、不妊症に対する漢方治療では、妊娠成功例が数多く報告されているのも事実です。現に、私自身も何例かの成功を経験しています。ただ、症例数が少ないので、胎児に対する影響に関して、自信をもって述べられないのが現状です。

中級レベルの治療

各症状に合わせて、それに合った生薬を選べばよいと思われます。例えば、活血去瘀薬などはよく用いられる生薬の1つです。不妊に関して、48歳のときに私の外来を受診し、現在49歳になる妊娠願望の強い女性がいます。男性の年齢は50歳です。漢方治療を試みてから、数回の受精はあったのですが、すべて流産に終わっています。彼女には中等症以上の高血圧症があり、年齢的にも限界と思われますので、現在では、妊娠をあきらめさせる方向で話を進めています。

7 産婦人科系疾患

III 冷え症 （図7、8、9、12、13）

　西洋医学で適切な治療法がない現在では、冷え症は漢方の得意分野の1つといえるでしょう。現実に、西洋薬治療ではどうしてもよくならなかったものが、漢方薬で劇的によくなったという臨床例が数多く存在しています。

初級レベルの治療　表25のように、症状を細かく分けて述べましたが、このように厳密に分ける必要性はまったくありません。しかし、漢方薬を選択するうえで、参考にはなると思われます。

中級レベルの治療　各症状に合わせて、それに合った生薬を選べばよいと思われます。例えば、散寒薬（さんかんやく）や活血去瘀薬（かっけつきょおやく）などはよく用いられる生薬の1つです。

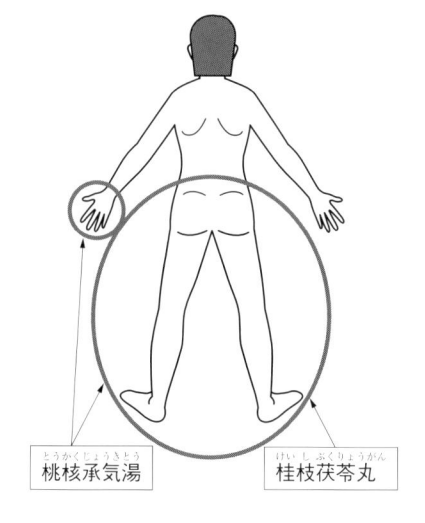

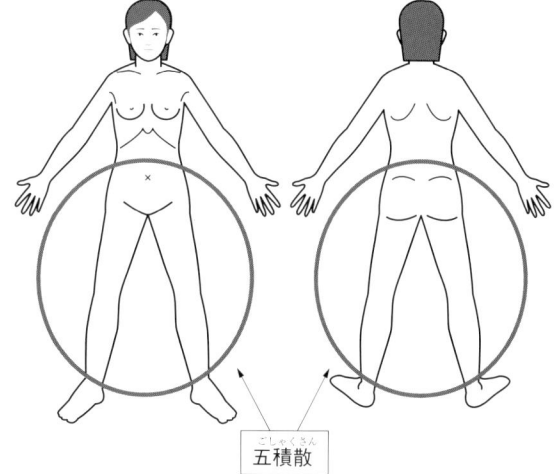

［実証］　　　　　　　　　［中間証］

桃核承気湯（とうかくじょうきとう）　桂枝茯苓丸（けいしぶくりょうがん）　　五積散（ごしゃくさん）

　　　　　　　　　　　　　　　　　　　　　　　　　　□ はのぼせ・ほてりも伴う

図7　冷えの部位別診断―1

79

[虚証]

人参湯
半夏白朮天麻湯
呉茱萸湯
四物湯
人参養栄湯
十全大補湯
真武湯
加味逍遙散
苓姜朮甘湯
当帰芍薬散

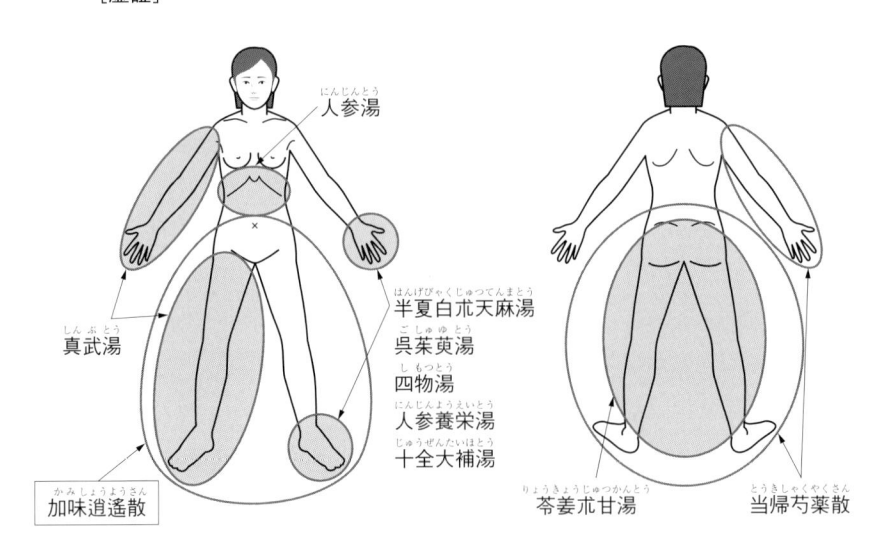

☐ はのぼせ・ほてりも伴う

図8 冷えの部位別診断—2

[虚証]の続き

当帰四逆加呉茱萸生姜湯
温経湯

☐ はのぼせ・ほてりも伴う

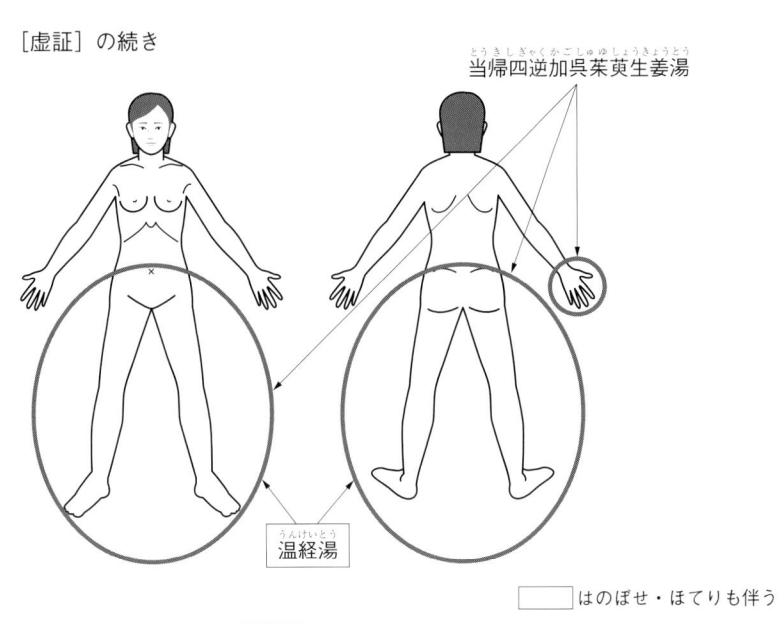

図9 冷えの部位別診断—3

1 臨床症例-2

「11歳のとき、発熱や発疹が出現して、某総合病院で若年性関節リウマチの診断を受けた。その後、いろいろな治療を受けてきたが、最近では、四肢の冷えが強く、足関節の痛みや浮腫、膝関節の痛みがとれず、また非常に疲れやすい。漢方薬でなんとかしてほしい」とのことで来院してきた17歳の女性。身長160 cm、体重55 kg。漢方診断的には虚証。腹部は軟弱だが腹直筋はやや緊張ぎみである。本症例に対して黄耆建中湯（おうぎけんちゅうとう）12.0 gと人参養栄湯（にんじんようえいとう）6.0 gを投与したところ、徐々に冷えや膝の痛み、疲れがとれていき、足関節の腫れもひいていった。完全によくなってはいないが、患者さんの満足感は得られている。

IV のぼせ・ほてり・汗かき （図10、11）

　西洋医学で適切な治療法がない現在では、冷え症と同様に、漢方の得意分野の1つといえるでしょう。現実に、西洋薬治療ではどうしてもよくならなかったものが、漢方薬で劇的によくなったという臨床例が数多く存在しています。

初級レベルの治療　表26のように、症状を細かく分けて述べましたが、このように厳密に分ける必要性はまったくありません。しかし、漢方薬を選択するうえで、参考にはなると思われます。

中級レベルの治療　各症状に合わせて、それに合った生薬を選べばよいと思われます。例えば、理気薬（りきやく）や疎肝解鬱薬（そかんげうつやく）、解表薬（げひょうやく）、清熱薬（せいねつやく）、活血去瘀薬（かっけつきょおやく）などはよく用いられる生薬の1つです。

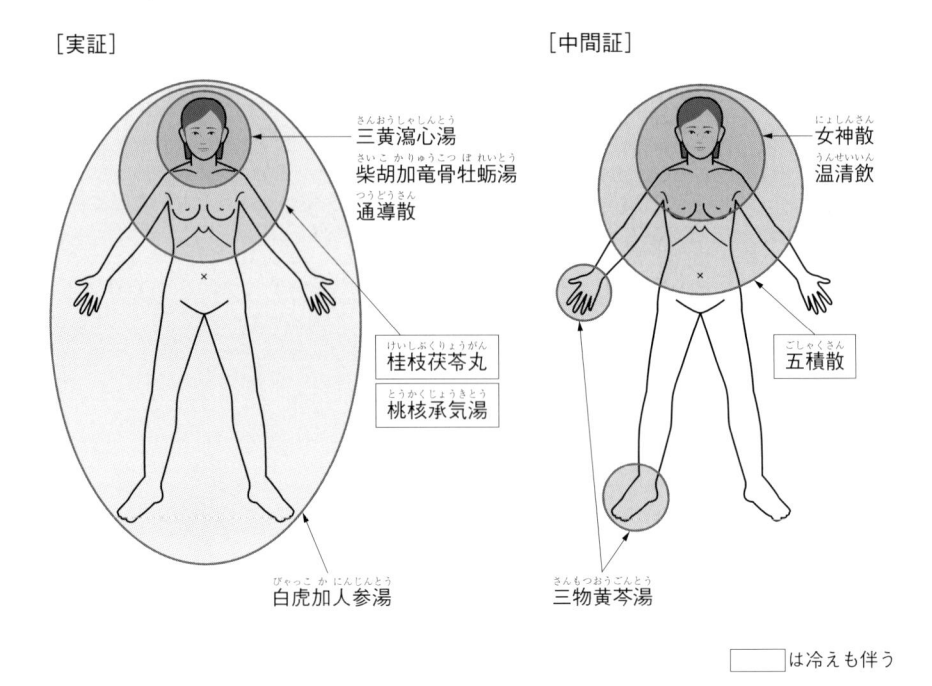

[実証]

三黄瀉心湯
柴胡加竜骨牡蛎湯
通導散

桂枝茯苓丸

桃核承気湯

白虎加人参湯

[中間証]

女神散
温清飲

五積散

三物黄芩湯

☐は冷えも伴う

図10 のぼせ・ほてりの部位別診断—1

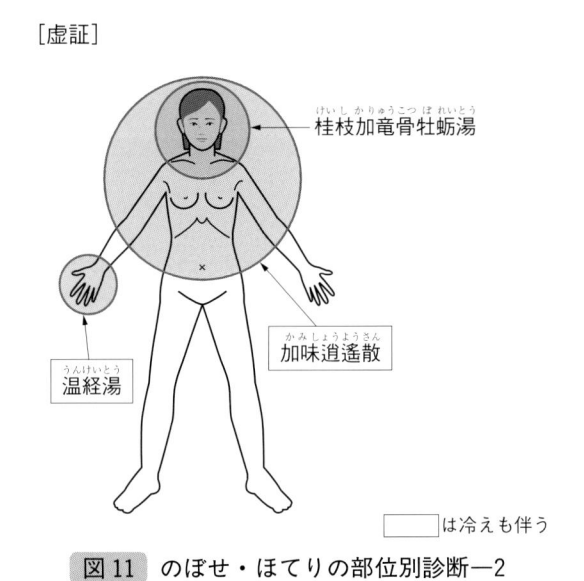

[虚証]

桂枝加竜骨牡蛎湯

加味逍遙散

温経湯

☐は冷えも伴う

図11 のぼせ・ほてりの部位別診断—2

[実証]

桃核承気湯

桂枝茯苓丸

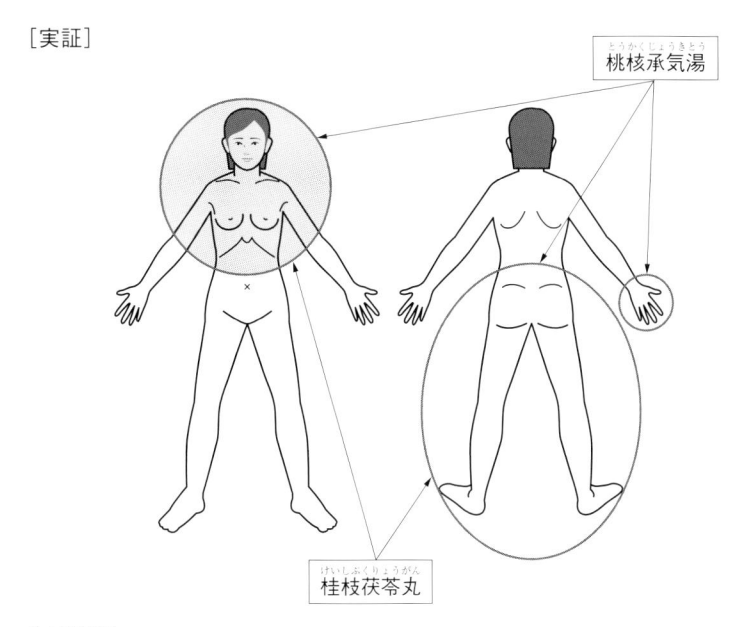

[中間証]

五積散

□は冷えとのぼせ・ほてりを伴う
○はのぼせ・ほてりの部位
○は冷えの部位

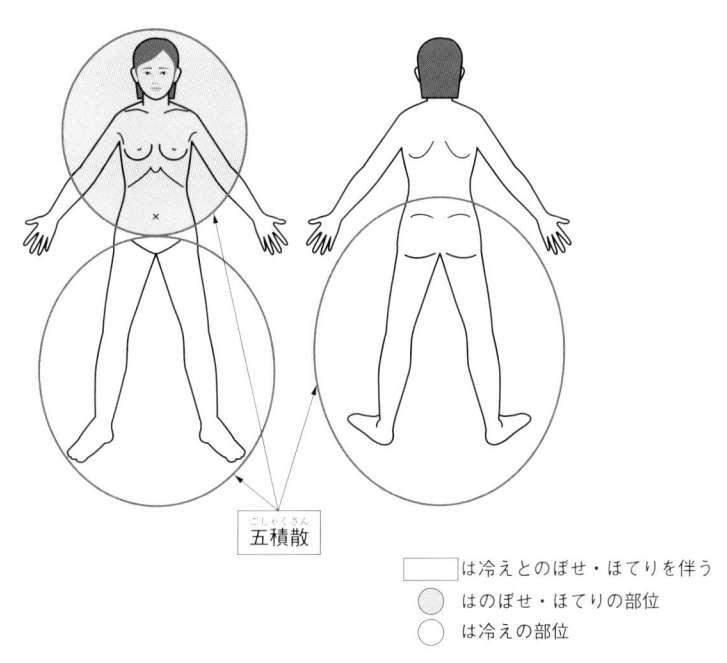

図12 冷えとのぼせ・ほてりの部位別診断―1

83

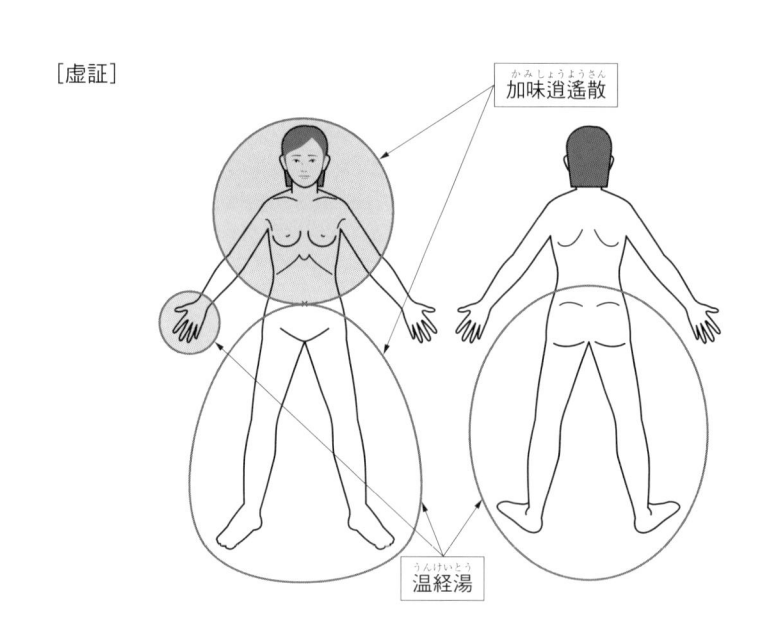

[虚証]

加味逍遙散

温経湯

□ は冷えとのぼせ・ほてりを伴う
◯ はのぼせ・ほてりの部位
◯ は冷えの部位

図13 冷えとのぼせ・ほてりの部位別診断―2

実証 ↑ 中間証 ↓ 虚証	桂枝茯苓丸	足の冷え、のぼせ、肩こり、瘀血、月経異常。
	桃核承気湯	手足の冷え、のぼせ、便秘、赤黒い顔、瘀血、月経異常。
	五積散	足と腰の冷え、上半身が熱くのぼせ、顔色不良、月経異常。
	加味逍遙散	背中が冷えたり熱い、のぼせ、精神不安、月経異常。
	苓姜朮甘湯	腰下肢の顕著な冷え、頻尿、立ちくらみ。
	半夏白朮天麻湯	手足の冷え、胃腸虚弱、みぞおちのつかえ感。
	当帰四逆加呉茱萸生姜湯	膝から下の顕著な冷え、食欲低下。
	当帰芍薬散	血色が悪く、足腰が冷え、月経異常。
	温経湯	足腰の強い冷え、手がほてる、口唇乾燥、下腹部の冷え・痛み、瘀血、月経異常。
	呉茱萸湯	強い手足の冷え、頭痛、胃腸虚弱、嘔吐。
	四物湯	手足の冷え、顔色不良、月経異常、臍傍に動悸。
	人参湯	強い足の冷え、胃腸虚弱、口中に薄い唾液が溜まる、心下痞硬。
	人参養栄湯	手足の冷え、寒がり、全身倦怠感、食欲不振、心下痞硬。
	十全大補湯	貧血、全身倦怠のある冷え症、寝汗。
	真武湯	四肢の冷汗、クラッとするめまい、下痢、疲労感。

図14 冷え症の漢方療法のポイント

7 産婦人科系疾患

表 23 更年期症状

	漢方製剤	頭痛	めまい	肩こり	冷え	月経異常	のぼせ	精神不安	便秘	その他の症状 etc	腹診	脈診	NSAIDs	ベンゾジアゼピン系睡眠薬	SSRI	併用西洋薬
実	三黄瀉心湯	○	○	○	△	△	○	○	○	腹部の張り、鼻出血	腹力強、心下痞	浮弦緊		○		⊗
実	桂枝茯苓丸	○	○	○	○	○	○	△	△	下腹部痛	腹力強・瘀血、小腹急結	沈実緊	○	△	○	
実	通導散	○	○	○	△	○	○	○	○	腰痛	心下痞硬、瘀血	弦緊	○	△	○	⊕⊗
中	桂枝茯苓丸加薏苡仁	◎	◎	○	○	○	◎	△	△	肌あれ、にきび	瘀血	緊	○	△	○	
中	温清飲	△	△	△	△	○	◎	◎	△	皮膚色悪い、掻痒感、不眠	腹力中等	弱	○	○	○	
中	五積散	○	○	○	○	○	○	○	△	疲労感、腰痛	腹力軟	弦弱	○	○	○	⊕⊛
虚	加味逍遥散	○	○	○	○	◎	◎	◎	○	疲労感	腹力軟、胸脇苦満	沈弦弱	○	○	○	⊕
虚	当帰芍薬散	○	◎	△	◎	◎	△	◎	△	動悸、倦怠感	瘀血	沈軟弱	○	○	○	
虚	温経湯	◎	○	○	◎	◎	○	◎	△	腰痛、口渇	瘀血、腹力軟	軟弱	○	○	○	⊕
虚	柴胡桂枝乾姜湯	△	△	○	◎	○	◎	◎	△	汗かき、疲労感、感冒、口内粘つき、動悸	腹力軟	浮弱	○	○	○	⊕
虚	四物湯	△	△	○	○	△	△	○	◎	顔色不良、更年期障害	臍傍の動脈拍動、腹力軟	沈弱	○	○	○	

表24 月経不順・月経困難

	漢方製剤	月経不順	月経困難	月経痛	月経過多	無月経	不妊	更年期障害	その他の症状 etc	腹診	脈診	NSAIDs	ベンゾジアゼピン系睡眠薬	SSRI	
実	大黄牡丹皮湯	○	○	○	△	△	×	○	にきび、便秘	腹力強、瘀血	沈実	○	○	○	炎
実	桂枝茯苓丸	◎	◎	◎	○	△	×	◎	冷え、肩こり、頭痛	腹力強、瘀血、小腹急結	沈実緊	○	△	○	
実	桃核承気湯	◎	○	◎	○	○	×	◎	頭痛、めまい、便秘、冷え、のぼせ、にきび	小腹急結、瘀血	沈実緊	○	○	○	申炎
実	通導散	◎	○	◎	○	○	×	◎	腰痛、頭痛、めまい、のぼせ、肩こり、便秘	心下痞硬、瘀血	弦緊	○	△	○	申炎
中	桂枝茯苓丸加薏苡仁	◎	○	○	△	△	×	◎	のぼせ、肌あれ、頭痛、めまい、肩こり	瘀血	緊	○	△	○	申
中	女神散	◎	○	○	○	△	×	◎	めまい、のぼせ、頭痛、神不安	腹力中等	弦	○	△	○	
中	温清飲	○	○	○	○	○	×	◎	のぼせ、皮膚色悪い、神経症、瘙痒感	腹力中等	弱	○	○	○	
中	五積散	○	○	○	○	△	×	○	のぼせ、冷え、疲労感、腰痛、頭痛	腹力軟	弦弱	△	△	○	申炎
虚	防已黄耆湯	○	○	○	△	○	×	○	汗かき、水肥り、疲労感、膝関節痛、浮腫、めまい	腹力軟、膨満	緩弱	○	△	○	申
虚	加味逍遙散	◎	◎	○	○	○	×	◎	疲労感、神経症、冷え、めまい、肩こり、頭痛、ほてり	腹力軟、胸脇苦満	沈弦弱	○	△	○	申
虚	当帰芍薬散	◎	◎	◎	○	◎	×	◎	冷え、倦怠感、頭痛、めまい、耳鳴り、肩こり	瘀血	沈軟弱	○	△	○	申
虚	温経湯	○	○	○	○	○	×	◎	冷え、腰痛、口渇、不眠、頭痛、手のほてり	瘀血、腹力軟	軟弱	○	○	○	申
虚	四物湯	○	△	○	△	△	×	○	顔色不良、イライラ感、冷え	臍傍の動脈拍動、腹力軟	沈弱	○	△	○	申
虚	当帰建中湯	△	△	◎	○	△	×	△	疲労感、腰疾患、痔疾患、手足の冷え	腹力軟	弱	○	○	○	申

――― 併用西洋薬 ―――

7 産婦人科系疾患

表25 冷え症

	漢方製剤	腰の冷え	下肢の冷え	しもやけ	手足の冷え	腹の冷え痛	手の冷え(ほてり)	汗かき	その他の症状 etc	腹診	脈診	NSAIDs	併用西洋薬
実	桂枝茯苓丸	◯	◯		◎	◯		△	月経異常、頭痛、めまい、肩こり	腹力強、瘀血、小腹急結	沈実緊	◯	
実	桃核承気湯	◯	◯		△	◯	△	△	頭痛、便秘、月経異常、めまい、のぼせ、にきび	小腹急結、瘀血	沈実緊	◯	由内
中	五積散	◯	◯	◯	◯	◎	△	△	月経異常、のぼせ、頭痛、疲労感、腰痛	腹力軟	弦弱	△	由瘀
虚	加味逍遥散	◯	◯	△	◯	◯	◯	◯	月経異常、疲労感、神経症、めまい、便秘	腹力軟、胸脇苦満	沈弦弱	◯	由
虚	苓姜朮甘湯	◎	◎	△	◯	◯	△	△	頻尿、腰痛、下肢痛	腹力軟	沈細	◯	由
虚	半夏白朮天麻湯	◯	◯	△	◯	◯	△	△	頭痛、めまい、食欲不振、胃腸虚弱、息切れ	腹力軟、胃内停水	沈弱	◯	
虚	当帰四逆加呉茱萸生姜湯	◎	◎	◎	◎	◎	△	◯	頭痛、腰痛	腹力軟	沈弱	◯	由
虚	当帰芍薬散	◯	◯	△	◯	◎	△	△	月経異常、動悸、頭痛、めまい、肩こり、倦怠感	瘀血	沈軟弱	◯	
虚	温経湯	◯	◯	◯	◎	◯	◎	△	月経異常、腰痛、口渇	瘀血、腹力軟	軟弱	◯	由
虚	呉茱萸湯	◯	◯		◯	△	△	△	頭痛、肩こり、嘔吐、腹部膨満感	腹力軟、胃内停水	沈弱	◯	
虚	四物湯	◯	◯	◯	◯	△	△	△	顔色不良、イライラ感、月経異常	臍傍の動脈拍動、腹力軟	沈弱	◯	
虚	人参湯	◯	◯	△	◯	◯	△	△	食欲不振、下痢、食欲不振、唾液が溜まる	心下痞、腹力軟	沈細	◯	西
虚	人参養栄湯	◯	◯		◯	◯	△	△	全身倦怠感、食欲不振、顔色不良、寝汗、不眠、便秘	腹力軟	軟弱	◯	由
虚	十全大補湯	◯	◯		◯	◯	△	△	全身倦怠感、食欲不振、寝汗	腹力軟	沈弱	◯	由
虚	真武湯	◯	◎		◯	◯	△	△	めまい、下痢、倦怠感、動悸、感冒	腹力軟、胃内停水	沈軟弱	◯	由

87

表26 のぼせ・ほてり・汗かき

	漢方製剤	のぼせ	顔の(ほてり)	手の(ほてり)	足の(ほてり)	汗かき	口渇	その他の症状 etc	腹診	脈診	NSAIDs	併用西洋薬
実	三黄瀉心湯	○	○	△	△	△	△	腹部の張り、鼻出血、頭痛、肩こり、精神不安	腹力強、心下痞	浮弦堅	○〜△	大
実	柴胡加竜骨牡蛎湯 ⓑ	○	○	△	△	△	△	イライラ感、動悸、便秘、不安、疲労感、不眠	胸脇苦満、臍傍の動脈拍動	実弦堅	○〜△	
実	白虎加人参湯	○	○	△	△	△	◎	多尿、皮膚瘙痒感	緊張良好	実大	○〜△	中
実	桂枝茯苓丸	○	○	△	△	△	△	冷え、肩こり、頭痛	腹力強、瘀血	沈実堅	○〜△	
実	桃核承気湯	○	○	△	△	△	△	頭痛、めまい、便秘、冷え、にきび、月経異常	小腹急結、瘀血	沈実堅	○〜△	中大
実	通導散	○	○	△	△	△	△	月経異常、便秘、腰痛、めまい、頭痛	心下痞硬、瘀血	弦堅	○〜△	中大
中	三物黄芩湯	◎	○	◎	◎	△	◎	不眠、頭重感	腹力中等	弦	○〜△	中
中	女神散	◎	○	△	△	△	△	めまい、月経異常、頭痛、精神不安	腹力中等	弦	○〜△	中
中	温清飲	○	○	△	△	△	△	皮膚色悪い、月経異常、神経症、瘙痒感、不眠	腹力軟	弱	○〜△	中
中	五積散	△	○	△	△	△	△	冷え、疲労感、腰痛、頭痛	腹力中等、胸脇苦満	弦弱	○〜△	中硬
中	柴胡桂枝湯 ⓑ	△	△	△	△	◎	△	感冒、食欲不振、冷え、腰痛、疲労感、不眠	瘀血、腹力軟	浮弦	○〜△	中
虚	温経湯	△	△	△	△	◎	◎	月経異常、冷え、腰痛、不眠、神経症	腹力軟、膨満	軟弱	○〜△	中
虚	防已黄耆湯	△	△	△	△	◎	△	水肥り、浮腫、疲労感、膝関節痛、めまい	腹力軟、胸脇苦満	緩弱	○〜△	中
虚	加味逍遙散	△	△	△	△	△	△	月経異常、神経症、疲労感、冷え、便秘	腹力軟、胸脇苦満	沈弦弱	○〜△	中
虚	柴胡桂枝乾姜湯 ⓑ	◎	○	△	△	◎	△	疲労感、動悸、不眠、更年期障害	腹力軟	浮弱弱数	○〜△	中
虚	桂枝加竜骨牡蛎湯	△	△	△	△	△	△	イライラ感、疲労感、頭痛、動悸、肩こり	臍傍の動脈拍動	浮弱	○〜△	中
虚	補中益気湯	△	△	△	△	◎	△	食欲不振、不眠、動悸、顔色不良、疲労感	胸脇苦満、腹力軟	弱	○〜△	中

━━━━━━ 併用西洋薬 ━━━━━━

88

8 整形外科系疾患

I 肩こり・肩関節周囲炎

　肩こりは年齢にかかわらず自覚する場合が多いのですが、肩関節周囲炎は一般にいう「いわゆる五十肩」とほぼ同じ疾患と考えられています。つまり、中年以降の肩関節周辺組織の退行性変化を基盤として発症した、疼痛性の疾患とみなされています。したがって、両者の病態は異なっていますが、ここでは一緒にまとめて述べさせて頂きます。

初級レベルの治療　具体的に用いられている漢方薬の一例として、表27 で示しました。わかりやすいように、肩こり、肩関節痛、項背部痛、その他の症状の4つに分けて示しましたが、これで十分とは思われませんので、各自で考えて、自分なりに納得のいくように分類して頂ければ幸いです。

中級レベルの治療　生薬を用いた治療では、補血薬、活血薬、散寒薬、去風湿薬、活血去瘀薬、清熱薬などから、各症例に応じた生薬を選び、加減していくとよい結果が得られる場合があります。もちろん、附子をうまく使い分けると、かなりの臨床効果が期待できます。また、鍼灸の治療を併用すると、さらなる臨床効果が期待できると思われます。

II 腰痛症

　腰痛の原因や治療法はたくさんありますが、いわゆる腰痛症の漢方治療を中心に述べてみます。もちろん、ここで述べる漢方薬は、腰椎椎間板ヘルニアなどのような器質的な原因のある疾患に対しても応用可能で、それらに対しても、有効な場合が多々みられています。

初級レベルの治療

さて、ギックリ腰のような筋および筋膜や椎間関節の機能的不適合からくる急性腰痛症に対しては、保存的な治療が主体であり、安静臥床や消炎鎮痛剤、筋弛緩剤、湿布、局所の疼痛部位への注射などが一般的に行われていますが、それらの治療と併行して、またはそれらの治療とは独立して単独で、漢方薬による治療が行われています。具体的に用いられている漢方薬の一例として、表28 に示しました。

急性期で筋肉の痙攣痛があり、腹痛を伴うような場合には、芍薬甘草湯が好んで用いられています。また、冷えを伴う虚証タイプの腰痛に対しては、苓姜朮甘湯や当帰四逆加呉茱萸生姜湯などが用いられています。NSAIDs との併用に関しては、特に大きな問題はないと思われますが、私自身の経験で、五積散を投与して腰痛が少し緩和された患者さんが、もっとよくなりたいと言って、以前から飲み慣れている西洋薬のロキソニン®の追加投与を希望したので、ロキソニン®を投与追加しました。しかし、併用して1～2週間経過しても、期待していたほどよくならず、むしろ、五積散単独か、ロキソニン®単独の方が、まだよく効いていたとのことでした。このように、NSAIDs を併用しても、大きな問題はないのですが、期待されたほどの効果が出ないという場合があり、NSAIDsのもつ副作用を考えると、併用に際しての注意が必要です。

中級レベルの治療

生薬を用いた治療では、肩こり・肩関節周囲炎のところで述べたのと同様に、補血薬、活血薬、散寒薬、去風湿薬、活血去瘀薬、清熱薬などから、各症例に応じた生薬を選び、加減していくとよい結果が得られる場合があります。漢方で扱う腰痛症は、冷えを伴うものが多いので、散寒薬、中でも附子をうまく使い分けると、かなりの臨床効果が期待できます。また、鍼灸の治療を併用すると、さらなる臨床効果が期待できると思われます。

1 臨床症例

「閉経後、肩こりと腰痛を伴った四肢の痛みが出現し、いろいろな病院の整形外科を

受診して、さまざまな治療を受けたが、いっこうに改善がみられなかったので、漢方治療に最後の望みを託してやってきた」とのことで来院してきた 56 歳の女性。身長 150 cm、体重 40 kg。漢方診断的には中間証、瘀血あり。冷えを自覚するとのこと。この症例に対して、疎経活血湯 7.5 g と修治附子末 1.0 g を 1 日量として投与したところ、服用直後より劇的に痛みが改善したとのこと。その後、徐々に投与量を減らしていき、2 年経過した現在では、疎経活血湯 2.5 g と修治附子末 0.3 g を 1 日量として服薬するだけで、痛みに対する自覚症状は出ていないとのこと。

III 下肢痛・膝関節痛

　下肢痛の多くは腰痛と関連しています。ですから、かなりの部分で腰痛症で述べた事項と重なっています。また、下肢痛の中の膝関節痛は、変形性膝関節症のような変性疾患がほとんどですが、ここでは話を簡単にするために、まとめて述べてみることにします。

> **初級 レベルの治療**　具体的に用いられている漢方薬の一例として、**表 29** に示しました。私個人としては、更年期以降の婦人の下肢痛・膝関節痛に対しては疎経活血湯をよく用いています。修治された附子を併用すると著効例もみられ、かなりの症例で奏効しています。

> **中級 レベルの治療**　生薬を用いた治療では、前述の肩こり・肩関節周囲炎や腰痛症のところで述べたのと同様に、補血薬、活血薬、散寒薬、去風湿薬、活血去瘀薬、清熱薬などから、各症例に応じた生薬を選び、加減していくとよい結果が得られる場合があります。漢方で扱う下肢痛・膝関節痛は腰痛症と同様、冷えを伴うものが多いので、散寒薬、中でも附子をうまく使い分けると、かなりの臨床効果が期待できます。また、鍼灸の治療を併用すると、さらなる臨床効果が期待できると思われます。

IV 神経痛・関節痛・筋肉痛、関節リウマチ

　これらは1つの表にまとめてもよかったのですが、繁雑になりそうだったので、2つの**表**30、31に分けて示しました。

> **初級 レベルの治療**
>
> 　具体的に用いられている漢方薬の一例として、**表**30と**表**31に示しました。**表**30では、上肢と下肢に分けて示しましたが、厳密な意味はなく、ただなんとなく少し違うかな、というくらいのものです。**表**30、31ともに、冷えを伴っている症例では、修治された附子の量をうまく調節して併用すると、かなりの例で奏効する場合があります。

> **中級 レベルの治療**
>
> 　生薬を用いた治療では、前述の肩こり・肩関節周囲炎や腰痛症のところで述べたのと同様に、補血薬、活血薬、散寒薬、去風湿薬、活血去瘀薬、清熱薬などから、各症例に応じた生薬を選び、加減していくとよい結果が得られる場合があります。なお、関節リウマチでは、利水薬や理気薬、熄風薬などからも選択していくと、よりよい結果が得られる場合があります。冷えを伴う症例では、散寒薬、中でも附子をうまく使い分けると、かなりの臨床効果が期待できます。また、鍼灸の治療を併用すると、さらなる臨床効果が期待できると思われます。

V 診療のポイント

1 初級レベルの場合

1) 冷えを伴うかどうか。
2) 修治された附子の匙加減。

2 中級レベルの場合

1）各病態に合った生薬の選択。
2）鍼灸療法の併用。

なお、鍼灸療法については、「よくわかる新しい東洋医学入門講座」（永井書店刊）で述べたように、補瀉の理論にのっとって施術するとよいでしょう。ここでは、肩こり・肩関節周囲炎と腰痛症について、よく使われる経絡と経穴を図示して、簡単に説明しておきました（図15、16）。

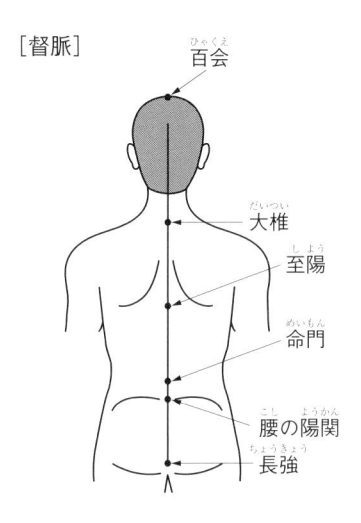

[督脈]

大椎…第7頸椎棘突起の下のところ（頸部痛、肩こりなど）

[手の太陽小腸経]

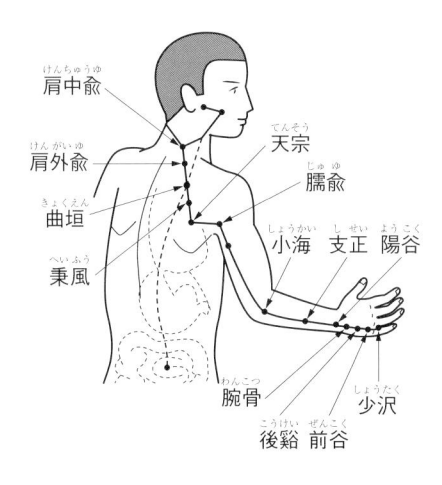

肩中兪…第7頸椎棘突起から外側4cmのところ
　　　　（肩こり、肩甲背部痛など）
肩外兪…第1、第2胸椎棘突起間の外側6cmのところの肩甲骨内縁の部位
　　　　（肩こり、頸肩腕症候群など）
曲　垣…肩甲棘が一番後ろに突出しているところで、肩甲棘起始部の上際部位
　　　　（五十肩、肩こり、頸肩腕症候群など）
秉　風…肩甲棘の上際中央のところ
　　　　（五十肩、肩こり、頸肩腕症候群など）
天　宗…臑兪の内側秉風の外下方の肩甲棘の下縁陥凹中の部位
　　　　（五十肩、肩こり、頸肩腕症候群など）
臑　兪…肩峰角の内下縁陥凹中の部位で上腕骨の内縁のところ
　　　　（五十肩、上肢痛など）

図15　肩こり・肩関節周囲炎

[足の少陽胆経]

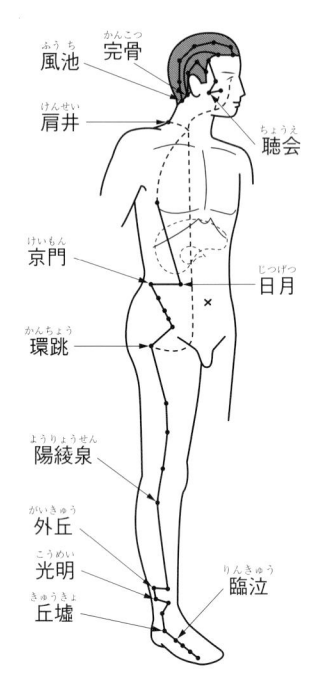

風池…乳様突起と僧帽筋腱の間のくぼみのところ（肩こり、頭痛など）
肩井…肩先の中央のところ（肩こり、頭痛など）

[手の陽明大腸経]

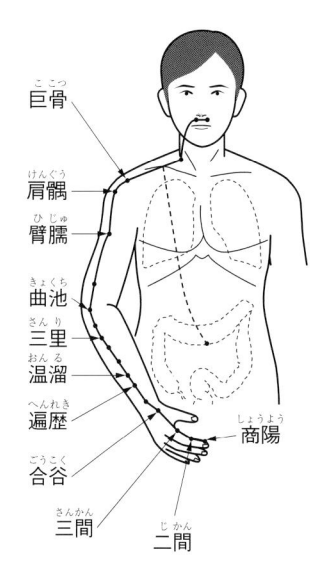

巨骨…鎖骨と肩甲骨の合する部位（肩こり、肩関節痛など）
肩髃…肩関節の前のくぼみのところ（五十肩、肩こりなど）
臂臑…肩髃の下方6cmのところ（五十肩など）

図15 続き

8 整形外科系疾患

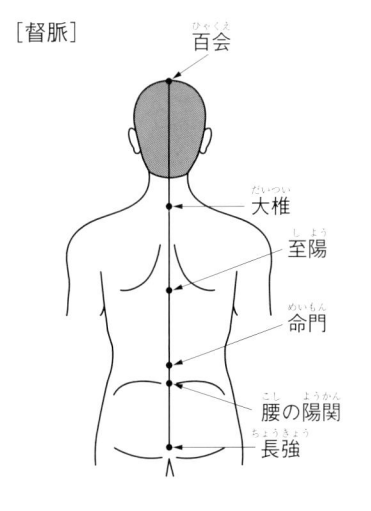

[督脈]

命門…第2腰椎棘突起の下方のところ
　　　（腰痛症、精力減退など）
腰の陽関…第4腰椎棘突起の下方のところ
　　　　　（腰痛症、膀胱疾患など）

[足の太陽膀胱経]

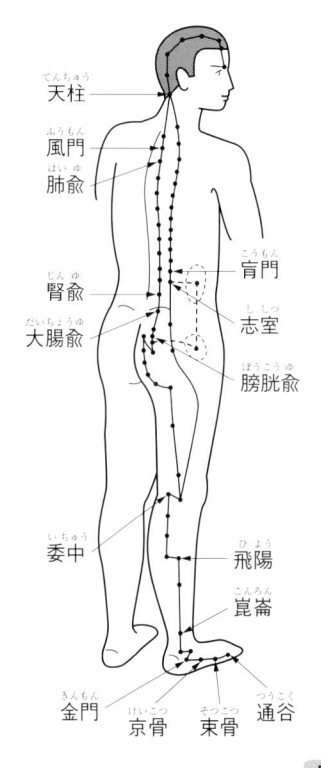

腎　兪…命門の外側3cmのところ
　　　　（腰痛症、泌尿・生殖器疾患など）
志　室…命門の外側6cmのところ
　　　　（腰痛症など）
大腸兪…腰の陽関の外側3cmのところ
　　　　（腰痛症、大小腸疾患など）
膀胱兪…第2仙骨の正中仙骨稜の外側3cmのところ
　　　　（腰痛症、膀胱疾患など）
委　中…膝窩の中央のところ
　　　　（腰痛症、膝の痛みなど）

図16　腰痛症

表27 肩こり・肩関節周囲炎

	漢方製剤	肩こり	肩関節痛	項背部痛	その他の症状 etc	腹診	脈診	NSAIDs	ステロイド	H₂ブロッカー プロトンポンプ阻害薬	健胃消化剤	併用西洋薬
実	大柴胡湯 甘	○	○	△	腹部の張り、便秘、腹痛、頭痛、めまい、不眠	緊満、心下痞硬、胸脇苦満	沈実	○	○	○	△〜○	大
実	大柴胡湯去大黄 甘	○	○	△	腹部の張り、腹痛、耳鳴り、疲労感、不眠	緊満、心下痞硬、胸脇苦満	沈実	○	○	○	○	
実	葛根湯	◎	◎	◎	無汗、頭痛、発熱、感冒	緊張良好	浮実数	△	△	○	○	甲麻
実	防風通聖散	○	△	○	肥満、むくみ、乏尿、のぼせ、動悸	腹力強、膨満	弦実	△	△	○	△〜○	甲麻大
実	桂枝茯苓丸	○	○	○	月経異常、冷え、更年期症状、下腹部痛	腹力強、瘀血、小腹急結	沈実緊	○	○	○	○	
実	越婢加朮湯	○	○	○	浮腫、口渇、乏尿、汗かき	緊張良好	沈実	△	△	○	○	甲麻
実	麻杏薏甘湯	○	○	○	浮腫、いぼ	緊張良好	浮実	△	△	○	○	甲麻
中	薏苡仁湯	○	○	○	四肢の疼痛、こわばり、麻痺	腹力軟	弦緊	△	△	○	○	甲麻
中	二朮湯	◎	◎	○	上肢痛	腹力軟	弦弱	○	○	○	○	甲
中	五積散	○	○	◎	月経異常、冷え、腰下肢痛、頭痛、のぼせ、疲労感	腹力軟	弦弱	○	○	○	○	甲麻
虚	桂枝加朮附湯	○	◎	○	冷え、四肢関節痛、腫脹、四肢麻痺	腹力軟	浮弱	○	○	△	○	甲
虚	加味逍遙散	○	○	○	月経異常、疲労感、神経症、冷え	腹力軟、胸脇苦満	沈弦弱	○	○	○	○	甲
虚	当帰芍薬散	○	○	○	月経異常、動悸、冷え、頭痛	瘀血	沈軟弱	○	○	○	○	

8 整形外科系疾患

表28 腰痛

	漢方製剤	腰痛	腰の冷え痛	腰の重い感じ	その他の症状 etc	腹診	脈診	NSAIDs	ステロイド	H₂ブロッカー プロトンポンプ阻害薬	健胃消化剤	
実	桃核承気湯	○	○		月経異常、のぼせ、便秘、冷え、頭痛、めまい、肩こり	瘀血	実緊	○	△	○	△～○	甶㘴
実	通導散	○	△		月経異常、便秘、のぼせ、不眠、不安、頭痛、めまい	心下搭硬、瘀血	弦緊	○	○	○	△～○	甶㘴
中	五積散	◎	◎	○	月経異常、冷え、頭痛、のぼせ、疲労感	腹力軟	弦弱	△	○	○	○	甶㷌
中	芍薬甘草湯	◎	△	△	筋肉の痙攣痛、腹痛	腹力中等	浮弦	○	○	○	○	㊀
中	疎経活血湯	◎	○		四肢の痛み、肩こり	腹力軟、瘀血	軟弱	○	△	○	○	甶
虚	温経湯	○	○	○	月経異常、冷え、手足のほてり、神経症、口唇乾燥	瘀血、腹力軟	軟弱	○	○	○	○	甶
虚	苓姜朮甘湯	◎	◎	◎	冷え、頻尿、坐骨神経痛、下肢痛	腹力軟	沈細	○	○	○	○	甶
虚	牛車腎気丸	◎	◎	○	しびれ、冷え、排尿異常、疲労感、口渇、むくみ	臍下不仁、軟	軟弱	○	△	△	○	
虚	当帰四逆加呉茱萸生姜湯	○	◎		手足の冷え、腹痛、頭痛、しもやけ	腹力軟	沈弱	○	○	○	○	甶
虚	八味地黄丸	◎	◎	◎	疲労感、冷え、しびれ、排尿異常、口渇	臍下不仁	沈(緊)	○	○	△	○	

表29 下肢痛、膝関節痛

	漢方製剤	下肢痛	膝関節痛	下肢の冷え痛	その他の症状 etc	腹診	脈診	NSAIDs	ステロイド	H₂ブロッカー プロトンポンプ阻害薬	健胃消化剤	
実	越婢加朮湯	○	○	△	浮腫、口渇、乏尿、汗かき	緊張良好	沈実	△	△	○	○	⊕㊝
実	麻杏薏甘湯	○	○	△	浮腫、いぼ	緊張良好	浮緊	△	△	○	○	⊕㊝
中	薏苡仁湯	○	◎	△	四肢の疼痛、こわばり、麻痺	腹力中軟	弦緊	△	△	○	○	⊕㊝
中	芍薬甘草湯	○	○	△	腹痛、筋肉の痙攣痛	腹力中等	浮弦	○	○	○	○	⊕甘
中	疎経活血湯	◎	◎	○	四肢の痛み、肩こり	腹力軟、瘀血	軟弱	△	△	○	○	⊕
中	五積散	○	○	○	月経異常、頭痛、のぼせ、冷え、疲労感	腹力軟	弦弱	○	○	○	○	⊕㊝
虚	防已黄耆湯	○	◎	△	汗かき、水肥り、浮腫、疲労感	腹力軟、膨満	緩弱	○	○	○	○	⊕
虚	桂枝加朮附湯	◎	◎	○	四肢麻痺、神経痛	腹力軟	浮弱	○	○	○	○	⊕
虚	苓姜朮甘湯	◎	○	◎	腰痛、冷え、排尿異常、坐骨神経痛	腹力軟	沈細	○	○	○	○	⊕
虚	牛車腎気丸	○	○	◎	しびれ、冷え、排尿異常、疲労感、口渇、むくみ	臍下不仁、軟	軟弱	○	○	△	○	
虚	八味地黄丸	◎	○	◎	疲労感、冷え、しびれ、排尿異常、口渇	臍下不仁	沈(緊)	○	○	△	○	

98

8 整形外科系疾患

表30 神経痛、関節痛、筋肉痛

	漢方製剤	上肢神経痛	下肢神経痛	上肢関節痛	下肢関節痛	上肢筋肉痛	下肢筋肉痛	その他の症状 etc	腹診	脈診	NSAIDs	ステロイド	併用西洋薬 H₂ブロッカー プロトンポンプ阻害薬	健胃消化剤	
実	麻黄湯	○	○	○	○	○	○	無汗、頭痛、発熱、悪寒感冒、喘息	緊張良好	浮緊	△	△	○	○	由麻
実	葛根湯	○	△	○	△	○	△	項部痛、肩こり、無汗、発熱、感冒	緊張良好	浮実数	△	△	○	○	由麻
実	越婢加朮湯	○	○	△	○	△	△	浮腫、口渇、乏尿、汗かき	緊張良好	沈実	△	△	○	○	由麻
実	麻杏薏甘湯	○	○	○	○	○	○	浮腫、いぼ	緊張良好	浮緊	○	△	○	○	由麻
中	薏苡仁湯	○	○	○	○	○	○	四肢のこわばり、麻痺	腹力軟	弦緊	○	○	○	○	由麻
中	芍薬甘草湯	○	○	◎	◎	◎	◎	腹痛、筋肉の痙攣痛	腹力中等	浮弦	○	○	○	○	甘
中	二朮湯	○	△	○	△	◎	△	肩こり、肩関節痛	腹力軟	弦弱	○	○	○	○	由
中	疎経活血湯	○	◎	○	◎	◎	◎	肩こり、腰痛	腹力軟、瘀血	軟弱	○	△	○	○	由
中	五積散	○	◎	○	◎	○	◎	月経異常、のぼせ、冷え、疲労感	腹力軟	弦弱	○	○	○	○	由麻
虚	防已黄耆湯	◎	◎	◎	◎	○	○	汗かき、水肥り、浮腫	腹力軟、膨満	緩弱	○	○	○	○	由
虚	桂枝加朮附湯	◎	◎	◎	◎	○	○	冷え、四肢麻痺	腹力軟	浮弱	○	△	△	○	由
虚	八味地黄丸	△	○	△	○	△	○	疲労感、冷え、しびれ、排尿異常、口渇	臍下不仁	沈(緊)	○	○	△	○	
虚	大防風湯	○	○	○	○	○	○	関節の腫れ痛み	腹力軟	沈	○	△	△	○	由

99

表31 関節リウマチ

	漢方製剤	関節の腫れ	関節の痛み	こわ(ば)り	四肢の痛み	その他の症状 etc	腹診	脈診	NSAIDs	ステロイド	併用西洋薬 H₂ブロッカー・プロトンポンプ阻害薬	健胃消化剤	
実	麻黄湯	○	◎	○	◎	無汗、頭痛、発熱、悪寒、感冒、喘息	緊張良好	浮緊	△	△	○	○	由麻
実	越婢加朮湯	◎	◎	◎	◎	浮腫、口渇、乏尿、汗かき	緊張良好	沈実	△	△	○	○	由麻
実	麻杏薏甘湯	◎	○	○	○	浮腫、いぼ	緊張良好	浮緊	△	△	○	○	由麻
中	薏苡仁湯	○	○	○	○	四肢の麻痺	腹力軟	弦緊	△	△	○	○	由麻
中	芍薬甘草湯	△	○	△	○	腹痛、筋肉の痙攣痛	腹力中等	浮弦	○	○	○	○	甘
中	疎経活血湯	△	○	△	○	肩こり、腰痛	腹力軟、瘀血	軟弱	○	○	○	○	由
中	五積散	△	○	△	○	月経異常、冷え、頭痛、のぼせ、腰下肢痛、疲労感	腹力軟	弦弱	○	○	○	○	由麻
虚	防已黄耆湯	◎	○	○	○	汗かき、水肥り、浮腫、疲労感	腹力軟、膨満	緩弱	○	○	○	○	由
虚	桂枝加朮附湯	○	○	○	○	冷え、四肢麻痺	腹力軟	浮弱	○	○	△	○	由
虚	大防風湯	○	○	○	○	運動機能障害	腹力軟	沈	○	○	△	○	由
虚	真武湯	○	△	○	△	疲労感、冷え、動悸、下痢、めまい、胃腸炎	胃内停水、腹力軟	沈軟弱	○	○	△	○	

9 皮膚科系疾患

　明らかに皮膚科専門医でないと対処できないような症例は別として、いわゆる「ありふれた皮膚疾患」は、皮膚科専門医以外の一般臨床医でも日常的に遭遇し、それに対処しなければならない場合が多々みられます。そして、ほとんどの場合は彼らの治療でよくなっています。しかし、漢方薬で治したいと思って、漢方専門医のところにやって来る患者さんは、一般臨床医や皮膚科専門医の治療でも満足できる結果が得られなかったような難治性の皮膚病や、アトピー性皮膚炎の治療のように、ステロイド剤の副作用を恐れてのものがほとんどです。そのような患者さんたちにとって、漢方薬はいわば最後の砦のようなものといえるでしょう。そういった意味では、非常にやり甲斐のある分野であるといえます。現実に、漢方薬で著効をみるケースが多々あることも確かです。さて、多くの皮膚科疾患を疾患名別に述べれば繁雑になりますので、ここでは「化膿性皮膚疾患」、「瘙痒性皮膚疾患」、「アトピー性皮膚炎」、「しみ・肌あれ・いぼ」のように、大きく4つの項目に分けて述べていきます。

I 化膿性皮膚疾患

　現在では、有効な抗菌薬がたくさんありますので、何も漢方薬にこだわる必要はないのですが、菌交代現象や女性のカンジダ腟炎、偽膜性腸炎などのような人体にとって有害なものを、できるだけ避けるという意味では、価値のある治療薬だといえます。

初級レベルの治療　表32に示したものが治療の中心になります。基本的に、抗菌薬やNSAIDs、消炎酵素剤などとの併用は問題ないと思われます。

中級レベルの治療　発赤、熱感、充血、腫脹などの炎症性反応を「熱」とみなして、「清熱薬（せいねつやく）」を中心とした治療を行うとよいでしょう。化膿性の炎症性皮膚疾患なら清熱解毒薬（せいねつげどくやく）を用い、出血を伴う場合には清熱涼血薬（せいねつりょうけつやく）を用いるとよいでしょう。また、炎症が慢性化するような場合には、駆瘀血薬（くおけつやく）を追加するとよい結果が得られる場合があります。

次に、実際の臨床症例（奏効例とうまくいかなかった例）を呈示して、具体的に述べていきます。皮膚科疾患では、なんとなくですが、私自身の印象では、女性患者の方が奏効する例が多いような気がします。

1 臨床症例-1

「生理のたびに、にきびが悪化してくるのでなんとかしてほしい」とのことで来院してきた16歳の女性。体格、体質的には中間証よりやや実証。ほぼ顔面全体にわたって化膿性のにきびあり。いろいろな皮膚科で西洋薬や漢方薬を試みたが、満足する結果が得られなかったとのこと。そこで、星火逍遙丸を処方しようと思ったが、この薬は保険適応でないため、保険適応になるように生薬で処方したところ、その患者さんの皮膚症状はみるみるうちによくなっていった。

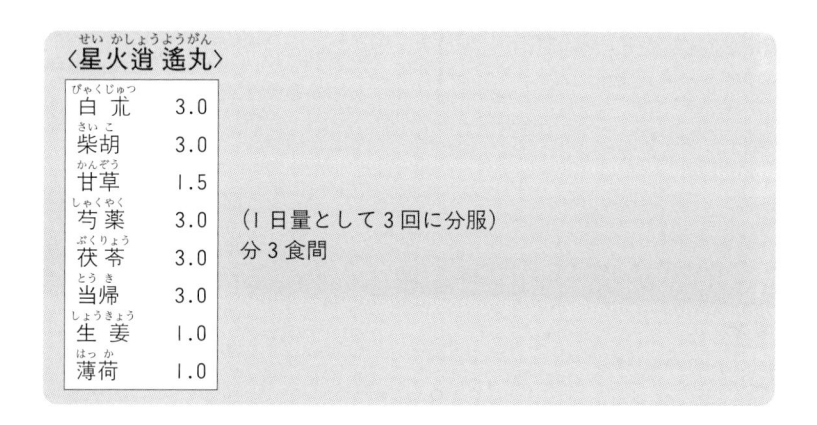

〈星火逍遙丸〉

生薬	分量
白朮	3.0
柴胡	3.0
甘草	1.5
芍薬	3.0
茯苓	3.0
当帰	3.0
生姜	1.0
薄荷	1.0

（1日量として3回に分服）
分3食間

2 臨床症例-2

「にきびのようなものが背中全体にできている。また、手の皮が厚く硬くなって、寝ている間にその手で皮膚の軟らかいところを傷つけて、そこが化膿して困るのでなんとかしてほしい」とのことで来院してきた21歳の男性。体格、体質的には中間証よりやや実証。14歳のときにアトピー性皮膚炎といわれたとのこと。これまでに、某医大の皮膚科で、にきびに対してはミノマイシンの内服とアクアチム®ローションの外用薬の処方を受け、手に対してはアトピー性皮膚炎用の外用薬の処方と抗アレルギー剤の内服薬の処方を受けたが、いっこうに改善する様子がみられなかったとのこと。また、いろいろなところで漢方薬の処方を受けたが、満足する結果が得られなかったとのこと。そこで、星火逍遙丸の加減を行い処方したところ、2ヵ月後には左前腕部と右上腕部に軽度の湿疹が残っている程度にまで改善した。

〈星火逍遙丸加減方〉

白朮	3.0
柴胡	3.0
甘草	1.5
芍薬	3.0
茯苓	3.0
当帰	3.0
人参	2.5
黄耆	2.5
荊芥	2.0
連翹	3.0
川芎	3.0

（1日量として3回に分服）
分3食間

II 瘙痒性皮膚疾患、アトピー性皮膚疾患

便宜上、ここでは一緒に述べてみます。

初級レベルの治療

皮膚症状が乾燥性のものか、湿潤性のものか、化膿性のものか、などを見極める必要があります。具体的な漢方薬の選択は**表33、34**のとおりです。

アトピー性皮膚炎の治療では、外用薬療法の併用も有効です。例えば、白色ワセリンのような古典的軟膏類や、尿素10％クリーム（ヒアルロン酸、スクワラン配合）、アトピコ・スキンケアオイル（精製ツバキ油100％）などのようなものが数多く市販されており、患者さん個人に合ったものを選んで、その患者さんと話し合いながら決めていくとよいでしょう。

中級レベルの治療

初級レベルの治療のところで述べた**表33**の漢方薬をベースにして、滋陰、清熱、補血、活血、解表、去風などの作用を有する生薬を、症例に合わせて選択し、加減していくとよいでしょう。

また、外用薬療法においても、漢方医学的には滋陰・清熱作用のある地黄や補血・活血作用のある当帰、清熱作用のある十薬や黄連、黄柏、解

表・去風作用のある連翹などを、症状をみながら組み合わせて、外用の塗布剤としたり、入浴剤として用いれば、よい結果が得られることがあります。

〈入浴漢方薬の例〉

地黄	5.0
十薬	4.0
当帰	5.0
甘草	4.0

水600 ml を加えて30分間煎じ、上清を浴槽の湯と混ぜて入浴剤として使用します。

上記の生薬に限らず、滋陰、清熱、補血、活血柔肝などの作用を有する生薬から、症例に合ったものを選び使用するとよいでしょう。

〈外用漢方薬の例〉

上記の入浴用の漢方薬などをガーゼに浸して患部に当て、その上にラップなどで保護するとよいでしょう。また清熱作用のある石膏などを追加してもよいでしょう。

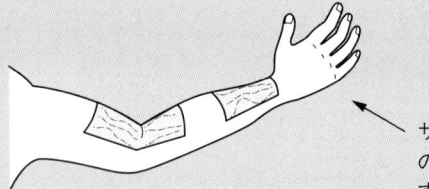

サランラップやワセリンなどでガーゼの液の乾燥を防いでもよいと思われます。

1 臨床症例-3

「小児期よりアトピー性皮膚炎があるが、ステロイドをあまり使いたくないので、漢方薬で治してほしい」とのことで来院してきた28歳の女性。体質・体格的には、中間証。皮膚はどちらかというと乾燥気味である。冷えを自覚するとのこと。この症例に対して、十味敗毒湯5.0 gと当帰飲子7.5 gを投与したところ、再来する度によくなり、現在では患者が十分満足する状態にまで改善している。

1) 十味敗毒湯　5.0　分2　朝、夕　食前
2) 当帰飲子　7.5　分3食間

2 臨床症例-4

「小児期よりアトピー性皮膚炎があり、ハウスダストなどの各種アレルゲンが陽性で、現在もステロイド剤の外用を続けており、全身の激しい痒みと、顔面をはじめとする皮膚の黒ずみや皮膚の乾燥と湿潤（乾燥した部分と湿潤した部分が混在している）、皮膚のタダレを、なんとか治してほしい」とのことで来院してきた36歳の男性。体質・体格的には、実証。皮膚は乾燥と湿潤の混在状態で、ところどころに化膿疹が認められる。これまでに、ありとあらゆる西洋薬や漢方薬を処方されてきたが、いっこうによくならなかったとのこと。この症例に対して、西洋薬の外用処方薬は引き続き併用して、漢方医学的には消風散をベースにした生薬治療を行った。生薬の加減をいくらか行った結果、本来の消風散の構成生薬からかなりかけ離れたものになってしまったが、本処方により季節によって少し変動するが、痒みは少しあるものの、現在では顔面の黒ずみがかなり薄まり、体幹をはじめとする湿疹もほとんどみられなくなっている。

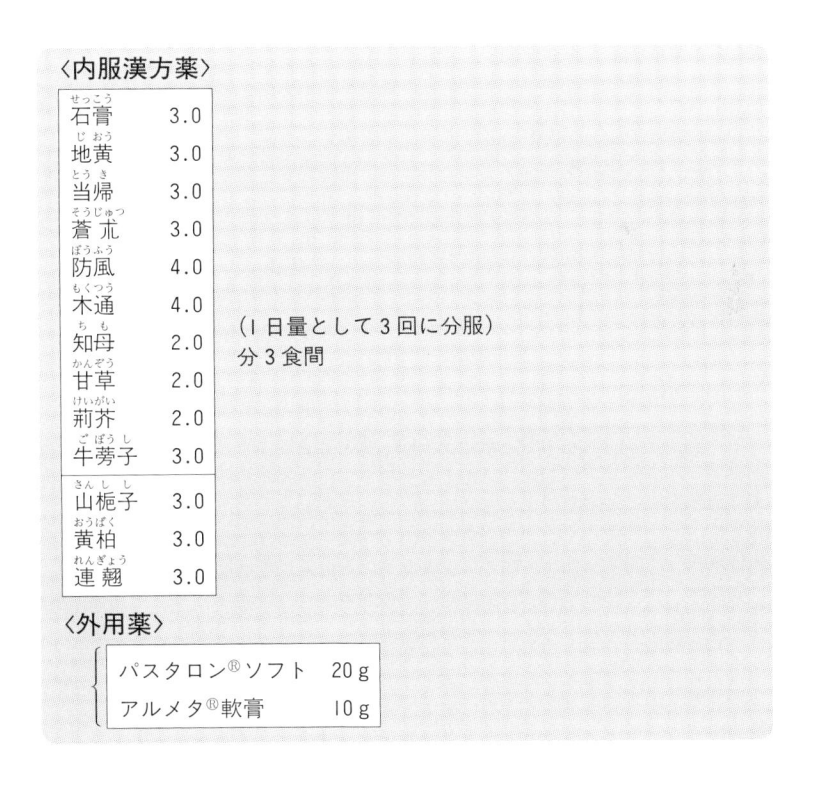

〈内服漢方薬〉

生薬	量
石膏	3.0
地黄	3.0
当帰	3.0
蒼朮	3.0
防風	4.0
木通	4.0
知母	2.0
甘草	2.0
荊芥	2.0
牛蒡子	3.0
山梔子	3.0
黄柏	3.0
連翹	3.0

（1日量として3回に分服）
分3食間

〈外用薬〉

パスタロン®ソフト	20 g
アルメタ®軟膏	10 g

3 臨床症例-5

「20年以上も前からの尋常性乾癬で、周りの目が気になり、銭湯にもいけないので、何とか治してほしい」とのことで来院してきた48歳の女性。色白で、体格は中等度で中間証。全身の至るところに、バラ色の隆起性の大小さまざまなコイン状の湿疹がところ狭しと多発している。これまでに、いろいろな病院で治療を受けてきたが、全然よくならず、最後の望みをかけてやって来たとのこと。この症例に対して、十味敗毒湯合補中益気湯のエキス剤を処方したところ、3ヵ月後には見違えるほどきれいな真っ白の肌になり、尋常性乾癬の跡形は1つもなくなっていた。その患者の最初の状態をみていた外来研修生が、たまたまそのとき、再度の外来研修に来ていて、その治療効果を目のあたりにして非常に感動していた。治療開始後、2年になるが、薬を止めると再発傾向がみられるので、維持療法として、1日2回の服用でコントロールしている。

```
十味敗毒湯   7.5
補中益気湯   7.5     分3 食間
```

4 臨床症例-6

「約30年以上も前からの尋常性乾癬で、痒みと見た目が悪いので、なんとか治してほしい」とのことで来院してきた82歳の男性。色白で、体格は中等度で中間証。全身の至るところ、特に四肢と腰背部、臀部に、バラ色の隆起性の大小さまざまなコイン状の湿疹が、ところ狭しと多発している。痒みのため擦過傷が至るところにみられ、これまでに、いろいろな病院で治療を受けてきたが、全然よくならず、治れば儲けもの、というような気持ちでやって来たとのこと。この症例に対して、前例と同様に十味敗毒湯合補中益気湯のエキス剤を処方したところ、少し改善がみられたが、約3~4ヵ月経過しても、前例ほどの劇的な改善はみられなかった。そこで、生薬治療に切り替えて、瘙痒に対して去風薬、辛涼解表薬、発赤・化膿に対して清熱解毒薬、炎症の慢性化に対して駆瘀血剤などを追加処方したところ、治療前の状態よりかなり改善し、四肢遠位側と臀部に限局するまでになった。治療開始より1年以上経過したが、これ以上の改善がみられず、患者本人も罹病期間が長く、高齢でもあり、以前より少しよくなったことに満足しており、この処方を中心に、少しの加減を行いながら、維持療法として続けている。

樸樕 (ぼくそく)	3.0
甘草 (かんぞう)	1.0
防風 (ぼうふう)	1.5
柴胡 (さいこ)	3.0
川芎 (せんきゅう)	3.0
茯苓 (ぶくりょう)	3.0
桔梗 (ききょう)	3.0
荊芥 (けいがい)	2.0
生姜 (しょうきょう)	1.0
独活 (どっかつ)	1.5
人参 (にんじん)	3.0
蒼朮 (そうじゅつ)	3.0
黄耆 (おうぎ)	3.0
当帰 (とうき)	3.0
升麻 (しょうま)	1.0
陳皮 (ちんぴ)	2.0
大棗 (たいそう)	2.0
黄連 (おうれん)	2.0
芍薬 (しゃくやく)	2.0

（1日量として3回に分服）
分3食間

III しみ・肌あれ・いぼ

臨床効果のある数多くの西洋薬や、レーザーなどを用いた有効な西洋医学的治療法がありますので、何も漢方薬にこだわる必要はまったくありません。ここでは、敢えてこのような治療薬があるのだという程度の紹介をしたいと思います。

初級レベルの治療 具体的な漢方薬の選択は**表35**のとおりです。

中級レベルの治療 生薬を用いた治療が主になります。各々の病態に合わせて、**表35**から漢方薬を選択し、各症例に合うように、生薬を加減していけばよいでしょう。

IV 診療のポイント

1 初級レベルの場合

1) 皮膚症状が乾燥性か、湿潤性か、化膿性かどうかの見極め。
2) 西洋薬とのうまい併用療法。

2 中級レベルの場合

1) 各病態に合った生薬の選択。
2) 症例に応じた外用薬療法の併用。

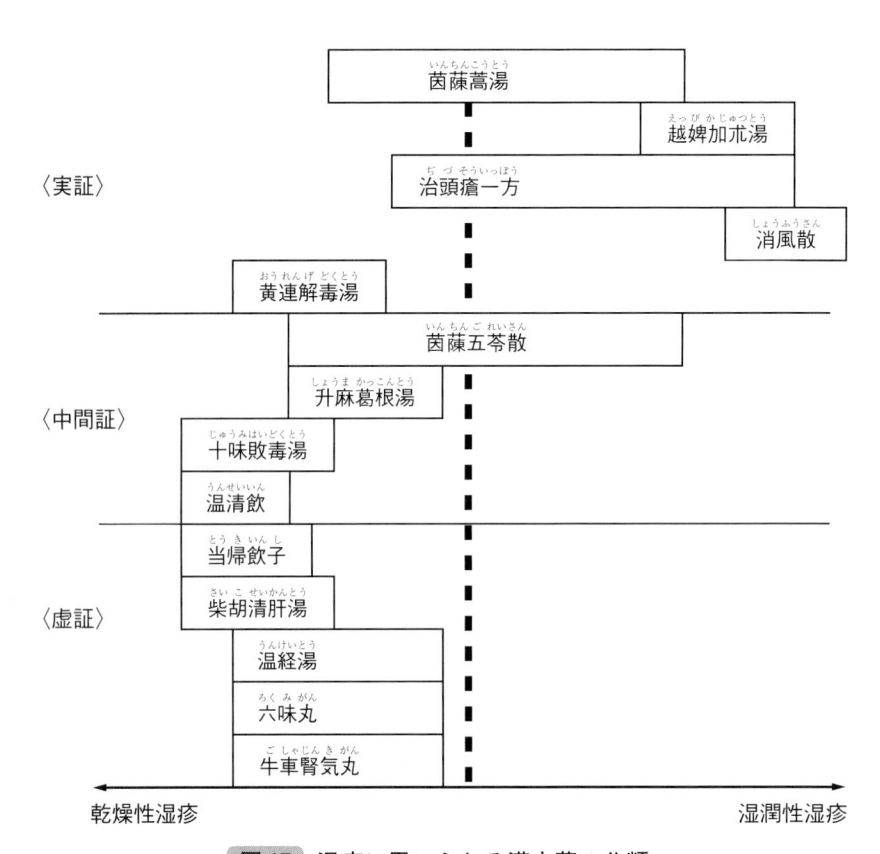

図17 湿疹に用いられる漢方薬の分類

```
実証 ↑   越婢加朮湯（汗かきやすい、荒れた皮膚、口渇、尿量減少）
          治頭瘡一方（瘙痒、湿潤・化膿性皮膚、便秘傾向）
          消風散（強い瘙痒、分泌物多い、湿潤・化膿性皮膚、赤みを帯びた地肌、
              口渇、夏に悪化）
          黄連解毒湯（炎症性皮膚瘙痒、のぼせ、イライラ感）
中間証   升麻葛根湯（発疹様皮膚炎、頭痛）
          十味敗毒湯（強い瘙痒、乾燥、化膿性皮膚）
          温清飲（黄褐色皮膚、強い瘙痒、荒れた乾燥皮膚）
          荊芥連翹湯（浅黒い皮膚、瘙痒、化膿性皮膚、腹直筋の緊張）
虚証 ↓   当帰飲子（強い瘙痒、乾燥皮膚）
```

- 塗り薬… ワセリン、アズノール®軟膏など。
  尿素10％クリーム（ヒアルロン酸＋スクワラン配合）
  アトピコ・スキンケアオイル（精製ツバキ油100％）
- 入浴剤… 地黄4g＋当帰4gを水600mlで30分煎じたものをお風呂に入れる。
  甘草4g、十薬4gなどを追加してもよい。

〈生薬治療の場合〉

清熱薬（痒みを治す）
　山梔子3〜7g、竜胆（りんどう）3g、黄連3g、黄柏3g
清熱・解毒薬（潰瘍・発疹を治す）
　連翹3〜7g（赤い発疹、痛むときに加味する）
　魚腥草（別名は十薬、ドクダミ）3g（潰瘍のひどいときに加味する）
補血薬
　当帰3〜5g（皮膚をきれいにする）

図18　アトピー性皮膚炎の漢方療法のポイント

表32 化膿性皮膚疾患

漢方製剤	にきび	せつ	よう	化膿性湿疹	その他の症状 etc	腹診	脈診	抗生剤	NSAIDs	消炎酵素剤	併用西洋薬
実	大黄牡丹皮湯	○	○	○	○	下腹部痛、月経異常、便秘、にきび、痔疾	腹力強、瘀血	沈実	○	○〜△	○	Ⓚ
実	桃核承気湯	○	△	△	△	腹痛、便秘、月経異常、頭痛、めまい、冷え、のぼせ	小腹急結、瘀血	沈実緊	○〜△	○〜△	○	ⒻⓀ
実	清上防風湯	◎	○	○	○	のぼせ	腹力中等	弦弱	○〜△	○〜△	○	Ⓕ
中	桂枝茯苓丸加薏苡仁	○	△	△	△	のぼせ、肌あれ、頭痛、めまい、肩こり、月経異常	瘀血	緊	○	○〜△	○	
中	荊芥連翹湯	◎	△	△	△	浅黒い顔、扁桃腺炎、蓄膿症	腹力中等、緊張良好	弦緊	△	○〜△	○	Ⓕ
中	排膿散及湯	○	◎	◎	◎	歯槽膿漏	緊張良好	浮		○〜△	○	Ⓒ
中	十味敗毒湯	○	○	○	○	乾燥湿疹	緊張良好、胸脇苦満	浮実	△	○〜△	○	Ⓕ
虚	防已黄耆湯	△	○	○	△	汗かき、水肥り、浮腫、疲労感、関節の腫れ痛み	腹力軟、腹満	緩弱	○〜△	○〜△	○	Ⓕ
虚	当帰芍薬散料	○	△	△		月経異常、動悸、冷え、頭痛、肩こり	瘀血	沈軟弱	○	○〜△	○	

110

9 皮膚科系疾患

表33 瘙痒性皮膚疾患

	漢方製剤	乾燥湿疹	浸潤湿疹	化膿性湿疹	瘙痒感	蕁麻疹	あせも	水虫	その他の症状 etc	腹診	脈診	抗アレルギー剤	ステロイド	NSAIDs	
実	大柴胡湯 ㊤	△	△	△	○	○	△	△	便秘、腹部の張り、肩こり、腹痛、めまい、不眠	堅満、心下痞硬、胸脇苦満	沈実	○	○〜△	○	㊛
実	葛根湯	△	△	△	○	○	△	○	肩こり、項背部痛、無汗、感冒、頭痛、発熱	緊張良好	浮実数	○	△	△	㊤㊛
実	茵蔯蒿湯	△	△	△	◎	○	○	○	便秘、口渇、乏尿、口内炎	緊張良好、心下痞	緊実	△〜○	△	△	㊛
実	越婢加朮湯	△	△	△	○	○	○	○	浮腫、口渇、乏尿、汗かき、四肢関節痛	緊張良好	沈実	△〜○	△	○	㊤㊛
実	治頭瘡一方	○	○	◎	○	○	○	△	便秘、頭部湿疹	腹力中等	実	○	△	○	㊤㊛
実	消風散	○	○	○	○	○	○	○	口渇	緊張良好	実	○	△	○	㊛
実	黄連解毒湯 ㊤	○	○	○	○	○	○	△	イライラ感、動悸、のぼせ、めまい、頭痛、不眠、胃のもたれ	腹力中等	実虚中間	○	△	○	
中	茵蔯五苓散	△	△	△	○	○	◎	○	口渇、乏尿、浮腫、嘔吐	胃内停水、腹力中等	浮 or 沈数弱	△	△	△	
中	十味敗毒湯	○	◎	○	○	○	○	△	にきび	緊張良好、胸脇苦満	浮実	○	△	○	㊛
虚	当帰飲子	◎	○	△	◎	○	○	△	冷え	腹力軟	軟弱	○	△	○	㊛
虚	柴胡清肝湯	◎	○	△	○	○	○	△	神経症、不眠、浅黒い	緊張良好、胸脇苦満	浮緊	○	○〜△	○	㊛
虚	温経湯	◎	○	△	○	○	○	△	冷え、腰痛、月経異常、手足のほてり、神経症	腹力軟、瘀血	軟弱	○	○〜△	○	㊛
虚	六味丸	△	△	△	○	○	△	△	疲労感、口渇、排尿異常、むくみ、口渇、下肢脱力感	臍下不仁	軟弱	○	△	○	
虚	牛車腎気丸	△	△	△	○	○	△	△	腰下肢痛、冷え、しびれ、排尿異常、むくみ	腹力軟、臍下不仁	軟弱	○	△	○	
虚	真武湯	△	△	△	○	○	△	△	疲労感、冷え、動悸、下痢、めまい、胃腸炎	胃内停水、腹力軟	沈軟弱	○	○〜△	○	

表34 アトピー性皮膚炎

	漢方製剤	乾燥湿疹	浸潤湿疹	化膿性湿疹	瘙痒感	皮膚の変色	その他の症状 etc	腹診	脈診	抗アレルギー剤	ステロイド	併用西洋薬
実	越婢加朮湯	△	◎	○	○	△	浮腫、口渇、乏尿、汗かき、四肢関節痛	緊張良好	沈実	△〜○	△	由㊝
実	治頭瘡一方	△	◎	○	○	△	便秘、頭部湿疹	腹力中等	実	○	△	由㊛
実	消風散	△	○	○	○	○	口渇、あせも、水虫	緊張良好	実	○	△	由
実	黄連解毒湯 ㊝	○	△	△	○	△	イライラ感、動悸、のぼせ、めまい、頭痛、不眠	腹力中等	実虚中間	○	○	
中	升麻葛根湯	○	△	△	○	○	頭痛、感冒	腹力中等	浮弱	○〜△	○〜△	由
中	荊芥連翹湯	△	◎	○	○	△	にきび、蓄膿症、扁桃腺炎	緊張良好	弦緊	○〜△	○〜△	由
中	十味敗毒湯	○	△	○	○	△	にきび	緊張良好、胸脇苦満	浮実	○	△	由
中	温清飲	○	△	△	○	△	のぼせ、更年期障害、神経症	腹力中等	緊数	○	△	由
虚	当帰飲子	◎	△	△	○	△	冷え	腹力軟	軟弱	○	△	由

表35 しみ、肌あれ、いぼ

	漢方製剤	しみ	肌あれ	いぼ	その他の症状 etc	腹診	脈診	ステロイド	併用西洋薬
実	桂枝茯苓丸料	○	○	×	下腹部痛、月経異常、冷え、更年期症状	腹力強、瘀血、小腹急結	沈実緊	△	
実	桃核承気湯	○	○	×	腹痛、便秘、月経異常、頭痛、めまい、冷え、のぼせ	小腹急結、瘀血	沈実緊	△	由㊛
実	麻杏薏甘湯	×	○	○	肩こり、浮腫、乾燥いぼ	緊張良好	浮実	△	由㊝
中	桂枝茯苓丸加薏苡仁	△	○	○	のぼせ、頭痛、めまい、肩こり、月経異常	瘀血	緊	△	
中	薏苡仁	×	△	○	湿潤いぼ	特になし	特になし	○	
虚	四物湯	◎	○	×	月経異常、イライラ感、冷え	臍傍の動脈拍動、腹力軟	沈弱	○	
虚	当帰芍薬散料	○	○	×	月経異常、動悸、冷え、頭痛、肩こり	瘀血	沈軟弱	○	

10 耳鼻咽喉科系疾患

I 口腔内疾患

ここでは、口腔内疾患も耳鼻咽喉科系疾患としてまとめて述べてみます。

初級レベルの治療　口腔内疾患として表36に示しましたが、扁桃炎や咽頭炎、口内炎などは、急性期の症状に対して、西洋薬には及びません。しかし、慢性期のぐずついた症状に対しては有効な場合があり、用いてみる価値はあると思われます。

中級レベルの治療　個々の病態に合わせて、利水薬、活血薬、去風湿薬、去瘀薬、解表薬、清熱薬などを中心に加減していけば、よい結果が得られる場合があります。

1 臨床症例-1

「口の中がヌルヌルした感じで、気になってしようがない。それが原因かどうかわからないが、ぐっすりと眠れない。これまで、耳鼻咽喉科や口腔外科、心療内科などで診てもらって、いろいろな薬をたくさんもらったが、いっこうによくならない。なんとか漢方薬で治してほしい」とのことで来院してきた74歳の女性。漢方診断的には中間証。本症例に対して小柴胡湯加桔梗石膏7.5gを投与したが、症状の改善はみられなかった。そこで、証的には問題があると思われたが、加味帰脾湯7.5gと白虎加人参湯9.0gを処方したところ、口の中のヌルヌルした感じが気にならないほどに改善した。そして、精神安定剤を服用しなくても、眠れるようになったとのこと。

II　鼻疾患

初級レベルの治療

　　鼻疾患を鼻炎、アレルギー性鼻炎、鼻閉、蓄膿症、鼻出血に分けて表37に示しました。鼻疾患に対するこれらの漢方薬は、西洋薬に劣らないくらいの効果を発揮する場合が多々あり、患者一般にもその有効性が浸透してきており、患者サイドから例えば、「小青竜湯（しょうせいりゅうとう）がよく効くので処方してほしい」というように、具体的な漢方薬名で要求されることがあります。

中級レベルの治療

　　葛根湯加川芎辛夷（かっこんとうかせんきゅうしんい）のように、葛根湯（かっこんとう）に川芎（せんきゅう）や辛夷（しんい）を追加しただけで、鼻炎や鼻閉、蓄膿症に対して効力をもつ漢方薬に生まれ変わります。このように、個々の症状に合わせて、生薬を選択し、加減していくとよい結果が期待できると思われます。

III　めまい・メニエール症候群

初級レベルの治療

　　めまい・メニエール症候群として、よく使われる漢方薬を表38に示しました。西洋薬との併用に関しては、甘草（かんぞう）含有製剤である苓桂朮甘湯（りょうけいじゅつかんとう）とラシックス®のようなカリウム喪失性利尿剤の併用以外は、特に大きな問題はないと思われます。

中級レベルの治療

　　めまいの生薬治療では利水薬（りすいやく）が中心になります。沢瀉（たくしゃ）や蒼朮・白朮（じゅつびゃくじゅつ）などの朮（じゅつ）、茯苓（ぶくりょう）などがよく用いられています。例えば、沢瀉と朮からなる「沢瀉湯（たくしゃとう）」は、どちらかというと回転性で、頭重感があり、じっとしていても感じるようなめまいに対してよく用いられています。耳鳴りに用いられる生薬も、基本的にはめまいに用いられるものと同じです。めまい、耳鳴りに難聴が加わると、去瘀薬（きょおやく）、補血薬（ほけつやく）、補気

薬、理気薬などを中心に、個々の症状に合わせて加減していくとよい結果が期待できる場合があります。

〈沢瀉湯〉
沢瀉　5g
蒼朮　2g
体重に合わせて、この3〜4倍量でも可。

500mlの水で半分になるまで煎じ、1日3回に分けて服用します。
私は蒼朮を用いていますが、白朮でも問題ないように思われます。

1 臨床症例-2

「最近になって、めまいが強く、冷えやこわばりがあり、こむら返りがよく起こる。耳鼻咽喉科や神経内科などで診てもらったが、いっこうによくならない。また、漢方薬のエキス剤はいろいろ試してもらったが、効果はみられなかった。生薬を使った治療でなんとか治してほしい」とのことで来院してきた55歳の女性。漢方診断的には虚証。本症例に対して半夏白朮天麻湯の加減を行って処方したところ、徐々に症状はよくなっていき、現在では、最初の処方内容からみると、大きく変形してしまったが、下記の内容で、身体を動かすときのめまい感は少し残るものの、冷えやこわばりはなくなり、患者さんの満足感が得られている。半夏2g、麦門冬4g、当帰3g、川芎2g、芍薬4g、人参4g、桂皮2g、牡丹皮2g、甘草2g、呉茱萸3g、茯苓3g、生姜1g、阿膠3g。排便の状況に合わせて大黄4gを追加処方。

IV 診療のポイント

1 初級レベルの場合

1) めまい・メニエール症候群で、甘草含有製剤である苓桂朮甘湯とラシックス®のようなカリウム喪失性利尿剤の併用には要注意。

2) めまいの漢方エキス剤の選択では、めまいの性状に対する注意深い観察。

2 中級レベルの場合

1) めまいの生薬治療では利水薬が中心。

中間証 ─ 虚証（上下矢印で示される範囲）

沢瀉湯……メニエール病のように回転性で頭に何かかぶさったよ
　　　　　うな、寝ていても感じるようなめまい。胃内停水。
　　　　　沢瀉5g、朮2gの2味を煎じて服用。
　　　　　この3～4倍量でもOK。

五苓散……（沢瀉4g、蒼朮3g、猪苓3g、茯苓3g、桂皮1.5g）が
　　　　　沢瀉処方内容的に近い。
　　　　　喉が渇き、多飲だが尿量少なく、多汗。

苓桂朮甘湯……立ちくらみのようなめまい、胃内停水。

半夏白朮天麻湯……持続性の激しくないめまい、食欲不振、冷え症。

呉茱萸湯……反復性頭痛を伴うめまい、冷え、胃もたれ。

真武湯……歩いていて突然クラッとする、座っていてもフラッとす
　　　　　るようなめまい。
　　　　　冷え症、全身倦怠感、下痢。

めまいの生薬治療では利水剤がよく使われている。
耳鳴りに用いられる生薬も基本的にはめまいに用いられるものと同じである。
茯苓、朮、猪苓、沢瀉、木通、麻黄、半夏など。

めまい、耳鳴りに難聴が加わると、駆瘀血剤、補血剤、補気剤や理気剤などを症状に合わせて加えていく。

図19 めまいの漢方療法のポイント

10 耳鼻咽喉科系疾患

表36 口腔内疾患

	漢方製剤	扁桃炎	咽頭炎	口内炎	その他の症状 etc	腹診	脈診	抗生剤	NSAIDs	消炎酵素剤	ステロイド	
実	葛根湯	○	○	△	肩こり、項背部痛、無汗、感冒、頭痛、発熱	緊張良好	浮実数	△	△	○	△	倒働
実	茵蔯蒿湯	△	△	◎	便秘、口渇、乏尿、痒み	緊張良好、心下痞	緊実	○	○~△	○	△	因
中	黄連湯	△	△	◎	口臭、食欲不振、腹痛、悪心	緊張良好、心下痞	浮緊	△	○~△	○	△	囲
中	桔梗湯	◎	◎	△	悪感、嚥下異和感	腹力中等	軟・実虚中間	△	○~△	○	△	囲
中	小柴胡湯加桔梗石膏	◎	○	○	口内粘つき、食欲不振	腹力中等、胸脇苦満	弦	△	○~△	○	△	困
中	荊芥連翹湯	◎	○	△	浅黒い顔、扁桃腺炎、蓄膿症、にきび	腹力中等、胸脇苦満	弦緊	△	○~△	○	△	囲
中	半夏瀉心湯 倒	△	△	◎	胃部のつかえ、ガスが多い、胸やけ、下痢、不安、不眠	腹力中等、心下痞硬	弦緊	△	○~△	○	△	囲
虚	柴胡清肝湯	○	○	△	湿疹、神経症、不眠、浅黒い	緊張良好、胸脇苦満	浮緊	△	○~△	○	△	囲

117

表37 鼻疾患

	漢方製剤	鼻炎	アレルギー性鼻炎	鼻閉	蓄膿症	鼻出血	その他の症状 etc	腹診	脈診	抗生剤	抗アレルギー剤	NSAIDs	ステロイド	併用西洋薬
実	葛根湯	○	△	○	△	△	肩こり、項背部痛、無汗、感冒、頭痛、発熱	緊張良好	浮実数	△	△〜○	△	△	甲 ㊙
実	葛根湯加川芎辛夷	◎	△	◎	◎	△	項背部痛、頭痛	緊張良好	緊	△	△〜○	△	○	甲 ㊙
実	三黄瀉心湯	△	△	△	△	○	腹部の張り、のぼせ、頭痛、肩こり、精神不安	腹力強、心下痞	浮弦緊	○	○	○〜△	○	大
実	四逆散	○	○	○	△	△	神経症、頭痛、動悸、腹痛、つき、冷え、口内粘膜	胸脇苦満、腹直筋緊張	弦	○	○	○〜△	○	甲
中	辛夷清肺湯 ㊙	◎	◎	◎	◎	△	強い炎症状	緊張良好	浮	○	○	△	△	
中	小青竜湯	○	◎	○	△	△	感冒、肩、背中のこり	緊張良好、胃内停水	浮弱数	△	△〜○	△	△	甲 ㊙
中	荊芥連翹湯	○	○	◎	◎	○	浅黒い顔、にきび、扁桃腺炎	腹力中等、緊張良好	弦緊	△	○	△	△	甲

表38 めまい・メニエール症候群

	漢方製剤	めまい	立ちくらみ	ふわふわ、ふらふら感	耳鳴り	難聴	その他の症状 etc	腹診	脈診	NSAIDs	ステロイド	併用西洋薬
中	五苓散	○	△	△	△	△	汗かき、口渇、乏尿、動悸、浮腫、冷え、頭痛	腹力中等、胃内停水	浮弱数	○	○〜△	
虚	苓桂朮甘湯	○	◎	◎	○	△	頭痛、のぼせ、動悸、冷え	胃内停水	浮弱	○	△	甲
虚	半夏白朮天麻湯	○	△	△	△	△	冷え、頭痛、食欲不振、胃腸虚弱、息切れ	腹力軟、胃内停水	沈弱	○	○〜△	
虚	呉茱萸湯	○	◎	◎	△	△	頭痛、肩こり、冷え、胃部のつかえ、嘔吐	腹力軟、胃内停水	沈弱	○	△	
虚	真武湯	○	△	△	△	△	下痢、冷え、倦怠感、動悸、感冒	腹力軟、胃内停水	沈軟弱	○	○〜△	

11 精神・脳神経系疾患

　ここでは、「頭痛」、「しびれ、知覚麻痺、脳血管障害後遺症」、「不眠症、神経症・不安神経症」の項目に分けて述べてみます。

I 頭痛

　頭痛の中で最も頻度が高いのは緊張型頭痛で、これは精神的緊張が誘因となって頭頸部の重圧感を訴える頭痛です。慢性頭痛の40～50％を占めるといわれています。その他、片頭痛や群発頭痛などいろいろありますが、本書では「頭痛」としてまとめて述べることにします。

初級レベルの治療　具体的に用いられている漢方薬の一例として、**表39**に示しました。NSAIDsとの併用に関しては、特に大きな問題はないと思われます。ただ、葛根湯（かっこんとう）と五積散（ごしゃくさん）に関しては、NSAIDsとの併用で、両者の薬としての切れ味に精彩を欠くような感じがしたので「△」印としましたが、大きな意味はありません。

中級レベルの治療　生薬を用いた治療では、利水薬（りすいやく）、安神薬（あんしんやく）、去風湿薬（きょふうしつやく）、理気薬（りきやく）、疎肝解鬱薬（そかんげうつやく）、熄風薬（そくふうやく）、活血去瘀薬（かっけつきょおやく）、清熱薬（せいねつやく）などから、各症例に応じた生薬を選び、加減していくとよい結果が得られる場合があります。症例によっては、附子（ぶし）も有効な場合がみられます。また、鍼灸の治療を併用すると、さらなる臨床効果が期待できると思われます（**図20**）。

1 臨床症例-1

　「片頭痛に悩まされている。強い西洋薬を飲み続けているが、薬の量が多いにもかかわらず、その効果は今一つである。よくならなくてもよいが、たくさん飲んでいる西洋薬の量を、漢方薬で減らすことができないだろうか？」とのことで来院してきた46歳

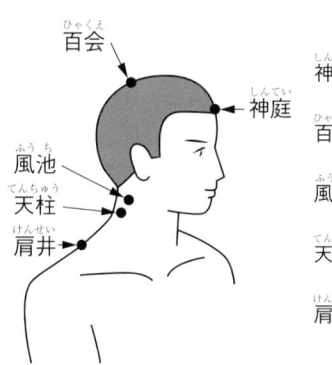

神庭…前頭部の正中で前髪際から約1cmのところ
（頭痛など）

百会…左右の耳介中央を結んだ線と正中線の交差するところ
（頭痛など）

風池…天柱の外側約2cmの後頭部の髪際で陥凹したところ
（頭痛など）

天柱…後頭部の髪際で、中央から約1cm外側のところ
（頭痛など）

肩井…肩先の中央のところ
（頭痛、肩こりなど）

図20　頭痛の鍼灸療法

の女性。漢方診断的には虚証。疲労感が強く、下半身の冷え、不眠を自覚しているとのこと。本症例に対して当帰芍薬散5.0gと抑肝散加陳皮半夏5.0gを投与した。投与後1週間で、片頭痛の程度がかなり軽減したとのこと。その後、西洋薬も徐々に減らしていくことが可能となり、3ヵ月経過した現在では、上記漢方薬とロキソニン®の服用のみで、痛みのコントロールが可能とのこと。

II　しびれ、知覚麻痺、脳血管障害後遺症

　しびれや知覚麻痺は各々単独の疾患でも起こりうる症状ですが、脳血管障害の後遺症としても起こり得ます。脳血管障害の後遺症としては、一次的合併症として片麻痺や失調症のような運動障害、感覚障害、高次脳機能障害、器質的精神障害、てんかん、視野障害などのほか、二次的合併症として廃用症候群などがあります。その中の代表的な症状をいくつか選んで述べてみます。

初級レベルの治療

　具体的に用いられている漢方薬の一例として、表40に示しました。西洋薬との併用に関しては、特に大きな問題はないと思われます。

中級レベルの治療 生薬を用いた治療では、利水薬、安神薬、去風湿薬、理気薬、疎肝解鬱薬、熄風薬、活血去瘀薬、清熱薬などから、各症例に応じた生薬を選び、加減していくとよい結果が得られる場合があります。二次的合併症としての廃用症候群に対しては、いろいろな作用を有する生薬を複数組み合わせて選び、加減していくとよい結果が得られる場合があります。症例によっては、附子も有効な場合がみられます。また、鍼灸の治療を併用すると、さらなる臨床効果が期待できると思われます。

III 不眠症、神経症・不安神経症

　西洋薬の向精神薬の服用に対する不安から漢方薬の処方を求めてくる患者さんが多くいます。しかし、漢方薬の効果は西洋薬に比べれば比較にならないほど弱いものです。そこのところをしっかりと理解してもらって、息の長い治療を行うことがこの治療のポイントです。

　具体的に用いられている漢方薬の一例を、表41、42のように2つに分けましたが、ほとんど同じような意味合いをもちますので、ここではまとめて述べてみます。

1 臨床症例-2

　「摂食障害の神経性大食症と診断され、安定剤を処方されているがよくならないし、このまま飲み続けるのは不安だ。漢方薬でなんとか治療してほしい」とのことで来院してきた20歳の女性。身長162 cm、体重42 kg。食欲はあり、食べたい気持ちを抑えきれず過食してしまう。しかし、その度に、自身が制御できないような嘔吐が続くとのこと。やせてはいるが、漢方診断的には中間証。精神的な助言とともに、本症例に防風通聖散5.0 gと抑肝散加陳皮半夏5.0 gを投与した。投予後、徐々に嘔吐がなくなり、6ヵ月経過した現在では、過食や嘔吐がなく、体重も46 kgになり、症状も落ち着いている。

初級レベルの治療

表41と表42で示した漢方薬と西洋薬の併用に関しては、特に大きな問題はないと思われます。「△」で示したのは、ただなんとなく切れ味が悪いかな、というような意味合いでしかありません。

中級レベルの治療

生薬を用いた治療では、安神薬(あんしんやく)、重鎮安神薬(じゅうちんあんしんやく)、疎肝解鬱薬(そかんげうつやく)、去風薬(きょふうやく)、理気薬(りきやく)などから、各症例に応じた生薬を選び、加減していくとよい結果が得られる場合があります。また、頭痛や肩こりなどの症状があれば、鍼灸の治療を併用すると、さらなる臨床効果が期待できると思われます。

表39 頭痛

	漢方製剤	頭痛	頭重	片頭痛	項部痛	その他の症状 etc	腹診	脈診	NSAIDs	H₂ブロッカー／プロトンポンプ阻害薬	健胃消化剤	併用西洋薬
実	葛根湯	◎	○		◎	肩こり、無汗、発熱、感冒	緊張良好	浮実数	△	○	○	由麻
実	桂枝茯苓丸	○	○	○	○	月経異常、冷え、更年期症状、下腹部痛	腹力強、瘀血、小腹急結	沈実緊		○	○	
実	桃核承気湯	◎	○			月経異常、のぼせ、便秘、冷え、めまい、肩こり	瘀血	実緊		○	△〜○	由大
中	川芎茶調散	◎	○	○	○	感冒、関節痛	腹力中等	実虚中間		○	○	由
中	五積散	○	○		○	月経異常、のぼせ、冷え、腰下肢痛、疲労感	腹力軟	弦弱		○	○	由麻
中	釣藤散	◎	○	○	○	イライラ感、耳鳴り、不眠、めまい、肩こり	腹力中等	弦緊	△	○	○	由
中	五苓散	○	○		○	汗かき、口渇、乏尿、動悸、悪心	腹力中等、胃内停水	浮弱数	○	○	○	由
虚	苓桂朮甘湯	○	○	△		めまい、のぼせ、乏尿	胃内停水	浮弱		○	○	由
虚	当帰芍薬散	○	○			月経異常、動悸、冷え	瘀血	沈軟弱		○	○	由
虚	加味逍遙散	○	○			月経異常、疲労感、神経症、冷え、めまい	腹力軟、胸脇苦満	沈弦弱		○	○	由
虚	半夏白朮天麻湯	◎	○			冷え、めまい、息切れ、疲労感、胃腸虚弱	腹力軟、胃内停水	沈弱		○	○	由
虚	呉茱萸湯	◎	○	◎		肩こり、冷え、嘔吐、胃部のつかえ	腹力軟、胃内停水	沈弱		○	○	由
虚	桂枝人参湯	○	○		△	冷え、食欲不振、下痢、疲労感、動悸	腹力軟、心下痞硬	浮弱		○	○	由
虚	当帰四逆加呉茱萸生姜湯	◎	○	△	△	冷え、下腹部痛、腰痛、しやけ、悪心	腹力軟	沈弱		○	○	由

表40 しびれ、知覚麻痺、脳血管障害後遺症

	漢方製剤	上肢の しびれ	下肢の しびれ	四肢の 知覚麻痺	四肢の 運動麻痺	四肢の むくみ	その他の症状 etc	腹診	脈診	NSAIDs	ステロイド	ビタミンB類	H₂ブロッカー･プロトンポンプ阻害剤	健胃消化剤
実	大柴胡湯 ㊅	○	○	△	△	△	腹部の張り、便秘、腹痛、肩こり、頭痛、めまい	緊満、心下痞硬、胸脇苦満	沈実	○	○	○	○	△〜○ ㊛
実	黄連解毒湯 ㊅	○	○	△	△	△	イライラ感、動悸、のぼせ、めまい、頭痛、不眠	腹力中等	実虚中間	○	○	○	○	○
中	疎経活血湯	○	○	○	◎	○	四肢の痛み、肩こり	腹力軟、瘀血	軟弱	○	○	○	○	○ ㊛
虚	苓桂朮甘湯	△	△	△	○	○	頭痛、めまい、のぼせ、動悸、乏尿	胃内停水	浮弱	○	△	○	○	○ ㊛
虚	桂枝加朮附湯	◎	◎	◎	◎	○	冷え、四肢関節痛	腹力軟	浮弱	○	△	○	△	○ ㊛
虚	当帰芍薬散	○	○	○	○	○	月経異常、動悸、冷え	瘀血	沈軟弱	○	△	○	△	○
虚	牛車腎気丸	△	◎	◎	○	○	しびれ、腰下肢痛、冷え、排尿異常、疲労感、口渇	臍下不仁、腹力軟	軟弱	○	△	○	△	○
虚	八味地黄丸	△	○	○	○	○	疲労感、冷え、排尿異常、口渇	臍下不仁	沈(緊)	○	○	○	○	○
虚	補中益気湯	○	○	○	○	△	疲労感、食欲不振、汗かき、寝汗、感冒	胸脇苦満、腹力軟	弱	○	○	○	○	○ ㊛
虚	真武湯	○	○	○	○	○	疲労感、冷え、動悸、下痢、めまい、胃腸炎	胃内停水、腹力軟	沈軟弱	○	○	○	○	○

124

11 精神・脳神経系疾患

表41 不眠症

	漢方製剤	入眠困難	熟眠困難	多夢	不安神経症	イライラ感(イラつき)	手足のほてり	その他の症状 etc	腹診	脈診	併用西洋薬 ベンゾジアゼピン系睡眠薬
実	大柴胡湯 ㊥	○		△	△	○	△	便秘、腹部の張り、肩こり、腹痛、めまい、蕁麻疹	緊満、心下搭便、胸脇苦満	沈実	㊇
実	三黄瀉心湯	○	△	△	○	○	△	腹部の張り、鼻出血、頭痛、肩こり	腹部強、心下搭	浮弦緊	㊇
実	柴胡加竜骨牡蛎湯 ㊥	○	△	△	○	○	△	便秘、動悸、疲労感、肩こり、めまい	胸脇苦満、臍傍の動脈拍動	実弦緊	
実	黄連解毒湯 ㊥	○	△	△	△	○	◎	頭痛、めまい	腹力中等	実虚中間	
中	三物黄芩湯	○	△	△	△	△	◎	口渇、頭重感	腹力中等	弦	
中	抑肝散	○	△	△	△	◎	△	怒りやすい、手足のふるえ	腹直筋緊張	弦	㊇
虚	甘麦大棗湯	○	△	△	△	△	△	涙もろい、あくび	腹力中等	弱	㊇
虚	抑肝散加陳皮半夏	○	△	△	◎	◎	△	手足のふるえ、夜泣き	緊張良好	弦弱	㊇
虚	温経湯	○	○	△	△	△	◎	月経異常、冷え、腰痛、口渇	瘀血、腹力軟	軟弱	㊇
虚	酸棗仁湯	○	○	△	△	△	△	疲労感	腹力軟	軟弱	㊇
虚	半夏厚朴湯	○	○	△	△	△	△	食欲不振、めまい、動悸、心窩部つかえ感	腹力軟	軟弱	㊇
虚	柴胡桂枝乾姜湯 ㊥	◎	○	△	○	△	△	更年期障害、感冒、冷え、疲労感、顔色不良	腹力軟	浮弱数	㊇
虚	加味帰脾湯	○	○	△	○	△	△	食欲不振、疲労感、不眠	腹力軟	軟弱	㊇
虚	帰脾湯	○	○	△	○	△	△	胃腸虚弱、動悸、冷え、顔色不良	腹力軟	軟	㊇
虚	桂枝加竜骨牡蛎湯	○	○	△	○	△	△	疲労感、動悸、頭痛、肩こり	臍傍の動脈拍動	浮弱	㊇
虚	加味逍遙散	○	○	△	○	△	△	月経異常、疲労感、冷え、便秘	腹力軟、胸脇苦満	沈弦弱	㊇

表42 神経症・不安神経症

	漢方製剤	不眠	不安	イライラ感	興奮	動悸	のぼせ	気分の沈み	心窩部つかえ感	その他の症状 etc	腹診	脈診	ベンゾジアゼピン系睡眠薬	SSRI
実	柴胡加竜骨牡蛎湯 ㊣	◎	○	○	○	◎	○	△	○	便秘、疲労感、肩こり	胸脇苦満、臍傍の動脈拍動	実弦緊	△	○	大
実	大承気湯	○	○	○	○	△	△	△	○	肥満、便秘、高血圧	腹力強、膨満	沈実緊	○	○	㊥
実	四逆散	○	○	○	○	△	△	○	◎	頭痛、口内粘つき、冷え、腹痛	胸脇苦満、腹直筋緊張	弦	○	○	㊥
実	黄連解毒湯 ㊣	○	○	◎	◎	◎	◎	△	○	頭痛、めまい	腹力中等	実虚中間	△	○	㊥
中	半夏瀉心湯	○	○	○	○	○	○	△	◎	下痢、ガスが多い、ゲップ、胸やけ	腹力中等、心下痞硬	弦緊	○	○	㊥
中	抑肝散	○	○	◎	◎	○	○	△	△	手足のふるえ	腹力中等、腹直筋緊張	弦	△	○	㊥
中	柴朴湯 ㊣	○	◎	△	△	○	△	○	◎	口腔粘つき、喉のつかえ感、めまい、咳嗽、疲労感	腹力中等	弦	△	○	㊥
中	温清飲	○	○	○	○	○	○	△	△	皮膚色悪い、月経異常、搔痒感	腹力中等	弱	△	○	㊥
中	苓桂朮甘湯	◎	○	△	△	◎	◎	○	◎	めまい、胸やけ、乏尿	腹力軟、胃内停水	弱	○	○	㊥
虚	抑肝散加陳皮半夏	◎	○	◎	◎	○	○	◎	△	手足のふるえ、夜泣き	緊張良好	弦弱	○	○	㊥
虚	温経湯	○	○	○	○	○	○	○	△	月経異常、冷え、腰痛、手足のほてり、口唇乾燥	瘀血、腹力軟	軟弱	○	○	㊥
虚	苓桂朮甘湯	◎	○	△	△	○	◎	△	○	めまい、耳鳴り、頭痛	胃内停水	浮弱	△	○	㊥
虚	半夏厚朴湯	○	◎	△	△	○	△	○	○	食欲不振、めまい	腹力軟	軟弱	○	○	㊥
虚	柴胡桂枝乾姜湯 ㊣	◎	○	○	○	○	◎	◎	△	更年期障害、感冒、冷え、口渇、疲労感、顔色不良	腹力軟	浮弱数	○	○	㊥
虚	加味帰脾湯	◎	○	△	△	○	△	◎	△	食欲不振、顔色不良、下痢、頭痛、倦怠感、乏尿	腹力軟	軟弱	○	○	㊥
虚	真武湯	△	△	△	△	△	△	△	△	めまい、下痢、倦怠感、乏尿	腹力軟、胃内停水	沈軟弱	△	○	㊥

III 漢方薬

1 漢方薬について

I 漢方薬について

　漢方薬とは、大黄甘草湯のように2種類だけの生薬を配合したものもありますが、普通は4種類以上の生薬を配合したものをいいます。これを処方、または方剤といいます。各方剤には固有名がつけられ、構成生薬の比率も定められています。ですから、素人判断で民間伝承薬として用いられている単独の生薬は、たとえ漢方薬として使われる生薬でも民間薬といいます。その意味では、例えば、センブリやドクダミは漢方薬とはいわずに民間薬であるといえます。漢方薬は天然の植物がほとんどで、動物や鉱物が少し含まれている場合もあります。これらに簡単な操作を加えて、できるだけ自然のままの状態で使用するというのが漢方薬の特徴です。現在、医療機関で処方されている漢方薬の形態としては、エキス製剤と煎じ薬が主となっています。

　エキス製剤は、配合された生薬を煎じて成分を抽出し、濃縮、乾燥の後に粉末状にしたもので、140種類以上の処方が『医療用漢方製剤（定められた規格、規則で工業的に生産された漢方エキス製剤）』として健康保険で認められています。製薬会社によって製造され、医療用と一般の市販用があります。

　煎じ薬は、処方され配合された生薬を、生薬の成分が変質しないように、土瓶か強化ガラス、煎じ薬専用の『自動煎じ器』などを使い、容器に1日分の生薬と水（例えば、生薬が20gのとき、水は400ml）を入れ、煎じて、水の量が約半分になるまで煮出し、煎じた汁を漉したものを薬として服用します。煎じ薬用生薬の一部は、健康保険で認められています。私のいる東京大学病院では、エキス製剤と煎じ薬の両方を保険適応薬として処方しています。

　エキス製剤と煎じ薬を比較して、どちらが効くかというと、決定的な優劣を示した報告例は今のところみられていません。どちらにも長所や短所があり、一概に、どちらがよいとは言い切れないからです。

　エキス製剤の長所としては、①飲みたいときにいつでも簡単に飲めること、②品質が一定していること、③ほとんどのエキス製剤で健康保険の適用があること、④薬の管理が比較的簡単であること。短所としては、①配合割合の微妙な増減ができないこと、②一包の分量が決まっていて、画一的処方になりやすいこと、③煎じ薬のような匂いの効

果があまり期待できないこと、④エキス製剤の種類によっては、舌触り、味などで嫌悪感をもたれることがあること、などです。

　煎じ薬の長所としては、①患者の体質や症状に合わせて生薬の量を微妙に増減したり、きめ細かく処方することが可能であること、②煮出すときに出る匂いの効果も、ある程度期待できること、③味にうるさい患者に対しても、甘味の成分を加えるなどの匙加減もできること。短所としては、①いちいち配合された生薬を煮出す手間や時間がかかること、②飲みたいときにすぐに飲めないこと、③健康保険が一部の生薬にしか適用されていないこと、④十分な管理をしないで長期間放置すると、虫がわいたり品質が落ちることもある、などです。

　いずれにせよ、どちらかの薬を選ぶとしたら、その患者さんの治療が続けやすい方を選ぶとよいように思われます。

　漢方薬の剤型としては、エキス製剤と煎じ薬以外にも「散剤」や「丸剤」、「膏剤」などがあります。

　「散剤」は配合生薬を砕いて粉末状にし、内服剤や外用散剤として用いられるもので、内服剤としては安中散や五苓散などがあります。

　「丸剤」は粉末になった配合生薬に蜜や水などを用いて練り合わせたもので、八味地黄丸や桂枝茯苓丸などがあります。

　「膏剤」は外用として用いられているものが多く、油などで生薬を煮た後、かすを取り去り、蠟などを加えて膏にし、使用時に過熱したりして軟らかくし、患部に塗布するもので、紫雲膏が最も有名です。

　その他、特殊なものとしては生薬を酒に浸した「薬酒」などもあります。

II 漢方薬の服用について

　古典の書物には「無毒の生薬は煎じ薬として、少し毒のある生薬は散剤で、大毒の生薬は丸剤で用いる」となっています。また、「速く効かせようと思えば煎じ薬として、やや緩やかに効かせようと思えば散剤で、甚だ緩やかに効かせようと思えば丸剤で用いる」となっています。これと関係するかどうかはわかりませんが「神農本草経」では薬を上中下に分類して、「上薬は命を養い無毒で、中薬は性を養い有毒無毒であり、下薬は病を治し、有毒である」となっています。さしずめ、病気によく効く速効性の薬は「下薬」といったところでしょうか。

　漢方薬の服薬方法としては、古典の書物によれば１日２〜３回服用の指示がほとんど

で、病位によって服用時間が決められたりもしています。ほとんどの処方が温水で、食前や食間に服用するように指示されていて、食後服用指示のあるものはみられていません。このように、実際の臨床の現場でも、漢方薬の服薬方法としては、一般的には薬の吸収を考えて、食前または食間に服薬するように指導されていますが、基本的には、いつ飲んでもよいように思われます。煎じ薬の場合は作用が強い場合もあり、食後に飲む方がよい結果をもたらすことがあります。エキス製剤でも、食後に飲む方が胃への刺激が少なくてよい場合もあります。漢方薬を飲み忘れたら、2回分を一緒に飲むような指導をしてはいけません。服薬量が過多になり、副作用の出る恐れがあるからです。また、2種類の漢方薬が処方されたときは、30分以上の間隔をあけて飲むように指導するとよいでしょう。

　漢方方剤は、その本来の性格からいえば、1人の患者さんに処方される数は1～2剤です。しかし、実際の臨床現場では、2～3剤以上の処方もよく目にします。この場合、注意すべきことは、各方剤に含まれている生薬が重複しているかどうか、ということと、生薬間での負の相乗効果が出現するかどうか、ということです。漢方薬を何種類も一緒に、どうしても同時に服薬しなければならないときは、生薬の重複と負の相乗効果について、十分にチェックする必要があります。それ以外の場合は、30分以上の間隔をあけて服薬すると、比較的安全であると思われます。

　また、漢方薬は一般的には、長期間服薬しないといけないようにいわれていますが、必ずしもそうではありません。ただ、漢方薬は、慢性疾患や西洋医学で治りにくい病気、西洋医学で診断のつかない病気、更年期症状、老年病などが、よく治療の対象となるので、これらの病気の性格上、どうしても治療期間が長くなってしまい、服薬も長期間に及ぶようになってしまうからです。でも、この長期間の経過中には、患者さん自身の体質の変化も当然のことのように起こり、その時々の証に応じて、処方も変えていかなければなりません。ですから、同一の薬が漫然と処方され、それを患者さんが服薬し続けるということはあり得ないのです。

　このことに関連して、服薬を中止すると、再発するかどうかは一概にはいえないのですが、対象とする疾患を考えれば、すぐに治るというものではなく、服薬を続けなければならない場合が多いということになります。

III　漢方の古典と流派について

　現存する最古の漢方に関する古典として、「黄帝内経」があります。「素問」と「霊枢」の2つの書からなっていて、陰陽五行説を基礎にして医療に応用したものです。

「傷寒論」は主として急性熱病について書かれたもので、病気の経過を6病期に分類して、病状の変化や治療法について述べています。「金匱要略」は主として雑病や慢性病について述べられています。「傷寒論」と「金匱要略」は現在の漢方医学の基礎をなすもので、中国の後漢の時代の張仲景（2世紀末〜3世紀）の著といわれている「傷寒雑病論」がもとになっており、晋代になって「傷寒論」と「金匱要略」に改編されました。

漢方の流派はいろいろありますが、有名なものとしては「古方派」、「後世派」、「一貫堂医学」、「中医学学派」などがあります。「古方派」は「傷寒論」や「金匱要略」の体系を継承し、腹証と脈証を中心に、全身的な観察を通して診る学派です。これに対して「後世派」は、「内経」や「難経」の医学を基礎にした陰陽五行説、臓腑経絡説などが中心的な考えとなっている学派です。「一貫堂医学」は血、臓毒、解毒の三大証体質に分け、5処方を中心に病態を分類している学派です。

IV 漢方薬の副作用について

甘草……偽アルドステロン症（脱力感、低カリウム血症、浮腫、高血圧など）など。
大黄……下痢、腹痛など。
麻黄……食欲不振、腹痛、下痢などの胃腸症状、心窩部痛、動悸、頻脈、血圧上昇などの循環器系症状、不眠、発汗過多などの交感神経興奮様作用など。
附子……過量投与で動悸、嘔気、冷汗などの中毒症状など。
人参……のぼせ、発疹、皮膚炎症状の悪化など。

上記のような副作用が出現したり、その前駆症状が出現したら、服薬を直ちに中止して適切な処置を施すべきです。生薬成分に対するアレルギー反応などの副作用は証で把握することは不可能で、いくら随証的に正しく投与した場合でも、予期しない副作用が発生する可能性は十分にあります。

漢方薬の誤用による副作用の多くは、服薬後1週間以内に出現する場合が多いので、その間は特に注意が必要です。

漢方薬は本来、生体のホメオスターシスを保つ方向に作用する働きをもっています。しかし、その使用方法によっては、その働きが正しく機能しない場合が起こり得ます。虚証の人に使用しなければならないとされている漢方薬を、実証の人に使用した場合、その逆に、実証の人に使用しなければならないとされている漢方薬を、虚証の人に使用した場合、ともに、予期せぬ好ましくない反応が生じてしまいます。このような意味で

は、特に実証に使われる大黄、麻黄や虚証に使われる附子、細辛の配合された漢方薬の服用には注意が必要です。また、甘草、地黄なども使い方を誤ると副作用が起こりうることがあります。もちろん、これらの生薬がいくつも配合されている漢方薬は、当然のことのように、注意深い使用が求められています。

漢方薬で副作用が出る場合として、先に述べた生薬成分に対するアレルギー反応などの副作用のほかに、『証』の診断違い、漢方方剤の過剰投与、西洋薬との悪い併用などが考えられますが、『証』の診断も投与量も西洋薬との併用などもすべて適正なのに副作用が出る場合もあります。この場合は、地球上の生態系の著しい変化と化学物質の増加によるアレルギー性疾患の急増などが原因していると考えられ、いくら正しい処方であっても、直ちに中止するようにします。

ところで、漢方には副作用に似た『瞑眩』という反応があります。これは、身体が回復している途中に現れる特有の反応で、下痢や嘔気、頭痛などの症状が起こります。『瞑眩』は、比較的早期に起こり、急激に回復していくので、心配はなく、また副作用ではないのですが、症状が激しく患者がつらいようであれば、薬の量を減らすなどするとよいでしょう。

Ⅴ 西洋薬との併用について

臨床の現場では、漢方薬と西洋薬の併用がしばしば行われています。これは悪いことではないのですが、併用に際しては、十分な注意が必要です。よい結果をもたらす併用例はたくさんありますが、それと同じくらい悪い結果をもたらす併用例があります。例えば、インターフェロン製剤と小柴胡湯の併用、甘草含有製剤とグリチルリチン酸製剤やループ系利尿剤との併用、麻黄含有製剤とエフェドリン含有製剤やカテコールアミン製剤などとの併用などがそれです。これらは、ともすれば重篤な結果をもたらす危険性があるからです。また、重篤な結果とまではいかないけれど、理論上、併用がよくないと思われる例もあります。例えば、風邪様症状のときに処方される葛根湯や麻黄湯と消炎鎮痛解熱剤の併用がそれです。消炎鎮痛解熱剤は体熱を下げる方向に働きますが、葛根湯や麻黄湯はむしろ、体熱を上げる方向に働きます。これらは互いに相反する作用なので、併用により、よい結果は期待できそうにないと思われます。ちなみに、身体の免疫能の面からいうと、体熱を薬により下げない方がよいようです。

VI 漢方製剤の説明

　漢方製剤の説明として、とりあえず一般的なツムラ、コタロー（小太郎漢方製薬）、カネボウ、オースギ（大杉製薬）、三和（三和生薬）の製品を選び、五十音順に並べてみました（136頁以降参照）。注意してみると、各社の製品の剤型や組成、効能・効果に微妙な差異がみられます。また、漢方製剤の覚え方や出典などについても、理解を助けるために説明文として取り入れました。

　ところで、忘れてはならない重要なこととして、いくつかの漢方製剤には「禁忌事項」があります。つまり、投与してはならないケースのことです。本書では各製剤の説明のところで、（禁忌）として注意を促しました。ここで具体的に述べてみますと、

小柴胡湯：インターフェロン製剤を投与中の患者。肝硬変、肝癌の患者。慢性肝炎における肝機能障害で血小板数が10万/mm³以下の患者。

半夏瀉心湯、小青竜湯、人参湯、五淋散、炙甘草湯、芍薬甘草湯、甘麦大棗湯、芎帰膠艾湯、桂枝人参湯、黄連湯、排膿散及湯、桔梗湯、芍薬甘草附子湯、甘草湯、附子理中湯、黄芩湯（1日量として甘草を2.5g以上含有する製剤）：アルドステロン症の患者、ミオパチーのある患者、低カリウム血症のある患者。

紫雲膏：本剤に対し過敏症の既往歴のある患者、重度（重症）の熱傷・外傷のある患者、化膿性の創傷で高熱のある患者、患部の湿潤やただれのひどい患者。

サフラン：妊婦または妊娠している可能性のある婦人（流・早産を引き起こす恐れがある）。

　以上が禁忌事項として挙げられている漢方製剤ですが、これ以外の漢方製剤についても十分な注意が必要であることはいうまでもありません。また、小柴胡湯には「警告」があり、間質性肺炎の危険性について注意を促しています。

　ここで、本文中に時々出てくる「安中散料」のように、「〜料」という文字のもつ意味について簡単に説明します。

　もともとの剤型が、散剤や丸剤であるにもかかわらず、これらを湯液として服用する場合には、漢方薬名の末尾に「料」と書いて区別するようになっています。

VII 小児服用量について

各製剤により決められているものもありますが、大体の目安としては以下のとおりです。

　7歳以上15歳未満……成人用量の2/3
　4歳以上7歳未満……成人用量の1/2
　2歳以上4歳未満……成人用量の1/3
　2歳未満………………成人用量の1/4以下

2 漢方薬の説明

安中散(あんちゅうさん)

● TJ-5：安中散エキス顆粒（ツムラ）
　本品1日量7.5g中、下記の割合の混合生薬の乾燥エキス1.5gを含有する。
　桂皮(けいひ)4.0g、延胡索(えんごさく)3.0g、牡蛎(ぼれい)3.0g、茴香(ういきょう)1.5g、甘草(かんぞう)1.0g、縮砂(しゅくしゃ)1.0g、良姜(りょうきょう)0.5g
　［効能・効果］　やせ型で腹部筋肉が弛緩する傾向にあり、胃痛または腹痛があって、時に胸やけ、げっぷ、食欲不振、吐き気などを伴う次の諸症：神経性胃炎、慢性胃炎、胃アトニー。

● N5：安中散エキス細粒（コタロー）
　本剤1日量6.0g中、下記の混合生薬より抽出した安中散の水製乾燥エキス1.5gを含有する。
　桂皮4.0g、延胡索3.0g、牡蛎3.0g、茴香1.5g、甘草1.0g、縮砂1.0g、良姜0.5g
　［効能・効果］　冷え症、神経質で、胃痛や胸やけのあるもの。胃腸病、胃炎、胃酸過多症、胃潰瘍による胃痛。

● NC5：安中散エキスカプセル（コタロー）
　本剤1日量6カプセル中、下記の混合生薬より抽出した安中散の水製乾燥エキス1,500mgを含有する。
　桂皮4.0g、延胡索3.0g、牡蛎3.0g、茴香1.5g、甘草1.0g、縮砂1.0g、良姜0.5g
　［効能・効果］　やせ型で腹部筋肉が弛緩する傾向にあり、胃痛または腹痛があって、時に胸やけ、げっぷ、食欲不振、吐き気などを伴う次の諸症：神経性胃炎、慢性胃炎、胃アトニー。

● KB-5、EK-5：安中散料エキス細粒（カネボウ）
　本薬1日量6.0g中、下記の混合生薬より抽出した安中散料エキス粉末1,200mgを含有する。
　桂皮4.0g、延胡索3.0g、牡蛎3.0g、茴香1.5g、甘草1.0g、縮砂1.0g、良姜0.5g
　［効能・効果］　やせ型で腹部筋肉が弛緩する傾向にあり、胃痛または腹痛があって、時に胸やけ、げっぷ、食欲不振、吐き気などを伴う次の諸症：神経性胃炎、慢性胃炎、胃アトニー。

● SG-05：安中散料エキスG（オースギ）
　本剤は1日量3.0g（または3包）中、下記生薬より抽出した水製乾燥エキス（安中散料エキス）1.0gを含有する。
　桂皮4.0g、延胡索3.0g、牡蛎3.0g、茴香1.5g、甘草1.0g、縮砂1.0g、良姜0.5g
　［効能・効果］　やせ型で腹部筋肉が弛緩する傾向にあり、胃痛または腹痛があって、時に胸やけ、げっぷ、食欲不振、吐き気などを伴う次の諸症：神経性胃炎、慢性胃炎、胃アトニー。

● SG-05T：安中散料エキスT錠（オースギ）
　本剤は1日量9錠（または3包）中、下記生薬より抽出した水製乾燥エキス（安中散料エキス）1.0gを含有する。

桂皮4.0g、延胡索3.0g、牡蛎3.0g、茴香1.5g、甘草1.0g、縮砂1.0g、良姜1.0g
[効能・効果] 安中散料エキスG：オースギと同じ。

> [覚え方]：ゴロ合わせ的に「安全策、敬・遠・ボ・ーイ、感・謝、了解」

[病期その他] 腹部は軟弱。胃内停水、心窩部の振水音。心窩部痛、臍下部の抵抗や圧痛のあるもの。出典は「和剤局方」。

胃苓湯（いれいとう）

● TJ-115：胃苓湯エキス顆粒（ツムラ）
本品1日量7.5g中、下記の割合の混合生薬の乾燥エキス4.25gを含有する。
厚朴2.5g、蒼朮2.5g、陳皮2.5g、生姜1.5g、大棗1.5g、甘草1.0g、沢瀉2.5g、猪苓2.5g、茯苓2.5g、桂皮2.0g

[効能・効果] 水瀉性の下痢、嘔吐があり、口渇、尿量減少を伴う次の諸症：食あたり、暑気あたり、冷え腹、急性胃腸炎、腹痛。

> [覚え方]：「平胃散」と「五苓散」を合方したものです。

[病期その他] 寒証のもの。心窩部に振水音。出典は「万病回春」。

茵蔯蒿湯（いんちんこうとう）

● TJ-135：茵蔯蒿湯エキス顆粒（ツムラ）
本品1日量7.5g中、下記の割合の混合生薬の乾燥エキス1.5gを含有する。
茵蔯蒿4.0g、山梔子3.0g、大黄1.0g
[効能・効果] 尿量減少、やや便秘がちで比較的体力のあるものの次の諸症：黄疸、肝硬変症、ネフローゼ、蕁麻疹、口内炎。

● N135：茵蔯蒿湯エキス細粒（コタロー）
本剤1日量6.0g中、下記の混合生薬より抽出した茵蔯蒿湯の水製乾燥エキス1.9gを含有する。
茵蔯蒿4.0g、山梔子3.0g、大黄1.0g
[効能・効果] 口渇があり、尿量少なく、便秘するものの次の諸症：蕁麻疹、口内炎。

● NC135：茵蔯蒿湯エキスカプセル（コタロー）
本剤1日量6カプセル中、下記の混合生薬より抽出した茵蔯蒿湯の水製乾燥エキス1,900mgを含有する。
茵蔯蒿4.0g、山梔子3.0g、大黄1.0g
[効能・効果] 咽喉が渇き、胸苦しく、便秘するもの、あるいは肝臓部に圧痛があって黄疸を発するもの。蕁麻疹、口内炎、胆嚢炎。

● KB-402、EK-402：茵蔯蒿湯エキス細粒（カネボウ）
本薬1日量6.0g中、下記の混合生薬より抽出した茵蔯蒿湯エキス粉末1,400mgを含有する。

茵蔯蒿 4.0 g、山梔子 3.0 g、大黄 1.0 g
[効能・効果]　口渇があり、尿量少なく、便秘するものの次の諸症：蕁麻疹、口内炎。

● SG-135：茵蔯蒿湯エキスG（オースギ）
　本剤は1日量3.0 g（または3包）中、下記生薬より抽出した水製乾燥エキス（茵蔯蒿湯エキス）1.3 gを含有する。
茵蔯蒿 4.0 g、山梔子 3.0 g、大黄 1.0 g
[効能・効果]　口渇があり、尿量少なく、便秘するものの次の諸症：蕁麻疹、口内炎。

　　[覚え方]：ゴロ合わせ的には「インチキ・察した・大王」

[病期その他]　陽明病期の腑証、実証のもの。脈は沈で力強いもの。出典は「傷寒論」、「金匱要略」。

茵蔯五苓散（いんちんごれいさん）

● TJ-117：茵蔯五苓散エキス顆粒（ツムラ）
　本品1日量7.5 g中、下記の割合の混合生薬の乾燥エキス2.75 gを含有する。
茵蔯高 4.0 g、沢瀉 6.0 g、猪苓 4.5 g、茯苓 4.5 g、蒼朮 4.5 g、桂皮 2.5 g
[効能・効果]　喉が渇いて、尿が少ないものの次の諸症：嘔吐、蕁麻疹、二日酔いのむかつき、むくみ。

　　[覚え方]：「五苓散」に茵蔯蒿を加える。

[病期その他]　どちらかというと実証。脾経のもの。出典は「金匱要略」。

温経湯（うんけいとう）

● TJ-106：温経湯エキス顆粒（ツムラ）
　本品1日量7.5 g中、下記の割合の混合生薬の乾燥エキス5.0 gを含有する。
麦門冬 4.0 g、半夏 4.0 g、当帰 3.0 g、甘草 2.0 g、桂皮 2.0 g、芍薬 2.0 g、川芎 2.0 g、人参 2.0 g、牡丹皮 2.0 g、呉茱萸 1.0 g、生姜 1.0 g、阿膠 2.0 g
[効能・効果]　手足がほてり、唇が渇くものの次の諸症：月経不順、月経困難、こしけ、更年期障害、不眠、神経症、湿疹、足腰の冷え、しもやけ。

● N106：温経湯エキス細粒（コタロー）
　本剤1日量12.0 g中、下記の混合生薬より抽出した温経湯の水製乾燥エキス6.0 gとゼラチン2.0 gを含有する。
麦門冬 4.0 g、半夏 4.0 g、当帰 3.0 g、甘草 2.0 g、桂皮 2.0 g、芍薬 2.0 g、川芎 2.0 g、人参 2.0 g、牡丹皮 2.0 g、呉茱萸 1.0 g、生姜 0.5 g
[効能・効果]　冷え症で手掌がほてり、口唇が乾燥しやすい次の諸症に用いる。指掌角皮症、更年期神経症、月経不順、月経過多、月経痛、頭痛、腰痛、帯下。

[覚え方]：特別な覚え方はありません。処方名から、温かくするようなものを考えるとよいでしょう。

[病期その他]　どちらかというと瘀血傾向のあるもの。出典は「金匱要略」。

温清飲

● TJ-57：温清飲エキス顆粒（ツムラ）
本品1日量7.5g中、下記の割合の混合生薬の乾燥エキス3.75gを含有する。
当帰3.0g、芍薬3.0g、川芎3.0g、地黄3.0g、黄連1.5g、黄芩1.5g、黄柏1.5g、山梔子1.5g

[効能・効果]　皮膚の色つやが悪く、のぼせるものに用いる：月経不順、月経困難、血の道症、更年期障害、神経症。

● N57：温清飲エキス細粒（コタロー）
本剤1日量12.0g中、下記の混合生薬より抽出した温清飲の水製乾燥エキス6.8gを含有する。
当帰4.0g、芍薬3.0g、川芎3.0g、地黄4.0g、黄連1.5g、黄芩3.0g、黄柏1.5g、山梔子2.0g

[効能・効果]　皮膚の色つやが悪く、のぼせるものに用いる：月経不順、月経困難、血の道症、更年期障害、神経症。

● KB-57、EK-57：温清飲エキス細粒（カネボウ）
本薬1日量6.0g中、下記の混合生薬より抽出した温清飲エキス粉末4,200mgを含有する。
当帰3.0g、芍薬3.0g、川芎3.0g、地黄3.0g、黄連1.5g、黄芩1.5g、黄柏1.5g、山梔子1.5g

[効能・効果]　皮膚の色つやが悪く、のぼせるものの次の諸症：月経不順、月経困難、血の道症、更年期障害、神経症。

● SG-57：温清飲エキスG（オースギ）
本剤は1日量7.5g（または3包）中、下記生薬より抽出した水製乾燥エキス（温清飲エキス）4.3gを含有する。
当帰3.0g、芍薬3.0g、川芎3.0g、地黄3.0g、黄連1.5g、黄芩1.5g、黄柏1.5g、山梔子1.5g

[効能・効果]　皮膚の色つやが悪く、のぼせるものに用いる：月経不順、月経困難、血の道症、更年期障害、神経症。

[覚え方]：「四物湯」と「黄連解毒湯」の合方です。ゴロ合わせ的には「運勢良（い）い、死も、解毒」

[病期その他]　腹部に抵抗のあるもの。出典は「万病回春」。

越婢加朮湯

● TJ-28：越婢加朮湯エキス顆粒（ツムラ）
本品1日量7.5g中、下記の割合の混合生薬の乾燥エキス3.25gを含有する。
麻黄6.0g、石膏8.0g、甘草2.0g、生姜1.0g、大棗3.0g、蒼朮4.0g

[効能・効果]　浮腫と汗が出て小便不利のあるものの次の諸症：腎炎、ネフローゼ、脚気、関節リウマチ、夜尿症、湿疹。

● N28：越婢加朮湯エキス細粒（コタロー）
　本剤1日量9.0g中、下記の混合生薬より抽出した越婢加朮湯の水製乾燥エキス6.0gを含有する。
　麻黄6.0g、石膏8.0g、甘草2.0g、生姜0.8g、大棗3.0g、蒼朮4.0g
[効能・効果]　咽喉が渇き浮腫または水疱が甚だしく尿量減少または頻尿のもの、あるいは分泌物の多いもの。腎炎、ネフローゼ、湿疹、脚気。

● SG-28：越婢加朮湯エキス顆粒：JPS（オースギ）
　本剤は1日量7.5g（または3包）中、下記の混合生薬より抽出した越婢加朮湯乾燥エキス4.0gを含有する。
　麻黄6.0g、石膏8.0g、甘草2.0g、生姜1.0g、大棗3.0g、蒼朮4.0g
[効能・効果]　浮腫、尿利減少などがあるものの次の諸症：腎炎、ネフローゼなどの初期の浮腫、脚気の浮腫、変形性膝関節症、関節リウマチ、急性結膜炎、フリクテン性結膜炎、翼状片、湿疹。

　　[覚え方]：「桂枝湯」の桂皮と芍薬を、麻黄と石膏に置き換えたものが「越婢湯」で、これに蒼朮を加えたものです。

[病期その他]　少陽病期。実証。どちらかといえば肺経。出典は「金匱要略」。

黄耆建中湯
（おうぎけんちゅうとう）

● TJ-98：黄耆建中湯エキス顆粒（ツムラ）
　本品1日量18.0g中、下記の割合の混合生薬の乾燥エキス4.75gと粉末飴10.0gを含有する。
　黄耆4.0g、桂皮4.0g、芍薬6.0g、甘草2.0g、生姜1.0g、大棗4.0g、膠飴10.0g
[効能・効果]　身体虚弱で疲労しやすいものの次の諸症：虚弱体質、病後の衰弱、寝汗。

　　[覚え方]：「小建中湯」に黄耆を加えればよいのです。

[病期その他]　虚証。脾胃寒虚のもの。腹部は腹壁が薄く、腹直筋が緊張しているもの。出典は「金匱要略」。

黄芩湯
（おうごんとう）

　　　　　　禁忌：アルドステロン症の患者、ミオパチーのある患者、低カリウム血症のある患者

● S-35：黄芩湯エキス細粒（三和）
　本品1日量7.5g中、下記の黄芩湯水製エキス4.0gを含有する。
　黄芩4.0g、大棗4.0g、甘草3.0g、芍薬3.0g
[効能・効果]　腸カタル、消化不良、嘔吐、下痢。

　　[覚え方]：ゴロ合わせ的には「黄金、大そう・癇・癪」です。

[病期その他]　出典は「傷寒論」。

黄連解毒湯(おうれんげどくとう)

● TJ-15：黄連解毒湯エキス顆粒（ツムラ）
本品1日量7.5g中、下記の割合の混合生薬の乾燥エキス1.5gを含有する。
　黄連(おうれん)2.0g、黄芩(おうごん)3.0g、黄柏(おうばく)1.5g、山梔子(さんしし)2.0g
　[効能・効果]　比較的体力があり、のぼせ気味で、イライラする傾向のあるものの次の諸症：喀血、吐血、下血、脳溢血、高血圧、心悸亢進、ノイローゼ、皮膚瘙痒症、胃炎。

● N15：黄連解毒湯エキス細粒（コタロー）
本剤1日量6.0g中、下記の混合生薬より抽出した黄連解毒湯の水製乾燥エキス1.8gを含有する。
　黄連1.5g、黄芩3.0g、黄柏1.5g、山梔子2.0g
　[効能・効果]　比較的体力があり、のぼせ気味で顔色赤く、イライラする傾向のある次の諸症：胃炎、二日酔い、めまい、動悸、ノイローゼ、不眠症、血の道症、鼻出血。

● NC15：黄連解毒湯エキスカプセル（コタロー）
本剤1日量6カプセル中、下記の混合生薬より抽出した黄連解毒湯の水製乾燥エキス1,800mgを含有する。
　黄連1.5g、黄芩3.0g、黄柏1.5g、山梔子2.0g
　[効能・効果]　黄連解毒湯エキス細粒：コタロー　と同じ。

● KB-15、EK-15、EKT-15：黄連解毒湯エキス細粒・エキス錠（カネボウ）
本薬1日量エキス細粒6.0g、エキス錠18錠中、下記の混合生薬より抽出した黄連解毒湯エキス粉末（それぞれ1,400mg、1,600mg）を含有する。
　黄連1.5g、黄芩3.0g、黄柏1.5g、山梔子2.0g
　[効能・効果]　比較的体力があり、のぼせ気味で顔色赤く、イライラする傾向のある次の諸症：鼻出血、不眠症、ノイローゼ、胃炎、二日酔い、血の道症、めまい、動悸。

● SG-15：黄連解毒湯エキスG（オースギ）
本剤は1日量4.5g（または3包）中、下記生薬より抽出した水製乾燥エキス（黄連解毒湯エキス）1.7gを含有する。
　黄連1.5g、黄芩3.0g、黄柏3.0g、山梔子3.0g
　[効能・効果]　比較的体力があり、のぼせ気味で顔色赤く、イライラする傾向のある次の諸症：鼻出血、不眠症、ノイローゼ、胃炎、二日酔い、血の道症、めまい、動悸。

● SG-15T：黄連解毒湯エキスT錠（オースギ）
本剤は1日量15錠（または3包）中、下記生薬より抽出した水製乾燥エキス（黄連解毒湯エキス）1.7gを含有する。
　黄連1.5g、黄芩3.0g、黄柏3.0g、山梔子3.0g
　[効能・効果]　黄連解毒湯エキスG(オースギ)と同じ。

● S-15：黄連解毒湯エキス細粒（三和）

本品1日量（4.5g）中、下記の黄連解毒湯水製エキス1.7gを含有する。

黄連1.5g、黄芩3.0g、黄柏1.5g、山梔子2.0g

[効能・効果]　比較的体力があり、のぼせて肩こり、不眠などの神経症状があって出血傾向のあるものの次の諸症：吐血、下血、鼻出血、高血圧症、高血圧による不眠症、皮膚瘙痒症、神経症、胃炎。

[覚え方]：覚え方としては特にありません。このまま覚えて下さい。

[病期その他]　実証、熱証、裏証のもの。出典は「外台秘要方」。

黄連湯（おうれんとう）

禁忌：アルドステロン症の患者、ミオパチーのある患者、低カリウム血症のある患者

● TJ-120：黄連湯エキス顆粒（ツムラ）

本品1日量7.5g中、下記の割合の混合生薬の乾燥エキス4.0gを含有する。

黄連3.0g、桂皮3.0g、人参3.0g、甘草3.0g、大棗3.0g、半夏6.0g、乾姜3.0g

[効能・効果]　胃部の停滞感や重圧感、食欲不振のあるものの次の諸症：急性胃炎、二日酔い、口内炎。

● N120：黄連湯エキス細粒（コタロー）

本剤1日量7.5g中、下記の混合生薬より抽出した黄連湯の水製乾燥エキス5.0gを含有する。

黄連3.0g、桂皮3.0g、人参3.0g、甘草3.0g、大棗3.0g、半夏6.0g、乾姜3.0g

[効能・効果]　胃部に重圧感があって、食欲減退、腹痛、悪心、嘔吐、口臭、舌苔などがあり、便秘または下痢するもの。胃腸カタル、口内炎、消化不良、胃酸過多症、宿酔。

[覚え方]：「半夏瀉心湯」の黄芩を桂皮に置き換えればよいのです。ゴロ合わせ的には「オレ、半下車・を、決心」

[病期その他]　心窩部に抵抗の認められるもの。出典は「傷寒論」。

乙字湯（おつじとう）

● TJ-3：乙字湯エキス顆粒（ツムラ）

本品1日量7.5g中、下記の割合の混合生薬の乾燥エキス4.0gを含有する。

当帰6.0g、柴胡5.0g、黄芩3.0g、甘草2.0g、升麻1.0g、大黄0.5g

[効能・効果]　症状がそれほど激しくなく、体力が中くらいで衰弱していないものの次の諸症：きれ痔、いぼ痔。

● N3：乙字湯エキス細粒（コタロー）

本剤1日量9.0g中、下記の混合生薬より抽出した乙字湯の水製乾燥エキス5.3gを含有する。

当帰6.0g、柴胡5.0g、黄芩3.0g、甘草2.0g、升麻1.5g、大黄1.0g

[効能・効果]　痔核、脱肛、肛門出血、痔疾の疼痛。

2 漢方薬の説明

● KB-3、EK-3：乙字湯エキス細粒（カネボウ）
本薬1日量 6.0 g 中、下記の混合生薬より抽出した乙字湯エキス粉末 4,200 mg を含有する。
当帰 6.0 g、柴胡 5.0 g、黄芩 3.0 g、甘草 2.0 g、升麻 1.5 g、大黄 1.0 g
[効能・効果]　大便が硬くて便秘傾向のあるものの次の諸症：痔核（いぼ痔）、きれ痔、便秘。

● SG-03：乙字湯エキスG（オースギ）
本剤は1日量 7.5 g（または3包）中、下記生薬より抽出した水製乾燥エキス（乙字湯エキス）3.6 g を含有する。
当帰 6.0 g、柴胡 5.0 g、黄芩 3.0 g、甘草 2.0 g、升麻 1.5 g、大黄 1.0 g
[効能・効果]　大便が硬くて便秘傾向のあるものの次の諸症：痔核（いぼ痔）、きれ痔、便秘。

● S-23：乙字湯エキス細粒（三和）
本品1日量（7.5 g）中、下記の乙字湯水製エキス 3.6 g を含有する。
当帰 6.0 g、柴胡 5.0 g、黄芩 3.0 g、甘草 2.0 g、升麻 1.5 g、大黄 1.0 g
[効能・効果]　便秘がちで局所に痛みがあり、時に少量の出血があるものの次の諸症：一般痔疾、痔核、脱肛、肛門出血、女子陰部瘙痒症。

[覚え方]：ゴロ合わせ的に、乙字湯から痔を連想して「痔、と記・載・後、浣・腸・だい」

[病期その他]　虚実の中間証のもの。出典は「原南陽経験方」。

葛根湯（かっこんとう）

● TJ-1：葛根湯エキス顆粒（ツムラ）
本品1日量 7.5 g、下記の割合の混合生薬の乾燥エキス 3.75 g を含有する。
葛根 4.0 g、麻黄 3.0 g、桂皮 2.0 g、芍薬 2.0 g、甘草 2.0 g、生姜 2.0 g、大棗 3.0 g
[効能・効果]　自然発汗がなく頭痛、発熱、悪寒、肩こりなどを伴う比較的体力のあるものの次の諸症：感冒、鼻風邪、熱性疾患の初期、炎症性疾患（結膜炎、角膜炎、中耳炎、扁桃腺炎、乳腺炎、リンパ腺炎）、肩こり、上半身の神経痛、蕁麻疹。

● N1：葛根湯エキス細粒（コタロー）
本剤1日量 7.5 g 中、下記の混合生薬より抽出した葛根湯の水製乾燥エキス 4.8 g を含有する。
葛根 4.0 g、麻黄 4.0 g、桂皮 2.0 g、芍薬 2.0 g、甘草 2.0 g、生姜 1.0 g、大棗 3.0 g
[効能・効果]　頭痛、発熱、悪寒がして、自然発汗がなく、項、肩、背などがこるもの、あるいは下痢するもの。感冒、鼻風邪、蓄膿症、扁桃腺炎、結膜炎、乳腺炎、湿疹、蕁麻疹、肩こり、神経痛、片頭痛。

● KB-1、EK-1：葛根湯エキス細粒（カネボウ）
本薬1日量 7.5 g 中、下記の混合生薬より抽出した葛根湯エキス粉末 5,200 mg を含有する。
葛根 8.0 g、麻黄 4.0 g、桂皮 3.0 g、芍薬 3.0 g、甘草 2.0 g、生姜 1.0 g、大棗 4.0 g
[効能・効果]　感冒、鼻風邪、頭痛、肩こり、筋肉痛、手や肩の痛み。

● EKT-1：葛根湯エキス錠T（カネボウ）

本薬1日量18錠中、下記の混合生薬より抽出した葛根湯エキス粉末3,200 mgを含有する。

葛根4.0g、麻黄3.0g、桂皮2.0g、芍薬2.0g、甘草2.0g、生姜1.0g、大棗3.0g

[効能・効果] 葛根湯エキス細粒(カネボウ)と同じ。

● SG-01：葛根湯エキスG（オースギ）

本剤は1日量7.5g（または3包）中、下記生薬より抽出した水製乾燥エキス（葛根湯エキス）3.3gを含有する。

葛根4.0g、麻黄3.0g、桂皮2.0g、芍薬2.0g、甘草2.0g、生姜1.0g、大棗3.0g

[効能・効果] 感冒、鼻風邪、頭痛、肩こり、筋肉痛、手や肩の痛み。

● SG-01T：葛根湯エキスT錠（オースギ）

本剤は1日量15錠（または3包）中、下記生薬より抽出した水製乾燥エキス（葛根湯エキス）3.3gを含有する。

葛根4.0g、麻黄3.0g、桂皮2.0g、芍薬2.0g、甘草2.0g、生姜1.0g、大棗3.0g

[効能・効果] 葛根湯エキスG(オースギ)と同じ。

● S-17：葛根湯エキス細粒（三和）

本品1日量7.5g中、下記の葛根湯水製エキス4.1gを含有する。

葛根4.0g、麻黄3.0g、桂皮2.0g、芍薬2.0g、甘草2.0g、生姜1.0g、大棗3.0g

[効能・効果] 比較的体力があって頭痛、発熱、悪寒がして自然の発汗がなく肩や背などがこるものの次の諸症：感冒、鼻風邪、扁桃腺炎、中耳炎、蓄膿症、結膜炎、肩こり、腕神経痛。

[覚え方]：「桂枝湯(けいしとう)」に葛根と麻黄を加えたもの。

[病期その他] 太陽病期または太陽病と陽明病との併存している病期。経絡では小腸経、膀胱経。実証。脈は浮。腹筋は緊張よく、臍輪の圧痛あるもの。出典は「傷寒論」。

葛根湯加川芎辛夷(かっこんとうかせんきゅうしんい)

● TJ-2：葛根湯加川芎辛夷エキス顆粒（ツムラ）

本品1日量7.5g中、下記の割合の混合生薬の乾燥エキス4.0gを含有する。

葛根(かっこん)4.0g、麻黄(まおう)3.0g、桂皮(けいひ)2.0g、芍薬(しゃくやく)2.0g、甘草(かんぞう)2.0g、生姜(しょうきょう)1.0g、大棗(たいそう)3.0g、川芎(せんきゅう)2.0g、辛夷(しんい)2.0g

[効能・効果] 鼻づまり、蓄膿症、慢性鼻炎。

● N2：葛根湯加辛夷川芎エキス細粒（コタロー）

本剤1日量9.0g中、下記の混合生薬より抽出した葛根湯加辛夷川芎の水製乾燥エキス5.8gを含有する。

葛根4.0g、麻黄4.0g、桂皮2.0g、芍薬2.0g、甘草2.0g、生姜1.0g、大棗3.0g、川芎3.0g、辛夷3.0g

[効能・効果] 蓄膿症、慢性鼻炎、鼻閉。

● KB-2、EK-2、EKT-2：葛根湯加川芎辛夷エキス細粒・エキス錠（カネボウ）
　本薬1日量エキス細粒7.5g、エキス錠18錠中、下記の混合生薬より抽出した葛根湯加川芎辛夷エキス粉末（それぞれ4,700 mg、4,000 mg）を含有する。
　葛根4.0g、麻黄4.0g、桂皮2.0g、芍薬2.0g、甘草2.0g、生姜1.0g、大棗3.0g、川芎3.0g、辛夷3.0g
　［効能・効果］　鼻づまり、蓄膿症、慢性鼻炎。

● SG-02：葛根湯加川芎辛夷エキスG（オースギ）
　本剤は1日量7.5g（または3包）中、下記生薬より抽出した水製乾燥エキス（葛根湯加川芎辛夷エキス）4.2gを含有する。
　葛根4.0g、麻黄4.0g、桂皮2.0g、芍薬2.0g、甘草2.0g、生姜1.0g、大棗3.0g、川芎3.0g、辛夷3.0g
　［効能・効果］　鼻づまり、蓄膿症、慢性鼻炎。

　　［覚え方］：「葛根湯」に川芎と辛夷を加えればよいのです。

　［病期その他］　葛根湯の証で鼻疾患のあるもの。出典は「傷寒論（葛根湯）の加減法」、「本朝経験方」。

葛根加朮附湯（かっこんかじゅつぶとう）

●（SG-141）、S-07：葛根加朮附湯エキス細粒：三和（オースギ）
　本品1日量7.5g中、下記の葛根加朮附湯水製エキス4.8gを含有する。
　葛根4.0g、麻黄3.0g、桂皮2.0g、芍薬2.0g、甘草2.0g、生姜1.0g、大棗3.0g、蒼朮3.0g、加工附子0.5g
　［効能・効果］　悪寒発熱して、頭痛があり、項部・肩背部に緊張感があるものの次の諸症：肩こり、肩甲部の神経痛、上半身の関節リウマチ。

　　［覚え方］：「葛根湯」に朮と附子を加えればよいのです。

　［病期その他］　出典は「類聚方広義」。

加味帰脾湯（かみきひとう）

● TJ-137：加味帰脾湯エキス顆粒（ツムラ）
　本品1日量7.5g中、下記の割合の混合生薬の乾燥エキス5.0gを含有する。
　黄耆3.0g、人参3.0g、白朮3.0g、茯苓3.0g、遠志2.0g、大棗2.0g、当帰2.0g、甘草1.0g、生姜1.0g、木香1.0g、酸棗仁3.0g、竜眼肉3.0g、柴胡3.0g、山梔子2.0g
　［効能・効果］　虚弱体質で血色の悪い人の次の諸症：貧血、不眠症、精神不安、神経症。

● KB-49、EK-49、EKT-49：加味帰脾湯エキス細粒・エキス錠（カネボウ）
　本薬1日量エキス細粒7.5g、エキス錠27錠中、下記の混合生薬より抽出した加味帰脾湯エキス粉末（それぞれ5,600 mg、6,000 mg）を含有する。
　黄耆2.0g、人参3.0g、白朮3.0g、茯苓3.0g、遠志1.5g、大棗1.5g、当帰2.0g、甘草1.0g、

生姜0.5g、木香1.0g、酸棗仁3.0g、竜眼肉3.0g、柴胡3.0g、山梔子2.0g

[効能・効果]　虚弱体質で血色の悪い人の次の諸症：貧血、不眠症、精神不安、神経症。

● SG-137：加味帰脾湯エキスG（オースギ）

本剤は1日量12.0g（または3包）中、下記生薬より抽出した水製乾燥エキス（加味帰脾湯エキス）5.5gを含有する。

黄耆2.0g、人参3.0g、蒼朮3.0g、茯苓3.0g、遠志1.0g、大棗1.0g、当帰2.0g、甘草1.0g、生姜1.0g、木香1.0g、酸棗仁3.0g、竜眼肉3.0g、柴胡3.0g、山梔子2.0g

[効能・効果]　虚弱体質で血色の悪い人の次の諸症：貧血、不眠症、精神不安、神経症。

[覚え方]：「帰脾湯」に柴胡と山梔子を加えればよいのです。

[病期その他]　出典は「済世全書」。

加味逍遙散（かみしょうようさん）

● TJ-24：加味逍遙散エキス顆粒（ツムラ）

本品1日量7.5g中、下記の割合の混合生薬の乾燥エキス4.0gを含有する。

当帰3.0g、芍薬3.0g、茯苓3.0g、蒼朮3.0g、柴胡3.0g、甘草1.5g、生姜1.0g、薄荷1.0g、牡丹皮2.0g、山梔子2.0g

[効能・効果]　体質虚弱な婦人で肩がこり、疲れやすく、精神不安などの精神神経症状、時に便秘の傾向のある次の諸症：冷え症、虚弱体質、月経不順、月経困難、更年期障害、血の道症。

● N24：加味逍遙散エキス細粒（コタロー）

本剤1日量7.5g中、下記の混合生薬より抽出した加味逍遙散の水製乾燥エキス5.0gを含有する。

当帰3.0g、芍薬3.0g、茯苓3.0g、白朮3.0g、柴胡3.0g、甘草2.0g、生姜1.0g、薄荷1.0g、牡丹皮2.0g、山梔子2.0g

[効能・効果]　頭痛、頭重、のぼせ、肩こり、倦怠感などがあって食欲減退し、便秘するもの。神経症、不眠症、更年期障害、月経不順、胃神経症、胃アトニー症、胃下垂症、胃拡張症、便秘症、湿疹。

● KB-24、EK-24：加味逍遙散料エキス細粒（カネボウ）

本薬1日量 6.0g中、下記の混合生薬より抽出した加味逍遙散料エキス粉末4,100 mgを含有する。

当帰3.0g、芍薬3.0g、茯苓3.0g、白朮3.0g、柴胡3.0g、甘草1.5g、生姜0.5g、薄荷1.0g、牡丹皮2.0g、山梔子2.0g

[効能・効果]　体質虚弱な婦人で、肩がこり、疲れやすく、精神不安などの精神神経症状、時に便秘の傾向のある次の諸症：冷え症、虚弱体質、月経不順、月経困難、更年期障害、血の道症。

● SG-24：加味逍遙散エキスG（オースギ）

本剤は1日量7.5g（または3包）中、下記生薬より抽出した水製乾燥エキス（加味逍遙散エキス）3.8gを含有する。

当帰3.0g、芍薬3.0g、茯苓3.0g、白朮3.0g、柴胡3.0g、甘草1.5g、生姜0.5g、薄荷1.0g、牡丹皮2.0g、山梔子2.0g

[効能・効果] 体質虚弱な婦人で肩がこり、疲れやすく、精神不安などの精神神経症状、時に便秘の傾向のある次の諸症：冷え症、虚弱体質、月経不順、月経困難、更年期障害、血の道症。

[覚え方]：加味逍遙散は、「逍遙散」に牡丹皮と山梔子を加えたものです。

[病期その他] 虚証。軽度の胸脇苦満を認め、下腹部に瘀血の腹証を認めるもの。出典は「和剤局方」。

甘草湯（かんぞうとう）

禁忌：アルドステロン症の患者、ミオパチーのある患者、低カリウム血症のある患者

● KB-401、EK-401：甘草湯エキス細粒（カネボウ）

本薬1日量 6.0g中、下記の生薬より抽出した甘草湯エキス粉末1,900mgを含有する。
甘草8.0g

[効能・効果] 激しい咳、咽喉痛の緩解。

甘麦大棗湯（かんばくたいそうとう）

禁忌：アルドステロン症の患者、ミオパチーのある患者、低カリウム血症のある患者

● TJ-72：甘麦大棗湯エキス顆粒（ツムラ）

本品1日量7.5g中、下記の割合の混合生薬の乾燥エキス3.25gを含有する。
甘草5.0g、小麦20.0g、大棗6.0g

[効能・効果] 夜泣き、ひきつけ。

● N72：甘麦大棗湯エキス細粒（コタロー）

本剤1日量9.0g中、下記の混合生薬より抽出した甘麦大棗湯の水製乾燥エキス6.3gを含有する。
甘草5.0g、小麦20.0g、大棗6.0g

[効能・効果] 小児および婦人の神経症、不眠症。

● SG-72：甘麦大棗湯エキスTG（オースギ）

本剤は1日量9g（または3包）中、下記生薬より抽出した水製乾燥エキス（甘麦大棗湯エキス）3.8gを含有する。
甘草5.0g、小麦20.0g、大棗6.0g

[効能・効果] 夜泣き、ひきつけ。

[覚え方]：「甘・麦・大棗」湯です。

[病期その他] 中間証またはそれ以下のもの。出典は「金匱要略」。

桔梗湯（ききょうとう）

禁忌：アルドステロン症の患者、ミオパチーのある患者、低カリウム血症のある患者

● TJ-138：桔梗湯エキス顆粒（ツムラ）

本品1日量7.5g中、下記の割合の混合生薬の乾燥エキス1.25gを含有する。
桔梗（ききょう）2.0g、甘草（かんぞう）3.0g

[効能・効果]　咽喉が腫れて痛む次の諸症：扁桃炎、扁桃周囲炎。

　　[覚え方]：ゴロ合わせ的には「聞こう、聞・かん」

[病期その他]　出典は「傷寒論」、「金匱要略」。

桔梗石膏（ききょうせっこう）

● N324：桔梗石膏エキス細粒（コタロー）

本剤1日量6.0g中、下記の混合生薬より抽出した桔梗石膏の水製乾燥エキス1.4gを含有する。
桔梗（ききょう）3.0g、石膏（せっこう）10.0g

[効能・効果]　咳嗽あるいは化膿するもの。

　　[覚え方]：名前のとおり「桔梗・石膏」です。

[病期その他]　出典は「本朝経験」。

帰脾湯（きひとう）

● TJ-65：帰脾湯エキス顆粒（ツムラ）

本品1日量7.5g中、下記の割合の混合生薬の乾燥エキス4.5gを含有する。
黄耆（おうぎ）3.0g、人参（にんじん）3.0g、白朮（びゃくじゅつ）3.0g、茯苓（ぶくりょう）3.0g、遠志（おんじ）2.0g、大棗（たいそう）2.0g、当帰（とうき）2.0g、甘草（かんぞう）1.0g、生姜（しょうきょう）1.0g、木香（もっこう）1.0g、酸棗仁（さんそうにん）3.0g、竜眼肉（りゅうがんにく）3.0g

[効能・効果]　虚弱体質で血色の悪い人の次の諸症：貧血、不眠症。

　　[覚え方]：覚え方としては特にありません。かなり多くの生薬が配合されていますので、イメージで覚えるようにしましょう。

[病期その他]　虚証。心虚、脾虚、気血両虚。脈は弱。腹力も弱。出典は「済生方」。

芎帰膠艾湯（きゅうききょうがいとう）

禁忌：アルドステロン症の患者、ミオパチーのある患者、低カリウム血症のある患者

● TJ-77：芎帰膠艾湯エキス顆粒（ツムラ）

本品1日量9.0g中、下記の割合の混合生薬の乾燥エキス6.0gを含有する。
川芎（せんきゅう）3.0g、地黄（じおう）5.0g、芍薬（しゃくやく）4.0g、当帰（とうき）4.0g、阿膠（あきょう）3.0g、艾葉（がいよう）3.0g、甘草（かんぞう）3.0g

[効能・効果]　痔出血。

● N77：芎帰膠艾湯エキス細粒（コタロー）

本剤1日量15.0g中、下記の混合生薬より抽出した芎帰膠艾湯の水製乾燥エキス7.0gとゼラチン3.0gを含有する。

川芎3.0g、地黄6.0g、芍薬4.5g、当帰4.5g、阿膠3.0g、艾葉3.0g、甘草3.0g

[効能・効果] 冷え症で、出血過多により、貧血するもの。痔出血、外傷後の内出血、産後出血、貧血症。

[覚え方]：「四物湯」に阿膠、艾葉、甘草を加えればよいのです。

[病期その他] 出典は「金匱要略」。

芎帰調血飲

● EK-230：芎帰調血飲エキス顆粒：太虎堂（カネボウ）

本薬1日量6.0g中、下記の混合生薬より抽出した芎帰調血飲エキス粉末4,580mgを含有する。

当帰2.0g、川芎2.0g、地黄2.0g、白朮2.0g、茯苓2.0g、陳皮2.0g、香附子2.0g、牡丹皮2.0g、大棗1.5g、生姜1.0g、甘草1.0g、烏薬2.0g、益母草1.5g

[効能・効果] 産後の神経症、体力低下、月経不順。

[覚え方]：これに対する特別な覚え方はありません。だいたいのイメージで覚えて下さい。

九味檳榔湯

● N311：九味檳榔湯エキス細粒（コタロー）

本剤1日量6.0g中、下記の混合生薬より抽出した九味檳榔湯の水製乾燥エキス3.7gを含有する。

檳榔子4.0g、厚朴3.0g、桂皮3.0g、橘皮3.0g、蘇葉1.5g、甘草1.0g、大黄1.0g、生姜1.0g、木香1.0g、呉茱萸1.0g、茯苓3.0g

[効能・効果] 心悸亢進、肩こり、倦怠感があって、便秘の傾向があるもの。脚気、高血圧、動脈硬化、およびこれらに伴う頭痛。

[覚え方]：これに対する特別な覚え方はありません。だいたいのイメージで覚えて下さい。

[病期その他] 出典は「勿誤薬室方函」。

荊芥連翹湯

● TJ-50：荊芥連翹湯エキス顆粒（ツムラ）

本品1日量7.5g中、下記の割合の混合生薬の乾燥エキス4.5gを含有する。

当帰1.5g、芍薬1.5g、川芎1.5g、地黄1.5g、黄連1.5g、黄芩1.5g、黄柏1.5g、山梔子1.5g、荊芥1.5g、連翹1.5g、桔梗1.5g、防風1.5g、白芷1.5g、薄荷1.5g、枳実1.5g、甘草1.0g、柴胡1.5g

[効能・効果] 蓄膿症、慢性鼻炎、慢性扁桃炎、にきび。

● SG-50：荊芥連翹湯エキスG（オースギ）

本剤は1日量12.0g（または3包）中、下記生薬より抽出した水製乾燥エキス（荊芥連翹湯エキス）5.4gを含有する。

当帰1.5g、芍薬1.5g、川芎1.5g、地黄1.5g、黄連1.5g、黄芩1.5g、黄柏1.5g、山梔子1.5g、荊芥1.5g、連翹1.5g、桔梗1.5g、浜防風1.5g、白芷1.5g、薄荷1.5g、枳実1.5g、甘草1.0g、柴胡1.5g

[効能・効果] 蓄膿症、慢性鼻炎、慢性扁桃炎、にきび。

[覚え方]：「温清飲」がベースになっていることから、その他の生薬を連想して下さい。

[病期その他] どちらかというと肝経や胃経。脈は緊。腹部は緊張しているもの。出典は「一貫堂創方」。

桂枝加芍薬大黄湯

● TJ-134：桂枝加芍薬大黄湯エキス顆粒（ツムラ）

本品1日量7.5g中、下記の割合の混合生薬の乾燥エキス4.0gを含有する。

桂皮4.0g、芍薬6.0g、甘草2.0g、生姜1.0g、大棗4.0g、大黄2.0g

[効能・効果] 比較的体力のない人で、腹部膨満し、腸内の停滞感あるいは腹痛などを伴うものの次の諸症：急性腸炎、大腸カタル、常習便秘、宿便、しぶり腹。

[覚え方]：「桂枝加芍薬湯」に大黄を加えればよいのです。

[病期その他] 出典は「傷寒論」。

桂枝加芍薬湯

● TJ-60：桂枝加芍薬湯エキス顆粒（ツムラ）

本品1日量7.5g中、下記の割合の混合生薬の乾燥エキス3.75gを含有する。

桂皮4.0g、芍薬6.0g、甘草2.0g、生姜1.0g、大棗4.0g

[効能・効果] 腹部膨満感のある次の諸症：しぶり腹、腹痛。

● N60：桂枝加芍薬湯エキス細粒（コタロー）

本剤1日量7.5g中、下記の混合生薬より抽出した桂枝加芍薬湯の水製乾燥エキス4.5gを含有する。

桂皮4.0g、芍薬6.0g、甘草2.0g、生姜1.0g、大棗4.0g

[効能・効果] 腹部膨満感、腹痛があって下痢または便秘するもの、あるいは嘔吐するもの。しぶり腹、腸炎、慢性虫垂炎、移動性盲腸、慢性腹膜炎。

● KB-60、EK-60、EKT-60：桂枝加芍薬湯エキス細粒・エキス錠（カネボウ）

本薬1日量エキス細粒6.0g、エキス錠18錠中、下記の混合生薬より抽出した桂枝加芍薬湯エキス粉末（それぞれ3,200mg、3,200mg）を含有する。

桂皮4.0g、芍薬6.0g、甘草2.0g、生姜1.0g、大棗4.0g

[効能・効果] 腹部膨満感のある次の諸症：しぶり腹、腹痛。

● SG-60：桂枝加芍薬湯エキスG（オースギ）

本剤は1日量7.5g（または3包）中、下記生薬より抽出した水製乾燥エキス（桂枝加芍薬湯エキス）4.0gを含有する。

桂皮4.0g、芍薬6.0g、甘草2.0g、生姜1.0g、大棗4.0g

[効能・効果] 腹部膨満感のある次の諸症：しぶり腹、腹痛。

[覚え方]：桂枝湯と構成生薬は同じですが、芍薬の分量が多くなります。

[病期その他] 太陰病期。虚証、裏証、寒証。腹部は膨満し緊張のあるもの。出典は「傷寒論」。

桂枝加朮附湯

● TJ-18：桂枝加朮附湯エキス顆粒（ツムラ）

本品1日量7.5g中、下記の割合の混合生薬の乾燥エキス3.75gを含有する。

桂皮4.0g、芍薬4.0g、甘草2.0g、大棗4.0g、生姜1.0g、蒼朮4.0g、修治附子末0.5g

[効能・効果] 関節痛、神経痛。

● N18：桂枝加朮附湯エキス細粒（コタロー）

本剤1日量9.0g中、下記の混合生薬より抽出した桂枝加朮附湯の水製乾燥エキス5.3gを含有する。

桂皮4.0g、芍薬4.0g、甘草2.0g、大棗4.0g、生姜1.0g、蒼朮4.0g、炮附子末1.0g

[効能・効果] 冷え症で痛み、四肢に麻痺感があるもの、あるいは屈伸困難のもの。神経痛、関節炎、リウマチ。

● S-03：桂枝加朮附湯エキス細粒（三和）

本品1日量（9.0g）中、下記の桂枝加朮附湯水製エキス5.1gを含有する。

桂皮4.0g、芍薬4.0g、甘草2.0g、大棗4.0g、生姜1.0g、蒼朮4.0g、加工附子1.0g

[効能・効果] 悪寒をおぼえ尿が快通せず、四肢の屈伸が困難なものの次の諸症：急性および慢性関節炎、関節リウマチ、神経痛、片頭痛。

[覚え方]：「桂枝湯」に蒼朮と附子を加えればよいのです。

[病期その他] 比較的に虚証、寒証のもの。出典は「吉益東洞経験方」。

桂枝加苓朮附湯

● KB-18、EK-18、EKT-18：桂枝加苓朮附湯エキス細粒・エキス錠（カネボウ）

本薬1日量エキス細粒7.5g、エキス錠18錠中、下記の混合生薬より抽出した桂枝加苓朮附湯エキス粉末（それぞれ4,400mg、4,800mg）を含有する。

桂皮4.0g、芍薬4.0g、甘草2.0g、大棗4.0g、生姜1.0g、白朮4.0g、加工附子0.5g、茯苓4.0g

[効能・効果] 関節痛、神経痛。

● SG-18R：桂枝加苓朮附湯エキスＧ（オースギ）

　本剤は1日量9.0ｇ（または3包）中、下記生薬より抽出した水製乾燥エキス（桂枝加苓朮附湯エキス）4.6ｇを含有する。

　桂皮4.0ｇ、芍薬4.0ｇ、甘草2.0ｇ、大棗4.0ｇ、生姜1.0ｇ、蒼朮（そうじゅつ）4.0ｇ、加工附子1.0ｇ、茯苓4.0ｇ

　［効能・効果］　関節痛、神経痛。

　［覚え方］：「桂枝加朮附湯」に茯苓を加えればよいのです。

桂枝加竜骨牡蛎湯（けいしかりゅうこつぼれいとう）

● TJ-26：桂枝加竜骨牡蛎湯エキス顆粒（ツムラ）

　本品1日量7.5ｇ中、下記の割合の混合生薬の乾燥エキス3.75ｇを含有する。

　桂皮4.0ｇ、芍薬4.0ｇ、甘草2.0ｇ、生姜1.5ｇ、大棗4.0ｇ、竜骨3.0ｇ、牡蛎3.0ｇ

　［効能・効果］　下腹直腹筋に緊張のある比較的体力の衰えているものの次の諸症：小児夜尿症、神経衰弱、性的神経衰弱、遺精、陰萎。

● N26：桂枝加竜骨牡蛎湯エキス細粒（コタロー）

　本剤1日量7.5ｇ中、下記の混合生薬より抽出した桂枝加竜骨牡蛎湯の水製乾燥エキス4.7ｇを含有する。

　桂皮4.0ｇ、芍薬4.0ｇ、甘草2.0ｇ、生姜1.0ｇ、大棗4.0ｇ、竜骨3.0ｇ、牡蛎3.0ｇ

　［効能・効果］　神経症状があり、頭痛、のぼせ、耳鳴りなどを伴って疲労しやすく、臍部周辺に動悸を自覚して排尿回数、尿量ともに増加するもの。神経衰弱、心悸亢進、性的ノイローゼ、陰萎、小児夜尿症、夜驚症、脱毛症。

● KB-26、EK-26：桂枝加竜骨牡蛎湯エキス細粒（カネボウ）

　本薬1日量6.0ｇ中、下記の混合生薬より抽出した桂枝加竜骨牡蛎湯エキス粉末3,200ｍｇを含有する。

　桂皮4.0ｇ、芍薬4.0ｇ、甘草2.0ｇ、生姜1.0ｇ、大棗4.0ｇ、竜骨3.0ｇ、牡蛎3.0ｇ

　［効能・効果］　体質の虚弱な人で疲れやすく、興奮しやすいものの次の諸症：神経質、不眠症、小児夜泣き、小児夜尿症、眼精疲労。

● SG-26：桂枝加竜骨牡蛎湯エキスＧ（オースギ）

　本剤は1日量7.5ｇ（または3包）中、下記生薬より抽出した水製乾燥エキス（桂枝加竜骨牡蛎湯エキス）3.5ｇを含有する。

　桂皮4.0ｇ、芍薬4.0ｇ、甘草2.0ｇ、生姜1.0ｇ、大棗4.0ｇ、竜骨3.0ｇ、牡蛎3.0ｇ

　［効能・効果］　体質の虚弱な人で疲れやすく、興奮しやすいものの次の諸症：神経質、不眠症、小児夜泣き、小児夜尿症、眼精疲労。

　［覚え方］：「桂枝湯」に竜骨と牡蛎を加えたものです。

　［病期その他］　少陰病期。虚証。どちらかというと心経、腎経。脈は浮・大・弱のもの。出典は「金匱要略」。

桂枝湯(けいしとう)

● TJ-45：桂枝湯エキス顆粒（ツムラ）

本品1日量7.5g中、下記の割合の混合生薬の乾燥エキス3.0gを含有する。
桂皮(けいし)4.0g、芍薬(しゃくやく)4.0g、甘草(かんぞう)2.0g、生姜(しょうきょう)1.5g、大棗(たいそう)4.0g

[効能・効果] 体力が衰えたときの風邪の初期。

● N45：桂枝湯エキス細粒（コタロー）

本剤1日量6.0g中、下記の混合生薬より抽出した桂枝湯の水製乾燥エキス4.0gを含有する。
桂皮4.0g、芍薬4.0g、甘草2.0g、生姜1.0g、大棗4.0g

[効能・効果] 自然発汗があって、微熱、悪寒するもの。感冒、頭痛、神経痛、関節・筋肉リウマチ、神経衰弱。

● SG-45：桂枝湯エキスG：オースギ

本剤は1日量7.5g（または3包）中、下記生薬より抽出した水製乾燥エキス（桂枝湯エキス）3.5gを含有する。
桂皮4.0g、芍薬4.0g、甘草2.0g、生姜1.0g、大棗4.0g

[効能・効果] 体力が衰えたときの風邪の初期。

[覚え方]：ゴロ合わせ的には「警視、車・間・競・争」

[病期その他] 太陽病期。虚証、表証、寒証。どちらかというと肺経。脈は浮で弱のもの。出典は「傷寒論」、「金匱要略」。

桂枝人参湯(けいしにんじんとう)

禁忌：アルドステロン症の患者、ミオパチーのある患者、低カリウム血症のある患者

● TJ-82：桂枝人参湯エキス顆粒（ツムラ）

本品1日量7.5g中、下記の割合の混合生薬の乾燥エキス2.5gを含有する。
桂皮(けいひ)4.0g、人参(にんじん)3.0g、蒼朮(そうじゅつ)3.0g、甘草(かんぞう)3.0g、乾姜(かんきょう)2.0g

[効能・効果] 胃腸の弱い人の次の諸症：頭痛、動悸、慢性胃腸炎、胃アトニー。

● KB-82、EK-82：桂枝人参湯エキス細粒（カネボウ）

本薬1日量6.0g中、下記の混合生薬より抽出した桂枝人参湯エキス粉末2,700mgを含有する。
桂皮4.0g、人参3.0g、白朮3.0g、甘草3.0g、乾姜2.0g

[効能・効果] 胃腸の弱い人の次の諸症：頭痛、動悸、慢性胃腸炎、胃アトニー。

[覚え方]：「人参湯」に桂皮を加えればよいのです。

[病期その他] 出典は「傷寒論」。

桂枝茯苓丸（けいしぶくりょうがん）

● TJ-25：桂枝茯苓丸エキス顆粒（ツムラ）

本品1日量7.5g中、下記の割合の混合生薬の乾燥エキス1.75gを含有する。

桂皮（けいひ）3.0g、芍薬（しゃくやく）3.0g、茯苓（ぶくりょう）3.0g、牡丹皮（ぼたんぴ）3.0g、桃仁（とうにん）3.0g

[効能・効果] 体格はしっかりしていて赤ら顔が多く、腹部は大体充実、下腹部に抵抗のあるものの次の諸症：子宮ならびにその付属器の炎症、子宮内膜炎、月経不順、月経困難、帯下、更年期障害（頭痛、めまい、のぼせ、肩こりなど）、冷え症、腹膜炎、打撲症、痔疾患、睾丸炎。

● N25：桂枝茯苓丸料エキス細粒（コタロー）

本剤1日量6.0g中、下記の混合生薬より抽出した桂枝茯苓丸料の水製乾燥エキス2.8gを含有する。

桂皮4.0g、芍薬4.0g、茯苓4.0g、牡丹皮4.0g、桃仁4.0g

[効能・効果] 比較的体力があり、時に下腹部痛、肩こり、頭痛、めまい、のぼせて足冷えなどを訴える次の諸症：月経不順、月経異常、月経痛、更年期障害、血の道症、肩こり、めまい、頭痛、打ち身（打撲症）、しもやけ、しみ。

● KB-25、EK-25、EKT-25：桂枝茯苓丸料エキス細粒・エキス錠（カネボウ）

本薬1日量エキス細粒6.0g、エキス錠18錠中、下記の混合生薬より抽出した桂枝茯苓丸料エキス粉末（それぞれ2,300 mg、2,200 mg）を含有する。

桂皮4.0g、芍薬4.0g、茯苓4.0g、牡丹皮4.0g、桃仁4.0g

[効能・効果] 比較的体力があり、時に下腹部痛、肩こり、頭痛、めまい、のぼせて足冷えなどを訴える次の諸症：月経不順、月経異常、月経痛、更年期障害、血の道症、肩こり、めまい、頭痛、打ち身（打撲症）、しもやけ、しみ。

● SG-25：桂枝茯苓丸料エキスG（オースギ）

本剤は1日量4.5g（または3包）中、下記生薬より抽出した水製乾燥エキス（桂枝茯苓丸料エキス）2.0gを含有する。

桂皮4.0g、芍薬4.0g、茯苓4.0g、牡丹皮4.0g、桃仁4.0g

[効能・効果] 比較的体力があり、時に下腹部痛、肩こり、頭痛、めまい、のぼせて足冷えなどを訴える次の諸症：月経不順、月経異常、月経痛、更年期障害、血の道症、肩こり、めまい、頭痛、打ち身（打撲症）、しもやけ、しみ。

● S-27：桂枝茯苓丸料エキス細粒（三和）

本品1日量（4.5g）中、下記の桂枝茯苓丸料水製エキス2.6gを含有する。

桂皮4.0g、芍薬4.0g、茯苓4.0g、牡丹皮4.0g、桃仁4.0g

[効能・効果] のぼせ症で充血しやすく頭痛、肩こり、めまい、心悸亢進などがあって冷えを伴い下腹部に圧痛を認めるものの次の諸症：月経困難、子宮内膜炎、子宮実質炎、卵巣炎、子宮周囲炎、月経過多、痔出血、湿疹、蕁麻疹、にきび、しみ、皮膚炎、凍傷、打撲、皮下出血。

[覚え方]：「桂枝湯」の配合生薬の一部である桂皮と芍薬に、茯苓、牡丹皮、桃仁を加えたもので、ゴロ合わせ的には「警・視、部、担・当」

[病期その他]　実証、瘀血証のもの。脈は沈遅で力強い。出典は「金匱要略」。

桂枝茯苓丸加薏苡仁（けいしぶくりょうがんかよくいにん）

● TJ-125：桂枝茯苓丸加薏苡仁エキス顆粒（ツムラ）

本品1日量7.5g中、下記の割合の混合生薬の乾燥エキス3.75gを含有する。
桂皮（けいひ）4.0g、芍薬（しゃくやく）4.0g、茯苓（ぶくりょう）4.0g、牡丹皮（ぼたんぴ）4.0g、桃仁（とうにん）4.0g、薏苡仁（よくいにん）10.0g

[効能・効果]　比較的体力があり、時に下腹部痛、肩こり、頭重、めまい、のぼせて足冷えなどを訴えるものの次の諸症：月経不順、血の道症、にきび、しみ、手足のあれ。

[覚え方]：「桂枝茯苓丸」に薏苡仁を加えればよいのです。

[病期その他]　出典は「金匱要略」。

桂芍知母湯（けいしゃくちもとう）

●（EK-180）、S-10：桂芍知母湯：三和（カネボウ）

本薬1日量9.0g中、下記の混合生薬より抽出した桂芍知母湯水製エキス5,100mgを含有する。
桂皮（けいひ）3.0g、芍薬（しゃくやく）3.0g、知母（ちも）3.0g、浜防風（はまぼうふう）3.0g、生姜（しょうきょう）1.0g、麻黄（まおう）3.0g、白朮（びゃくじゅつ）4.0g、甘草（かんぞう）1.5g、加工附子（かこうぶし）1.0g

[効能・効果]　関節痛み、身体やせ、脚部腫脹し、めまい、悪心あるものの次の諸症：神経痛、関節リウマチ。

[覚え方]：処方名から「桂皮」、「芍薬」、「知母」を、その他の生薬は連想して下さい。

[病期その他]　出典は「金匱要略」。

啓脾湯（けいひとう）

● TJ-128：啓脾湯エキス顆粒（ツムラ）

本品1日量7.5g中、下記の割合の混合生薬の乾燥エキス4.75gを含有する。
蒼朮（そうじゅつ）4.0g、茯苓（ぶくりょう）4.0g、人参（にんじん）3.0g、甘草（かんぞう）1.0g、山薬（さんやく）3.0g、沢瀉（たくしゃ）2.0g、陳皮（ちんぴ）2.0g、蓮肉（れんにく）3.0g、山楂子（さんざし）2.0g

[効能・効果]　やせて、顔色が悪く、食欲がなく、下痢の傾向があるものの次の諸症：胃腸虚弱、慢性胃腸炎、消化不良、下痢。

[覚え方]：「四君子湯（しくんしとう）」から生姜（しょうきょう）と大棗（たいそう）を除いたものがベースになっていますので、その他の生薬は連想して下さい。

[病期その他]　虚証。脈は弱。腹は軟弱なもの。出典は「万病回春」。

紅参末

● TJ-3020：生薬コウジン末（調剤用）（ツムラ）
本品は、日本薬局方コウジンを粉末としたものである。
[効能・効果]　漢方処方の調剤に用いる。

● AP99：コウジン末：エシック（コタロー）
本剤は日本薬局方コウジンを粉末としたものである。
[効能・効果]　漢方処方の調剤に用いる。

● SG-200：高砂コウジン末M（オースギ）
[効能・効果]　漢方処方の調剤に用いる。

● SG-201：日局コウジン：高砂コウジンM（オースギ）
[効能・効果]　漢方処方の調剤に用いる。

香蘇散

● TJ-70：香蘇散エキス顆粒（ツムラ）
本品1日量7.5g中、下記の割合の混合生薬の乾燥エキス2.0gを含有する。
香附子4.0g、蘇葉2.0g、陳皮2.0g、甘草1.5g、生姜1.0g
[効能・効果]　胃腸虚弱で神経質の人の風邪の初期。

● N70：香蘇散エキス細粒（コタロー）
本剤1日量6.0g中、下記の混合生薬より抽出した香蘇散の水製乾燥エキス2.2gを含有する。
香附子4.0g、蘇葉1.0g、陳皮2.5g、甘草1.0g、生姜0.8g
[効能・効果]　神経質で、頭痛がして、気分がすぐれず食欲不振を訴えるもの、あるいは頭重、めまい、耳鳴りを伴うもの。感冒、頭痛、蕁麻疹、神経衰弱、婦人更年期神経症、神経性月経困難症。

[覚え方]：ゴロ合わせ的に「香蘇、陳甘姜＝こう・そ・ちん・かん・かん」

[病期その他]　出典は「和剤局方」。

五虎湯

● TJ-95：五虎湯エキス顆粒（ツムラ）
本品1日量7.5g中、下記の割合の混合生薬の乾燥エキス2.25gを含有する。
麻黄4.0g、杏仁4.0g、甘草2.0g、石膏10.0g、桑白皮3.0g
[効能・効果]　咳、気管支喘息。

● KB-95、EK-95：五虎湯エキス細粒（カネボウ）
本薬1日量6.0g中、下記の混合生薬より抽出した五虎湯エキス粉末2,100mgを含有する。
麻黄4.0g、杏仁4.0g、甘草2.0g、石膏10.0g、桑白皮3.0g

[効能・効果]　咳、気管支喘息。

● SG-95T：五虎湯エキス錠（オースギ）
本剤は1日量9錠中、下記生薬より抽出した水製乾燥エキス（五虎湯エキス）1.8gを含有する。
麻黄4.0g、杏仁4.0g、甘草2.0g、石膏10.0g、桑白皮3.0g
[効能・効果]　咳、気管支喘息。

> [覚え方]：「麻杏甘石湯」に桑白皮を加えたもので、ゴロ合わせ的には「魔・境の奇・跡、5虎の白い皮」

[病期その他]　出典は「万病回春」。

五積散（ごしゃくさん）

● TJ-63：五積散エキス顆粒（ツムラ）
本品1日量7.5g中、下記の割合の混合生薬の乾燥エキス4.0gを含有する。
当帰2.0g、芍薬1.0g、川芎1.0g、茯苓2.0g、蒼朮3.0g、厚朴1.0g、陳皮2.0g、甘草1.0g、生姜1.0g、大棗1.0g、麻黄1.0g、桂皮1.0g、半夏2.0g、桔梗1.0g、枳実1.0g、白芷1.0g
[効能・効果]　慢性に経過し、病状の激しくない次の諸症：胃腸炎、腰痛、神経痛、関節痛、月経痛、頭痛、冷え症、更年期障害、感冒。

● N63：五積散エキス細粒（コタロー）
本剤1日量9.0g中、下記の混合生薬より抽出した五積散の水製乾燥エキス5.5gを含有する。
当帰2.0g、芍薬1.0g、川芎1.0g、茯苓2.0g、蒼朮2.0g、厚朴1.0g、陳皮2.0g、甘草1.0g、生姜0.3g、大棗1.0g、麻黄1.0g、桂皮1.0g、半夏2.0g、桔梗1.0g、枳殻1.0g、白芷1.0g、白朮2.0g、乾姜1.0g
[効能・効果]　冷え症、易労性で胃腸の弱い体質の主として次の諸症に用いる。胃炎、胃アトニー、胃下垂、腰痛、坐骨神経痛、リウマチ、婦人科系機能障害、脚気。

> [覚え方]：覚え方としては特にありません。かなり多くの生薬が配合されていますので、イメージで覚えるようにしましょう。強いていうなら、「当帰芍薬散」から沢瀉を除いたものと、「平胃散」がベースになっているようなので、これから他の生薬も連想して下さい。

[病期その他]　どちらかというと虚証、寒証。脈は沈。腹部は軟弱なもの。出典は「和剤局方」。

牛車腎気丸（ごしゃじんきがん）

● TJ-107：牛車腎気丸エキス顆粒（ツムラ）
本品1日量7.5g中、下記の割合の混合生薬の乾燥エキス4.5gを含有する。
地黄5.0g、山茱萸3.0g、山薬3.0g、沢瀉3.0g、茯苓3.0g、牡丹皮3.0g、桂皮1.0g、附子1.0g、牛膝3.0g、車前子3.0g
[効能・効果]　疲れやすくて、四肢が冷えやすく尿量減少または多尿で時に口渇がある次の諸症：下肢痛、腰痛、しびれ、老人のかすみ目、痒み、排尿困難、頻尿、むくみ。

[覚え方]：「八味地黄丸」に牛膝と車前子を加えたものです。覚え方としては、ゴロ合わせ的に「牛・車・腎・八」

[病期その他]　臍下不仁を認める。出典は「済生方」。

呉茱萸湯

● TJ-31：呉茱萸湯エキス顆粒（ツムラ）
本品1日量7.5g中、下記の割合の混合生薬の乾燥エキス2.25gを含有する。
呉茱萸3.0g、人参2.0g、大棗4.0g、生姜1.5g

[効能・効果]　手足の冷えやすい中等度以下の体力のものの次の諸症：習慣性片頭痛、習慣性頭痛、嘔吐、脚気、衝心。

● N31：呉茱萸湯エキス細粒（コタロー）
本剤1日量7.5g中、下記の混合生薬より抽出した呉茱萸湯の水製乾燥エキス4.5gを含有する。
呉茱萸3.0g、人参2.0g、大棗4.0g、生姜1.0g

[効能・効果]　頭痛を伴った冷え症で、胃部圧重感があり、悪心または嘔吐するもの。吃逆、片頭痛、発作性頭痛、嘔吐症。

[覚え方]：ゴロ合わせ的には「呉茱萸・人、たいそう・盛況」

[病期その他]　虚証、寒証、裏証。水毒・胃のつかえ感のあるもの。出典は「傷寒論」、「金匱要略」。

五淋散

禁忌：アルドステロン症の患者、ミオパチーのある患者、低カリウム血症のある患者

● TJ-56：五淋散エキス顆粒（ツムラ）
本品1日量7.5g中、下記の割合の混合生薬の乾燥エキス5.0gを含有する。
沢瀉3.0g、茯苓6.0g、滑石3.0g、木通3.0g、車前子3.0g、当帰3.0g、芍薬2.0g、地黄3.0g、黄芩3.0g、山梔子2.0g、甘草3.0g

[効能・効果]　頻尿、排尿痛、残尿感。

[覚え方]：「猪苓湯」から猪苓と阿膠を除いたものに、「温清飲」から川芎、黄連、黄柏を除いたものを合方して、木通、車前子、甘草を加えたものです。

[病期その他]　実証・虚証でもよい。出典は「和剤局方」。

五苓散

● TJ-17：五苓散エキス顆粒（ツムラ）
本品1日量7.5g中、下記の割合の混合生薬の乾燥エキス2.0gを含有する。
沢瀉4.0g、猪苓3.0g、茯苓3.0g、蒼朮3.0g、桂皮1.5g

[効能・効果]　口渇、尿量減少するものの次の諸症：浮腫、ネフローゼ、二日酔い、急性胃腸カタ

ル、下痢、悪心、嘔吐、めまい、胃内停水、頭痛、尿毒症、暑気あたり、糖尿病。

● N17：五苓散料エキス細粒（コタロー）
　本剤1日量6.0g中、下記の混合生薬より抽出した五苓散料の水製乾燥エキス3.2gを含有する。
　沢瀉6.0g、猪苓4.5g、茯苓4.5g、白朮（びゃくじゅつ）4.5g、桂皮2.5g
　[効能・効果]　咽喉が渇いて、水を飲むにもかかわらず、尿量減少するもの、頭痛、頭重、頭汗、悪心、嘔吐、あるいは浮腫を伴うもの。急性胃腸カタル、小児・乳児の下痢、宿酔、暑気あたり、黄疸、腎炎、ネフローゼ、膀胱カタル。

● KB-17、EK-17、EKT-17：五苓散料エキス細粒・エキス錠（カネボウ）
　本薬1日量エキス細粒6.0g、エキス錠18錠中、下記の混合生薬より抽出した五苓散料エキス粉末（それぞれ2,000mg、2,300mg）を含有する。
　沢瀉5.0g、猪苓3.0g、茯苓3.0g、白朮3.0g、桂皮2.0g
　[効能・効果]　喉が渇いて、尿量が少なく、嘔気、嘔吐、腹痛、頭痛、むくみなどのいずれかを伴う次の諸症：水瀉性下痢、急性胃腸炎（しぶり腹のものには使用しないこと）、暑気あたり、頭痛、むくみ。

● SG-17：五苓散料エキス顆粒：JPS（オースギ）
　本剤は1日量7.5g（または3包）中、下記の混合生薬より抽出した五苓散料乾燥エキス2.4gを含有する。
　沢瀉6.0g、猪苓4.5g、茯苓4.5g、蒼朮4.5g、桂皮3.0g
　[効能・効果]　喉が渇いて、尿量が少なく、嘔気、嘔吐、腹痛、頭痛、むくみなどのいずれかを伴う次の諸症：水瀉性下痢、急性胃腸炎（しぶり腹のものには使用しないこと）、暑気あたり、頭痛、むくみ。

● S-33：五苓散料エキス細粒（三和）
　本品1日量（7.5g）中、下記の五苓散料水製エキス3.8gを含有する。
　沢瀉6.0g、猪苓4.5g、茯苓4.5g、白朮4.5g、桂皮3.0g
　[効能・効果]　口渇、めまい、頭痛、浮腫などのあるものの次の諸症：急性胃腸カタル、吐き気、ネフローゼ。

　　　[覚え方]：ゴロ合わせ的に「五礼・説く社・長、武・術・軽視」

　[病期その他]　太陽病の腑証。水毒。表証で寒証のもの。出典は「傷寒論」、「金匱要略」。

柴陥湯（さいかんとう）

● TJ-73：柴陥湯エキス顆粒（ツムラ）
　本品1日量7.5g中、下記の割合の混合生薬の乾燥エキス5.0gを含有する。
　柴胡（さいこ）5.0g、黄芩（おうごん）3.0g、大棗（たいそう）3.0g、半夏（はんげ）5.0g、生姜（しょうきょう）1.0g、人参（にんじん）2.0g、甘草（かんぞう）1.5g、黄連（おうれん）1.5g、栝楼仁（かろにん）3.0g
　[効能・効果]　咳、咳による胸痛。

● N73：柴陥湯エキス細粒（コタロー）
　本剤1日量7.5g中、下記の混合生薬より抽出した柴陥湯の水製乾燥エキス5.0gを含有する。
　柴胡5.0g、黄芩3.0g、大棗3.0g、半夏5.0g、生姜0.8g、人参2.0g、甘草1.5g、黄連1.5g、栝楼仁3.0g
　[効能・効果]　胸痛や背痛、あるいは胸水があって、胸元もしくは胃部がつかえ、尿量減少するもの、あるいは咳嗽して、粘稠な喀痰を排泄するもの。気管支炎、気管支喘息、肋膜炎の胸痛。

　　[覚え方]：「小柴胡湯」に黄連と栝楼仁を加えればよいのです。

　[病期その他]　出典は「本朝経験方」。

柴胡加竜骨牡蛎湯（さいこかりゅうこつぼれいとう）

● TJ-12：柴胡加竜骨牡蛎湯エキス顆粒（ツムラ）
　本品1日量7.5g中、下記の割合の混合生薬の乾燥エキス4.5gを含有する。
　柴胡5.0g、黄芩2.5g、大棗2.5g、半夏4.0g、生姜1.0g、人参2.5g、桂皮3.0g、茯苓3.0g、竜骨2.5g、牡蛎2.5g
　[効能・効果]　比較的体力があり、心悸亢進、不眠、苛立ちなどの精神症状のあるものの次の諸症：高血圧症、動脈硬化症、慢性腎臓病、神経衰弱症、神経性心悸亢進症、てんかん、ヒステリー、小児夜啼症、陰萎。

● N12：柴胡加竜骨牡蛎湯エキス細粒（コタロー）
　本剤1日量7.5g中、下記の混合生薬より抽出した柴胡加竜骨牡蛎湯の水製乾燥エキス5.0gを含有する。
　柴胡5.0g、黄芩2.5g、大棗2.5g、半夏4.0g、生姜0.7g、人参2.5g、桂皮3.0g、茯苓3.0g、竜骨2.5g、牡蛎2.5g、大黄1.0g
　[効能・効果]　精神不安があって驚きやすく、心悸亢進、胸内苦悶、めまい、のぼせ、不眠などを伴い、あるいは臍部周辺に動悸を自覚し、みぞおちがつかえて便秘し、尿量減少するもの。動脈硬化、高血圧、腎臓病、不眠症、神経性心悸亢進、心臓衰弱、てんかん、小児夜啼症、更年期障害、陰萎、神経症。

● KB-12、EK-12、EKT-12：柴胡加竜骨牡蛎湯エキス細粒・エキス錠（カネボウ）
　本薬1日量エキス細粒6.0g、エキス錠18錠中、下記の混合生薬より抽出した柴胡加竜骨牡蛎湯エキス粉末（それぞれ3,900mg、4,200mg）を含有する。
　柴胡5.0g、黄芩2.5g、大棗2.5g、半夏4.0g、生姜0.8g、人参2.5g、桂皮3.0g、茯苓3.0g、竜骨2.5g、牡蛎2.5g、大黄1.0g
　[効能・効果]　精神不安があって、動悸、不眠などを伴う次の諸症：高血圧の随伴症状（動悸、不安、不眠）、神経症、更年期障害、小児夜泣き。

● SG-12：柴胡加竜骨牡蛎湯エキスG（オースギ）
　本剤は1日量7.5g（または3包）中、下記生薬より抽出した水製乾燥エキス（柴胡加竜骨牡蛎湯エキス）3.4gを含有する。

柴胡5.0g、黄芩2.5g、大棗2.5g、半夏4.0g、生姜1.0g、人参2.5g、桂皮3.0g、茯苓3.0g、竜骨2.5g、牡蛎2.5g、大黄1.0g

[効能・効果] 精神不安があって、動悸、不眠などを伴う次の諸症：高血圧の随伴症状（動悸、不安、不眠）、神経症、更年期障害、小児夜泣き。

[覚え方]：「小柴胡湯」の甘草を桂皮、茯苓に置き換えて、竜骨、牡蛎を加えたもの、として覚えるようにします。

[病期その他] 少陽病の時期。実証。どちらかというと胆経。臍傍に腹部大動脈の拍動の亢進を認める。比較的程度の強い胸脇苦満。出典は「傷寒論」。

柴胡桂枝乾姜湯

● TJ-11：柴胡桂枝乾姜湯エキス顆粒（ツムラ）

本品1日量7.5g中、下記の割合の混合生薬の乾燥エキス3.5gを含有する。

柴胡6.0g、黄芩3.0g、栝楼根3.0g、牡蛎3.0g、桂皮3.0g、甘草2.0g、乾姜2.0g

[効能・効果] 体力が弱く、冷え症、貧血気味で、動悸、息切れがあり、神経過敏のものの次の諸症：更年期障害、血の道症、神経症、不眠症。

● N11：柴胡桂枝乾姜湯エキス細粒（コタロー）

本剤1日量6.0g中、下記の混合生薬より抽出した柴胡桂枝乾姜湯の水製乾燥エキス3.5gを含有する。

柴胡6.0g、黄芩3.0g、栝楼根3.0g、牡蛎3.0g、桂皮3.0g、甘草2.0g、乾姜2.0g

[効能・効果] 衰弱して血色悪く、微熱、頭汗、盗汗、胸内苦悶、疲労倦怠感、食欲不振などがあり、胸部あるいは臍部周辺に動悸を自覚し、神経衰弱気味で、不眠、軟便の傾向があって、尿量減少し、口内が渇いて空咳などがあるもの。感冒、心臓衰弱、胸部疾患・肝臓病などの消耗性疾患の体力増強、貧血症、神経衰弱、不眠症、更年期神経症。

● EK-11：柴胡桂枝乾姜湯エキス顆粒：太虎堂（カネボウ）

本薬1日量7.5g中、下記の混合生薬より抽出した柴胡桂枝乾姜湯エキス粉末3,580mgを含有する。

柴胡6.0g、黄芩3.0g、栝楼根3.0g、牡蛎3.0g、桂皮3.0g、甘草2.0g、乾姜2.0g

[効能・効果] 体力が弱く、冷え症、貧血気味で動悸、息切れがあり、神経過敏のものの次の諸症：更年期障害、血の道症、不眠症、神経症。

[覚え方]：覚え方としては、特別なものはないのですが、「柴胡」と「黄芩」は絶対に忘れないように。あとは名前から想像して覚えるようにします。

[病期その他] 少陽病の時期。虚証。どちらかというと胆経で熱証。脾経で寒証のもの、比較的程度の弱い胸脇苦満。出典は「傷寒論」、「金匱要略」。

柴胡桂枝湯(さいこけいしとう)

● TJ-10：柴胡桂枝湯エキス顆粒（ツムラ）

本品1日量7.5g中、下記の割合の混合生薬の乾燥エキス4.0gを含有する。

柴胡(さいこ)5.0g、黄芩(おうごん)2.0g、大棗(たいそう)2.0g、半夏(はんげ)4.0g、生姜(しょうきょう)1.0g、人参(にんじん)2.0g、甘草(かんぞう)2.0g、桂皮(けいひ)2.0g、芍薬(しゃくやく)2.0g

［効能・効果］　発熱、汗が出て悪寒し、身体痛み、頭痛、嘔気のあるものの次の諸症：感冒・流感・肺炎・肺結核などの熱性疾患、胃潰瘍・十二指腸潰瘍・胆嚢炎・胆石・肝機能障害・膵臓炎などの心下部緊張疼痛。

● N10：柴胡桂枝湯エキス細粒（コタロー）

本剤1日量6.0g中、下記の混合生薬より抽出した柴胡桂枝湯の水製乾燥エキス4.0gを含有する。

柴胡5.0g、黄芩2.0g、大棗2.0g、半夏4.0g、生姜0.5g、人参2.0g、甘草1.5g、桂皮2.5g、芍薬2.0g

［効能・効果］　自然発汗があって、微熱、悪寒し、胸や脇腹に圧迫感があり、頭痛、関節痛があるもの、あるいは胃痛、胸痛、悪心、腹痛が激しく食欲減退などを伴うもの。感冒、肋膜炎。

● KB-10、EK-10、EKT-10：柴胡桂枝湯エキス細粒・エキス錠（カネボウ）

本薬1日量エキス細粒6.0g、エキス錠18錠中、下記の混合生薬より抽出した柴胡桂枝湯エキス粉末（それぞれ4,000mg、3,800mg）を含有する。

柴胡5.0g、黄芩2.0g、大棗2.0g、半夏4.0g、生姜0.5g、人参2.0g、甘草1.5g、桂皮2.5g、芍薬2.0g

［効能・効果］　多くは腹痛を伴う胃腸炎、微熱・寒け・頭痛・嘔気などのある感冒、風邪の後期の症状。

● SG-10：柴胡桂枝湯エキスG（オースギ）

本剤は1日量7.5g（または3包）中、下記生薬より抽出した水製乾燥エキス（柴胡桂枝湯エキス）3.3gを含有する。

柴胡5.0g、黄芩2.0g、大棗2.0g、半夏4.0g、生姜1.0g、人参2.0g、甘草1.5g、桂皮2.5g、芍薬2.0g

［効能・効果］　多くは腹痛を伴う胃腸炎、微熱・寒け・頭痛・嘔気などのある感冒、風邪の後期の症状。

● S-24：柴胡桂枝湯エキス細粒（三和）

本品1日量（7.5g）中、下記の柴胡桂枝湯水製エキス4.3gを含有する。

柴胡5.0g、黄芩2.0g、大棗2.0g、半夏4.0g、生姜1.0g、人参2.0g、甘草1.5g、桂皮2.5g、芍薬2.5g

［効能・効果］　自然発汗があって、微熱、悪寒がし、胸や脇腹に圧迫感があり、頭痛、関節痛、食欲不振、下痢、悪心などを伴うものの次の諸症：感冒、胃痛、腹痛、神経痛、胆嚢炎、胃酸過多症。

［覚え方］：「小柴胡湯(しょうさいことう)」と「桂枝湯(けいしとう)」の合方です。

[病期その他]　少陽病の初期で、まだ太陽病の証が残っている時期、少陽病の半表半裏と太陽病の表証の症状が併存しているもの。小柴胡湯の証と桂枝湯の証を合わせた証をもつもの。慢性疾患では中等度の胸脇苦満、腹直筋の攣急を伴う。出典は「傷寒論」、「金匱要略」。

柴胡清肝湯（さいこせいかんとう）

● TJ-80：柴胡清肝湯エキス顆粒（ツムラ）

本品1日量7.5g中、下記の割合の混合生薬の乾燥エキス4.75gを含有する。
当帰1.5g、芍薬1.5g、川芎1.5g、地黄1.5g、黄連1.5g、黄芩1.5g、黄柏1.5g、山梔子1.5g、桔梗1.5g、連翹1.5g、栝楼根1.5g、牛蒡子1.5g、柴胡2.0g、甘草1.5g、薄荷1.5g

[効能・効果]　かんの強い傾向のある小児の次の諸症：神経症、慢性扁桃腺炎、湿疹。

● N80：柴胡清肝湯エキス細粒（コタロー）

本剤1日量9.0g中、下記の混合生薬より抽出した柴胡清肝湯の水製乾燥エキス5.7gを含有する。
当帰1.5g、芍薬1.5g、川芎1.5g、地黄1.5g、黄連1.5g、黄芩1.5g、黄柏1.5g、山梔子1.5g、桔梗1.5g、連翹1.5g、栝楼根1.5g、牛蒡子1.5g、柴胡2.0g、甘草1.5g、薄荷1.5g

[効能・効果]　虚弱者、小児腺病体質者、およびこれに伴う次の諸症。慢性胃腸病、貧血、頸部リンパ腺炎、肺門リンパ腺炎、扁桃腺肥大、神経症、湿疹。

[覚え方]：「温清飲（うんせいいん）」がベースになっていますので、その他の生薬を連想して下さい。

[病期その他]　両腹直筋の緊張。季肋下部に抵抗・圧痛のあるもの。出典は「一貫堂創方」。

柴朴湯（さいぼくとう）

● TJ-96：柴朴湯エキス顆粒（ツムラ）

本品1日量7.5g中、下記の割合の混合生薬の乾燥エキス5.0gを含有する。
柴胡7.0g、黄芩3.0g、人参3.0g、甘草2.0g、大棗3.0g、半夏5.0g、生姜1.0g、茯苓5.0g、厚朴3.0g、蘇葉2.0g

[効能・効果]　気分がふさいで、咽喉、食道部に異物感があり、時に動悸、めまい、嘔気などを伴う次の諸症：小児喘息、気管支喘息、気管支炎、咳、不安神経症。

● KB-96、EK-96：柴朴湯エキス細粒（カネボウ）

本薬1日量7.5g中、下記の混合生薬より抽出した柴朴湯エキス粉末5,500mgを含有する。
柴胡7.0g、黄芩3.0g、人参3.0g、甘草2.0g、大棗3.0g、半夏6.0g、生姜1.0g、茯苓5.0g、厚朴3.0g、蘇葉2.0g

[効能・効果]　気分がふさいで、咽喉、食道部に異物感があり、時に動悸、めまい、嘔気などを伴う次の諸症：小児喘息、気管支喘息、気管支炎、咳、不安神経症。

[覚え方]：「小柴胡湯（しょうさいことう）」と「半夏厚朴湯（はんげこうぼくとう）」の合方です。

[病期その他]　軽度の胸脇苦満。出典は「本朝経験方」。

柴苓湯(さいれいとう)

● TJ-114：柴苓湯エキス顆粒（ツムラ）

本品1日量9.0g中、下記の割合の混合生薬の乾燥エキス6.0gを含有する。
柴胡(さいこ)7.0g、黄芩(おうごん)3.0g、大棗(たいそう)3.0g、半夏(はんげ)5.0g、生姜(しょうきょう)1.0g、甘草(かんぞう)2.0g、人参(にんじん)3.0g、沢瀉(たくしゃ)5.0g、猪苓(ちょれい)3.0g、茯苓(ぶくりょう)3.0g、蒼朮(そうじゅつ)3.0g、桂皮(けいひ)2.0g

[効能・効果] 嘔気、食欲不振、喉の渇き、排尿が少ないなどの次の諸症：水瀉性下痢、急性胃腸炎、暑気あたり、むくみ。

● KB-114、EK-114：柴苓湯エキス細粒（カネボウ）

本薬1日量8.1g中、下記の混合生薬より抽出した柴苓湯エキス粉末7,000mgを含有する。
柴胡7.0g、黄芩3.0g、大棗3.0g、半夏5.0g、生姜1.0g、甘草2.0g、人参3.0g、沢瀉6.0g、猪苓4.5g、茯苓4.5g、白朮(びゃくじゅつ)4.5g、桂皮3.0g

[効能・効果] 吐き気、食欲不振、喉の渇き、排尿が少ないなどの次の諸症：水瀉性下痢、急性胃腸炎、暑気あたり、むくみ。

[覚え方]：「小柴胡湯(しょうさいことう)」と「五苓散(ごれいさん)」を合方したものです。

[病期その他] 胸脇苦満あり。出典は「得効方」。

サフラン

禁忌：妊婦または妊娠している可能性のある婦人（流・早産を引き起こす恐れがある）

● SG-202：日局サフラン：高砂サフランM（オースギ）

[効能・効果] 漢方処方の調剤に用いる。

三黄瀉心湯(さんおうしゃしんとう)

● TJ-113：三黄瀉心湯エキス顆粒（ツムラ）

本品1日量7.5g中、下記の割合の混合生薬の乾燥エキス1.75gを含有する。
黄連(おうれん)3.0g、黄芩(おうごん)3.0g、大黄(だいおう)3.0g

[効能・効果] 比較的体力があり、のぼせ気味で、顔面紅潮し、精神不安で、便秘の傾向のあるものの次の諸症：高血圧の随伴症状（のぼせ、肩こり、耳鳴り、頭重、不眠、不安）、鼻血、痔出血、便秘、更年期障害、血の道症。

● N113：三黄瀉心湯エキス細粒（コタロー）

本剤1日量6.0g中、下記の混合生薬より抽出した三黄瀉心湯の水製乾燥エキス0.6gを含有する。
黄連1.0g、黄芩1.0g、大黄1.0g

[効能・効果] のぼせて精神不安があり、胃部がつかえて、便秘がひどいもの、あるいは鮮紅色の充血、出血の傾向を伴うもの。高血圧、動脈硬化、高血圧による不眠症、脳溢血、吐血、下血、鼻出血、常習便秘。

2 漢方薬の説明

● NC113：三黄瀉心湯エキスカプセル（コタロー）
　本剤1日量3カプセル中、下記の混合生薬より抽出した三黄瀉心湯の水製乾燥エキス600 mgを含有する。
　黄連1.0 g、黄芩1.0 g、大黄1.0 g
　[効能・効果]　のぼせて不安感があり、胃部がつかえて、便秘がひどいもの、あるいは充血または出血の傾向を伴うもの。高血圧症、動脈硬化症、脳溢血、下血、鼻出血、常習便秘。

● KB-13、EK-13：三黄瀉心湯エキス細粒（カネボウ）
　本薬1日量 6.0 g中、下記の混合生薬より抽出した三黄瀉心湯エキス粉末700 mgを含有する。
　黄連1.0 g、黄芩1.0 g、大黄2.0 g
　[効能・効果]　比較的体力があり、のぼせ気味で、顔面紅潮し、精神不安で、便秘の傾向のあるものの次の諸症：高血圧の随伴症状（のぼせ、肩こり、耳鳴り、頭重、不眠、不安）、鼻血、痔出血、便秘、更年期障害、血の道症。

● SG-113：三黄瀉心湯エキスG（オースギ）
　本剤は1日量3.0 g（または3包）中、下記生薬より抽出した水製乾燥エキス（三黄瀉心湯エキス）1.4 gを含有する。
　黄連3.0 g、黄芩3.0 g、大黄3.0 g
　[効能・効果]　比較的体力があり、のぼせ気味で、顔面紅潮し、精神不安で、便秘の傾向のあるもの：高血圧の随伴症状（のぼせ、肩こり、耳鳴り、頭重、不眠、不安）、鼻血、痔出血、便秘、更年期障害、血の道症。

　　　[覚え方]：ゴロ合わせ的には「三王が写真撮り、オレ、黄金・大王」

　[病期その他]　実証、熱証のもの。出典は「金匱要略」。

酸棗仁湯（さんそうにんとう）

● TJ-103：酸棗仁湯エキス顆粒（ツムラ）
　本品1日量7.5 g中、下記の割合の混合生薬の乾燥エキス3.25 gを含有する。
　酸棗仁（さんそうにん）10.0 g、川芎（せんきゅう）3.0 g、茯苓（ぶくりょう）5.0 g、知母（ちも）3.0 g、甘草（かんぞう）1.0 g
　[効能・効果]　心身が疲れ弱って眠れないもの。

● SG-103：酸棗仁湯エキスG（オースギ）
　本剤は1日量6.0 g（または3包）中、下記生薬より抽出した水製乾燥エキス（酸棗仁湯エキス）2.8 gを含有する。
　酸棗仁15.0 g、川芎3.0 g、茯苓5.0 g、知母3.0 g、甘草1.0 g
　[効能・効果]　心身が疲れ弱って眠れないもの。

　　　[覚え方]：ゴロ合わせ的には「山荘に、潜・伏・痴・漢」

　[病期その他]　虚証。心・胆の気虚のもの。出典は「金匱要略」。

三物黄芩湯

● TJ-121：三物黄芩湯エキス顆粒（ツムラ）

本品1日量7.5g中、下記の割合の混合生薬の乾燥エキス3.75gを含有する。
黄芩3.0g、地黄6.0g、苦参3.0g

[効能・効果] 手足のほてり。

> [覚え方]：ゴロ合わせ的には「三物・黄金、地・獄」

[病期その他] 出典は「金匱要略」。

滋陰降火湯

● TJ-93：滋陰降火湯エキス顆粒（ツムラ）

本品1日量7.5g中、下記の割合の混合生薬の乾燥エキス5.5gを含有する。
芍薬2.5g、知母1.5g、当帰2.5g、陳皮2.5g、蒼朮3.0g、地黄2.5g、甘草1.5g、天門冬2.5g、麦門冬2.5g、黄柏1.5g

[効能・効果] 喉にうるおいがなく痰が出なくて咳込むもの。

> [覚え方]：ゴロ合わせ的に「寺院効果と、借・地も、登記、陳・述・時・間・て、バク・バク」

[病期その他] どちらかというと虚証、肺腎陰虚のもの。出典は「万病回春」。

滋陰至宝湯

● TJ-92：滋陰至宝湯エキス顆粒（ツムラ）

本品1日量9.0g中、下記の割合の混合生薬の乾燥エキス6.0gを含有する。
香附子3.0g、柴胡3.0g、芍薬3.0g、知母3.0g、陳皮3.0g、当帰3.0g、麦門冬3.0g、白朮3.0g、茯苓3.0g、甘草1.0g、薄荷1.0g、地骨皮3.0g、貝母2.0g

[効能・効果] 虚弱なものの慢性の咳・痰。

> [覚え方]：覚え方としては特にありません。かなり多くの生薬が配合されていますので、イメージで覚えるようにしましょう。

[病期その他] 出典は「万病回春」。

紫雲膏

禁忌：本剤に対し過敏症の既往歴のある患者、重度（重症）の熱傷・外傷のある患者、化膿性の創傷で高熱のある患者、患部の湿潤やただれのひどい患者

● TJ-501：紫雲膏（ツムラ）

本品100g中、胡麻油100.0g、当帰10.0g、紫根10.0g
上記の割合で得た油性エキス71.2gと晒し蜜蠟27.0g、豚脂1.8gを含有する。

[効能・効果] 火傷、痔核による疼痛、肛門裂傷。

● SG-501：紫雲膏：マルイシ（オースギ）

本品1,605g中、下記を含有する。

豚脂 25g、胡麻油 1,000g、当帰 100g、蜜蝋 380g、紫根 100g

[効能・効果] 火傷、痔核による疼痛、肛門裂傷。

> [覚え方]：紫雲膏の成分を下記の順にして、
> 豚脂、胡麻油、当帰、黄蝋、紫根：「うこん、ブタの油とゴマの油でトキ・おろ・し」

[病期その他] 出典は「華岡青洲経験方」。

四逆散（しぎゃくさん）

● TJ-35：四逆散エキス顆粒（ツムラ）

本品1日量7.5g中、下記の割合の混合生薬の乾燥エキス2.25gを含有する。

柴胡 5.0g、芍薬 4.0g、甘草 1.5g、枳実 2.0g

[効能・効果] 比較的体力のあるもので、大柴胡湯証と小柴胡湯証との中間証を表すものの次の諸症：胆嚢炎、胆石症、胃炎、胃酸過多、胃潰瘍、鼻カタル、気管支炎、神経質、ヒステリー。

> [覚え方]：ゴロ合わせ的には「四逆、察・し、夜・間・記事」

[病期その他] 少陰病期。中間証かやや実証、寒証。時に心経・腎経。陽虚証のもの。出典は「傷寒論」。

四君子湯（しくんしとう）

● TJ-75：四君子湯エキス顆粒（ツムラ）

本品1日量7.5g中、下記の割合の混合生薬の乾燥エキス2.75gを含有する。

人参 4.0g、蒼朮 4.0g、茯苓 4.0g、甘草 1.0g、生姜 1.0g、大棗 1.0g

[効能・効果] やせて顔色が悪くて、食欲がなく、疲れやすいものの次の諸症：胃腸虚弱、慢性胃炎、胃のもたれ、嘔吐、下痢。

● SG-75T：四君子湯エキス錠（オースギ）

本剤は1日量18錠中、下記生薬より抽出した水製乾燥エキス（四君子湯エキス）3.5gを含有する。

人参 4.0g、白朮 4.0g、茯苓 4.0g、甘草 1.5g、生姜 0.5g、大棗 1.5g

[効能・効果] やせて顔色が悪くて食欲がなく、疲れやすいものの次の諸症：胃腸虚弱、慢性胃炎、胃のもたれ、嘔吐、下痢。

> [覚え方]：ゴロ合わせ的に「4君子、忍・術・霊・感・狂・騒」

[病期その他] 虚証。脾気虚。脈は弱。腹部は軟弱。心窩部に振水音。出典は「和剤局方」。

梔子柏皮湯 (ししはくひとう)

● N314：梔子柏皮湯エキス細粒（コタロー）

本剤1日量6.0g中、下記の混合生薬より抽出した梔子柏皮湯の水製乾燥エキス1.2gを含有する。

山梔子(さんしし)3.0g、黄柏(おうばく)2.0g、甘草(かんぞう)1.0g

[効能・効果] 肝臓部に圧迫感があるもの。黄疸、皮膚瘙痒症、宿酔。

[覚え方]：処方名から連想して下さい。

[病期その他] どちらかというと虚証。出典は「傷寒論」。

七物降下湯 (しちもつこうかとう)

● TJ-46：七物降下湯エキス顆粒（ツムラ）

本品1日量7.5g中、下記の割合の混合生薬の乾燥エキス4.0gを含有する。

当帰(とうき)4.0g、芍薬(しゃくやく)4.0g、川芎(せんきゅう)3.0g、地黄(じおう)3.0g、釣藤鈎(ちょうとうこう)3.0g、黄耆(おうぎ)3.0g、黄柏(おうばく)2.0g

[効能・効果] 身体虚弱の傾向のあるものの次の諸症：高血圧に伴う随伴症状（のぼせ、肩こり、耳鳴り、頭重）。

● SG-46：七物降下湯エキスG（オースギ）

本剤は1日量7.5g（または3包）中、下記生薬より抽出した水製乾燥エキス（七物降下湯エキス）4.3gを含有する。

当帰3.0g、芍薬3.0g、川芎3.0g、地黄3.0g、釣藤鈎4.0g、黄耆3.0g、黄柏2.0g

[効能・効果] 身体虚弱の傾向のあるものの次の諸症：高血圧に伴う随伴症状（のぼせ、肩こり、耳鳴り、頭重）。

[覚え方]：「四物湯(しもつとう)」に釣藤鈎、黄耆、黄柏を加えたものです。

[病期その他] 虚証、陰証。肝経。腹壁が緊張しているもの。出典は「修琴堂創方」。

四物湯 (しもつとう)

● TJ-71：四物湯エキス顆粒（ツムラ）

本品1日量7.5g中、下記の割合の混合生薬の乾燥エキス2.75gを含有する。

川芎(せんきゅう)3.0g、地黄(じおう)3.0g、芍薬(しゃくやく)3.0g、当帰(とうき)3.0g

[効能・効果] 皮膚が枯燥し、色つやの悪い体質で胃腸障害のない人の次の諸症：産後あるいは流産後の疲労回復、月経不順、冷え症、しもやけ、しみ、血の道症。

● N71：四物湯エキス細粒（コタロー）

本剤1日量6.0g中、下記の混合生薬より抽出した四物湯の水製乾燥エキス3.5gを含有する。

川芎3.0g、地黄3.0g、芍薬3.0g、当帰3.0g

[効能・効果] 貧血、冷え症で腹部が軟弱でやや膨満し、便秘の傾向があるもの。高血圧症、貧血

症、更年期障害、月経不順、月経痛、過多月経、産前産後の諸種の障害。

● KB-71、EK-71、EKT-71：四物湯エキス細粒・エキス錠（カネボウ）
　本薬1日量エキス細粒6.0g、エキス錠18錠中、下記の混合生薬より抽出した四物湯エキス粉末（それぞれ3,600mg、3,300mg）を含有する。
　川芎3.0g、地黄3.0g、芍薬3.0g、当帰3.0g
　[効能・効果]　皮膚が枯燥し、色つやの悪い体質で胃腸障害のない人の次の諸症：産後あるいは流産後の疲労回復、月経不順、冷え症、しもやけ、しみ、血の道症。

　[覚え方]：ゴロ合わせ的に「四物、煎・じ、芍薬・湯」

　[病期その他]　虚証。肝血虚、心血虚。脈は弱。腹部は軟弱。臍傍に動悸を触れる。出典は「和剤局方」。

炙甘草湯（しゃかんぞうとう）

　禁忌：アルドステロン症の患者、ミオパチーのある患者、低カリウム血症のある患者

● TJ-64：炙甘草湯エキス顆粒（ツムラ）
　本品1日量9.0g中、下記の割合の混合生薬の乾燥エキス7.0gを含有する。
　地黄6.0g、麦門冬6.0g、桂皮3.0g、大棗3.0g、人参3.0g、生姜1.0g、麻子仁3.0g、炙甘草3.0g、阿膠2.0g
　[効能・効果]　体力が衰えて、疲れやすいものの動悸、息切れ。

● N64：炙甘草湯エキス細粒（コタロー）
　本剤1日量15.0g中、下記の混合生薬より抽出した炙甘草湯の水製乾燥エキス9.0gとゼラチン2.0gを含有する。
　地黄6.0g、麦門冬6.0g、桂皮3.0g、大棗3.0g、人参3.0g、生姜0.8g、麻子仁3.0g、炙甘草3.0g、阿膠2.0g
　[効能・効果]　顔色悪く貧血し、不整脈があって動悸息切れが激しく、便秘がちのもの、あるいは熱感があるもの。心臓神経症、心臓弁膜症、血痰を伴った咳嗽、バセドウ病の呼吸困難。

　[覚え方]：これに対する特別な覚え方はありません。だいたいのイメージで覚えて下さい。

　[病期その他]　虚証。心肺気虚。腹診は臍下の筋力弱く、腹部大動脈の拍動強いもの。出典は「傷寒論」、「金匱要略」。

芍薬甘草湯（しゃくやくかんぞうとう）

　禁忌：アルドステロン症の患者、ミオパチーのある患者、低カリウム血症のある患者

● TJ-68：芍薬甘草湯エキス顆粒（ツムラ）
　本品1日量7.5g中、下記の割合の混合生薬の乾燥エキス2.5gを含有する。
　芍薬6.0g、甘草6.0g
　[効能・効果]　急激に起こる筋肉の痙攣を伴う疼痛。

● N68：芍薬甘草湯エキス細粒（コタロー）
　本剤1日量6.0g中、下記の混合生薬より抽出した芍薬甘草湯の水製乾燥エキス2.5gを含有する。
　芍薬5.0g、甘草5.0g
　[効能・効果]　腹直筋緊張し、胃痛または腹痛があるもの。胆石症あるいは腎臓・膀胱結石の痙攣痛、四肢・筋肉・関節痛、薬物服用後の副作用の腹痛、胃痙攣、急迫性の胃痛。

● KB-68、EK-68：芍薬甘草湯エキス細粒（カネボウ）
　本薬1日量6.0g中、下記の混合生薬より抽出した芍薬甘草湯エキス粉末2,900mgを含有する。
　芍薬6.0g、甘草6.0g
　[効能・効果]　急激に起こる筋肉の痙攣を伴う疼痛。

　　[覚え方]：「芍薬・甘草」湯です。

　[病期その他]　どちらかというと虚に近い中間証のもの。出典は「傷寒論」。

芍薬甘草附子湯（しゃくやくかんぞうぶしとう）

　　　　禁忌：アルドステロン症の患者、ミオパチーのある患者、低カリウム血症のある患者

●（SG-146）、S-05：芍薬甘草附子湯エキス細粒：三和（オースギ）
　本品1日量4.5g中、下記の芍薬甘草附子湯水製エキス2.6gを含有する。
　芍薬5.0g、甘草5.0g、加工附子1.0g
　[効能・効果]　冷え症で関節や筋肉が痛み、麻痺感があって四肢の屈伸が困難なものの次の諸症：慢性神経痛、慢性関節炎、関節リウマチ、筋肉リウマチ、五十肩、肩こり。

　　[覚え方]：「芍薬・甘草・附子」湯です。

　[病期その他]　出典は「傷寒論」。

十全大補湯（じゅうぜんたいほとう）

● TJ-48：十全大補湯エキス顆粒（ツムラ）
　本品1日量7.5g中、下記の割合の混合生薬の乾燥エキス5.0gを含有する。
　当帰3.0g、芍薬3.0g、川芎3.0g、地黄3.0g、人参3.0g、茯苓3.0g、蒼朮3.0g、甘草1.5g、黄耆3.0g、桂皮3.0g
　[効能・効果]　病後の体力低下、疲労倦怠、食欲不振、寝汗、手足の冷え、貧血。

● N48：十全大補湯エキス細粒（コタロー）
　本剤1日量15.0g中、下記の混合生薬より抽出した十全大補湯の水製乾燥エキス8.5gを含有する。
　当帰3.5g、芍薬3.0g、川芎3.0g、地黄3.5g、人参2.5g、茯苓3.5g、白朮3.5g、甘草1.0g、黄耆2.5g、桂皮3.0g
　[効能・効果]　皮膚および粘膜が蒼白で、つやがなく、やせて貧血し、食欲不振や衰弱が甚だしいもの。消耗性疾患、あるいは手術による衰弱、産後衰弱、全身衰弱時の次の諸症：低血圧症、貧血

症、神経衰弱、疲労倦怠、胃腸虚弱、胃下垂。

● KB-48、EK-48：十全大補湯エキス細粒（カネボウ）
　本薬1日量 7.5g中、下記の混合生薬より抽出した十全大補湯エキス粉末6,200 mgを含有する。
　当帰3.0g、芍薬3.0g、川芎3.0g、地黄3.0g、人参3.0g、茯苓3.0g、白朮3.0g、甘草1.5g、黄耆3.0g、桂皮3.0g
　［効能・効果］　病後の体力低下、疲労倦怠、食欲不振、寝汗、手足の冷え、貧血。

● SG-48：十全大補湯エキスG（オースギ）
　本剤は1日量12.0g（または3包）中、下記生薬より抽出した水製乾燥エキス（十全大補湯エキス）6.1gを含有する。
　当帰3.0g、芍薬3.0g、川芎3.0g、地黄3.0g、人参3.0g、茯苓3.0g、白朮3.0g、甘草1.5g、黄耆3.0g、桂皮3.0g
　［効能・効果］　病後の体力低下、疲労倦怠、食欲不振、寝汗、手足の冷え、貧血。

● S-32：十全大補湯エキス細粒（三和）
　本品1日量（9g）中、下記の十全大補湯水製エキス6.1gを含有する。
　当帰3.0g、芍薬3.0g、川芎3.0g、地黄3.0g、人参3.0g、茯苓3.0g、白朮3.0g、甘草1.5g、黄耆3.0g、桂皮3.0g
　［効能・効果］　貧血して皮膚および可視粘膜が蒼白で、栄養不良、やせていて食欲がなく衰弱しているものの次の諸症：衰弱（産後、手術後、大病後）などの貧血症、低血圧症、白血病、痔瘻、カリエス、消耗性疾患による衰弱、出血、脱肛。

> ［覚え方］：「四物湯」に、「四君子湯」より生姜と大棗を除いたものを合方し、黄耆と桂皮を加えたものです。ゴロ合わせ的には「銃で逮捕、死待つ・四君子、競・争・O・K」

　［病期その他］　虚証、陰陽・気血・表裏の虚証。脈は緩で弱。腹部は軟弱なもの。出典は「和剤局方」。

十味敗毒湯 (じゅうみはいどくとう)

● TJ-6：十味敗毒湯エキス顆粒（ツムラ）
　本品1日量7.5g中、下記の割合の混合生薬の乾燥エキス3.5gを含有する。
　樸樕3.0g、甘草1.0g、防風1.5g、柴胡3.0g、川芎3.0g、茯苓3.0g、桔梗3.0g、荊芥1.0g、生姜1.0g、独活1.5g
　［効能・効果］　化膿性皮膚疾患・急性皮膚疾患の初期、蕁麻疹、急性湿疹、水虫。

● N6：十味敗毒湯エキス細粒（コタロー）
　本剤1日量6.0g中、下記の混合生薬より抽出した十味敗毒湯の水製乾燥エキス3.8gを含有する。
　桜皮3.0g、甘草1.0g、浜防風2.0g、柴胡3.0g、川芎3.0g、茯苓3.0g、桔梗3.0g、荊芥1.0g、生姜0.5g、独活2.0g

[効能・効果]　腫物、湿疹、蕁麻疹、にきび、フルンクロージスの体質改善。

● KB-6、EK-6、EKT-6：十味敗毒湯エキス細粒・エキス錠（カネボウ）
　本薬1日量エキス細粒6.0 g、エキス錠18錠中、下記の混合生薬より抽出した十味敗毒湯エキス粉末（それぞれ3,900 mg、3,200 mg）を含有する。
　桜皮2.5 g、甘草1.5 g、防風2.5 g、柴胡2.5 g、川芎2.5 g、茯苓2.5 g、桔梗2.5 g、荊芥1.5 g、生姜1.0 g、独活1.5 g
　[効能・効果]　化膿性皮膚疾患・急性皮膚疾患の初期、蕁麻疹、急性湿疹、水虫。

● SG-06：十味敗毒湯エキスG（オースギ）
　本剤は1日量6.0 g（または3包）中、下記生薬より抽出した水製乾燥エキス（十味敗毒湯エキス）2.8 gを含有する。
　桜皮3.0 g、甘草1.0 g、浜防風2.0 g、柴胡3.0 g、川芎3.0 g、茯苓3.0 g、桔梗3.0 g、荊芥1.0 g、生姜0.25 g、独活2.0 g
　[効能・効果]　化膿性皮膚疾患・急性皮膚疾患の初期、蕁麻疹、急性湿疹、水虫。

● S-25：十味敗毒湯エキス細粒（三和）
　本品1日量（7.5 g）中、下記の十味敗毒湯水製エキス3.7 gを含有する。
　桜皮3.0 g、甘草1.0 g、浜防風1.5 g、柴胡3.0 g、川芎3.0 g、茯苓3.0 g、桔梗3.0 g、荊芥1.0 g、生姜1.0 g、独活1.5 g
　[効能・効果]　比較的神経質で胸脇苦満があり、せつ、アレルギー性の湿疹などを起こしやすい体質のものの次の諸症：皮膚炎、湿疹、蕁麻疹、乳房炎、フルンクロージスの体質改善、腫物、尋常性痤瘡、とびひ。

　[覚え方]：ゴロ合わせ的に、十味敗毒湯から病気やケガを連想して「僕、感・冒に、柴胡・煎じ、服用・効き、ケガ・消・毒」

　[病期その他]　出典は「華岡青洲経験方」。

潤腸湯（じゅんちょうとう）

● TJ-51：潤腸湯エキス顆粒（ツムラ）
　本品1日量7.5 g中、下記の割合の混合生薬の乾燥エキス5.0 gを含有する。
　厚朴（こうぼく）2.0 g、枳実（きじつ）2.0 g、大黄（だいおう）2.0 g、杏仁（きょうにん）2.0 g、麻子仁（ましにん）2.0 g、桃仁（とうにん）2.0 g、甘草（かんぞう）1.5 g、地黄（じおう）6.0 g、黄芩（おうごん）2.0 g、当帰（とうき）3.0 g
　[効能・効果]　便秘

　[覚え方]：「麻子仁丸」から芍薬を除いたものがベースになっていることから、その他の生薬を連想して下さい。

　[病期その他]　虚証、陰証のもの。腹壁は弛緩。出典は「万病回春」。

小建中湯 (しょうけんちゅうとう)

● **TJ-99：小建中湯エキス顆粒（ツムラ）**

本品1日量15.0g中、下記の割合の混合生薬の乾燥エキス3.75gと粉末飴10.0gを含有する。
桂皮(けいひ)4.0g、芍薬(しゃくやく)6.0g、甘草(かんぞう)2.0g、生姜(しょうきょう)1.0g、大棗(たいそう)4.0g、膠飴(こうい)10.0g

[効能・効果] 体質虚弱で疲労しやすく、血色がすぐれず、腹痛、動悸、手足のほてり、冷え、頻尿および多尿などのいずれかを伴う次の諸症：小児虚弱体質、疲労倦怠、神経質、慢性胃腸炎、小児夜尿症、夜泣き。

● **N99：小建中湯エキス細粒（コタロー）**

本剤1日量27.0g中、下記の混合生薬より抽出した小建中湯の水製乾燥エキス4.5gと粉末飴20.0gを含有する。
桂皮4.0g、芍薬6.0g、甘草2.0g、生姜1.0g、大棗4.0g、膠飴20.0g

[効能・効果] 体質虚弱で疲労しやすく、のぼせ、腹痛や動悸があり、冷え症で手足がほてり、排尿回数、尿量ともに多いもの。胃腸病、小児の下痢あるいは便秘、神経質、腺病質、貧血症、頻尿、小児夜啼症、小児夜尿症。

● **SG-99：小建中湯エキスG（オースギ）**

本剤は1日量25.2g（または6包）中、下記生薬より抽出した水製乾燥エキス（小建中湯エキス）4.0g、膠飴20gを含有する。
桂皮4.0g、芍薬6.0g、甘草2.0g、生姜1.0g、大棗4.0g、膠飴20.0g

[効能・効果] 体質虚弱で疲労しやすく、血色がすぐれず、腹痛、動悸、手足のほてり、冷え、頻尿および多尿などのいずれかを伴う次の諸症：小児虚弱体質、疲労倦怠、神経質、慢性胃腸炎、小児夜尿症、夜泣き。

[覚え方]：「桂枝加芍薬湯(けいしかしゃくやくとう)」に膠飴を加えればよいのです。

[病期その他] 虚証。胃虚。寒証のもの。腹部は腹壁の筋肉が薄く腹直筋の緊張するもの。出典は「傷寒論」、「金匱要略」。

小柴胡湯 (しょうさいことう)

警告：間質性肺炎の危険性について
禁忌：インターフェロン製剤を投与中の患者、肝硬変・肝癌の患者、慢性肝炎における肝機能障害で血小板数が10万/mm³以下の患者

● **TJ-9：小柴胡湯エキス顆粒（ツムラ）**

本品1日量7.5g中、下記の割合の混合生薬の乾燥エキス4.5gを含有する。
柴胡(さいこ)7.0g、黄芩(おうごん)3.0g、大棗(たいそう)3.0g、半夏(はんげ)5.0g、生姜(しょうきょう)1.0g、甘草(かんぞう)2.0g、人参(にんじん)3.0g

[効能・効果] 体力中等度で上腹部が張って苦しく、舌苔を生じ、口中不快、食欲不振、時により微熱、悪心などのあるものの次の諸症：諸種の急性熱性病、肺炎、気管支炎、感冒、胸膜炎・肺結核などの結核性諸疾患の補助療法、リンパ腺炎、慢性胃腸障害、産後回復不全。慢性肝炎における肝機能障害の改善。

● N9：小柴胡湯エキス細粒（コタロー）

　本剤1日量7.5g中、下記の混合生薬より抽出した小柴胡湯の水製乾燥エキス5.0gを含有する。
　<u>柴胡7.0g</u>、<u>黄芩3.0g</u>、<u>大棗3.0g</u>、<u>半夏5.0g</u>、<u>生姜1.0g</u>、<u>甘草2.0g</u>、<u>人参3.0g</u>
　［効能・効果］　胸や脇腹が重苦しく、疲れやすくて微熱があったり熱感と寒感が交互にあったりして、食欲なく、時に舌苔があり、悪心、嘔吐、咳嗽を伴うなどの症状があるもの。感冒、気管支炎、気管支喘息、肋膜炎、胃腸病、胸部疾患、腎臓病、貧血症、腺病質。慢性肝炎における肝機能障害の改善。

● KB-9、EK-9、EKT-9：小柴胡湯エキス細粒・エキス錠（カネボウ）

　本薬1日量エキス細粒6.0g、エキス錠18錠中、下記の混合生薬より抽出した小柴胡湯エキス粉末(それぞれ5,400mg、4,800mg)を含有する。
　<u>柴胡7.0g</u>、<u>黄芩3.0g</u>、<u>大棗3.0g</u>、<u>半夏5.0g</u>、<u>生姜1.0g</u>、<u>甘草2.0g</u>、<u>人参3.0g</u>
　［効能・効果］　嘔気、食欲不振、胃炎、胃腸虚弱、疲労感および風邪の後期の症状。慢性肝炎における肝機能障害の改善。

● SG-09：小柴胡湯エキスG（オースギ）

　本剤は1日量7.5g（または3包）中、下記生薬より抽出した水製乾燥エキス（小柴胡湯エキス）4.0g、膠飴20gを含有する。
　<u>柴胡7.0g</u>、<u>黄芩3.0g</u>、<u>大棗3.0g</u>、<u>半夏5.0g</u>、<u>生姜1.0g</u>、<u>甘草2.0g</u>、<u>人参3.0g</u>
　［効能・効果］　嘔気、食欲不振、胃炎、胃腸虚弱、疲労感および風邪の後期の症状。慢性肝炎における肝機能障害の改善。

● SG-09T：小柴胡湯エキスT錠（オースギ）

　本剤は1日量18錠（または3包）中、下記生薬より抽出した水製乾燥エキス（小柴胡湯エキス）4.0gを含有する。
　<u>柴胡7.0g</u>、<u>黄芩3.0g</u>、<u>大棗3.0g</u>、<u>半夏5.0g</u>、<u>生姜1.0g</u>、<u>甘草2.0g</u>、<u>人参3.0g</u>
　［効能・効果］　小柴胡湯エキスG(オースギ)と同じ。

● S-11：小柴胡湯エキス細粒（三和）

　本品1日量（7.5g）中、下記の小柴胡湯水製エキス4.6gを含有する。
　<u>柴胡6.0g</u>、<u>黄芩3.0g</u>、<u>大棗3.0g</u>、<u>半夏5.0g</u>、<u>生姜1.0g</u>、<u>甘草2.0g</u>、<u>人参3.0g</u>
　［効能・効果］　微熱があって頭痛、頭重、疲労倦怠感を自覚するもの、また熱感や微熱がとれず、あるいは熱と悪寒が交互に現れ、咳を伴うものの次の諸症：感冒、気管支炎、気管支喘息、麻疹。胸や脇腹に圧迫感を自覚し、悪心や嘔吐、腹痛などを伴い舌に白苔があって、胃部が重苦しく食欲が減退するものの次の諸症：腎臓疾患、胃腸病、悪阻。腺病体質で疲れやすく抵抗力が乏しく、体力の回復が長びくものの次の症状：腺病質の体質改善。慢性肝炎における肝機能障害の改善。

> ［覚え方］：「大柴胡湯（だいさいことう）」と「小柴胡湯」をまとめて、ゴロ合わせ的には「<u>柴胡</u>・<u>おごって</u>、<u>大</u>・<u>繁</u>・<u>盛</u>、<u>シャ場代を</u>・<u>記述</u>、（するのが）<u>肝</u>・<u>心</u>」
> 　（ちなみに、「大柴胡湯」の組成は、<u>柴胡6.0g</u>、<u>黄芩3.0g</u>、<u>大棗3.0g</u>、<u>半夏4.0g</u>、<u>生姜1.0g</u>、<u>芍薬3.0g</u>、<u>大黄1.0g</u>、<u>枳実2.0g</u>です。）

　［病期その他］　少陽病の時期。半表半裏証のもの。出典は「傷寒論」、「金匱要略」。

小柴胡湯加桔梗石膏
しょうさいことうかききょうせっこう

● TJ-109：小柴胡湯加桔梗石膏エキス顆粒（ツムラ）

本品1日量7.5g中、下記の割合の混合生薬の乾燥エキス5.0gを含有する。
柴胡7.0g、黄芩3.0g、大棗3.0g、半夏5.0g、生姜1.0g、甘草2.0g、人参3.0g、桔梗3.0g、石膏10.0g

［効能・効果］　咽喉が腫れて痛む次の諸症：扁桃炎、扁桃周囲炎。

［覚え方］：「小柴胡湯」に桔梗と石膏を加えればよいのです。

［病期その他］　胸脇苦満。出典は「本朝経験方」。

小青竜湯
しょうせいりゅうとう

禁忌：アルドステロン症の患者、ミオパチーのある患者、低カリウム血症のある患者

● TJ-19：小青竜湯エキス顆粒（ツムラ）

本品1日量9.0g中、下記の割合の混合生薬の乾燥エキス5.0gを含有する。
麻黄3.0g、桂皮3.0g、芍薬3.0g、甘草3.0g、半夏6.0g、乾姜3.0g、五味子3.0g、細辛3.0g

［効能・効果］　下記疾患における水様の痰、水様鼻汁、鼻閉、くしゃみ、喘鳴、咳嗽、流涙。気管支喘息、鼻炎、アレルギー性鼻炎、アレルギー性結膜炎、感冒。気管支炎。

● N19：小青竜湯エキス細粒（コタロー）

本剤1日量7.5g中、下記の混合生薬より抽出した小青竜湯の水製乾燥エキス5.0gを含有する。
麻黄3.0g、桂皮3.0g、芍薬3.0g、甘草3.0g、半夏6.0g、乾姜3.0g、五味子3.0g、細辛3.0g

［効能・効果］　①下記疾患における水様の痰、水様鼻汁、鼻閉、くしゃみ、喘鳴、咳嗽、流涙：気管支喘息、鼻炎、アレルギー性鼻炎、アレルギー性結膜炎、感冒。②発熱症状後、尿量減少し、胸内苦悶、胃部に水分停滞感があり、喘鳴を伴う喀痰の多い咳嗽があるもの、あるいは鼻汁の多い鼻炎や、流涙の多い眼病の如く、分泌液過多のもの：気管支炎。

● KB-19、EK-19、EKT-19：小青竜湯エキス細粒・エキス錠（カネボウ）

本薬1日量エキス細粒6.0g、エキス錠18錠中、下記の混合生薬より抽出した小青竜湯エキス粉末（それぞれ5,200 mg、3,900 mg）を含有する。
麻黄3.0g、桂皮3.0g、芍薬3.0g、甘草3.0g、半夏6.0g、乾姜3.0g、五味子3.0g、細辛3.0g

［効能・効果］　①下記疾患における水様の痰、水様鼻汁、鼻閉、くしゃみ、喘鳴、咳嗽、流涙：気管支喘息、鼻炎、アレルギー性鼻炎、アレルギー性結膜炎、感冒。②気管支炎。

● SG-19：小青竜湯エキスG（オースギ）

本剤1日量7.5g（または3包）中、下記生薬より抽出した水製乾燥エキス（小青竜湯エキス）4.1gを含有する。
麻黄3.0g、桂皮3.0g、芍薬3.0g、甘草3.0g、半夏6.0g、乾姜3.0g、五味子3.0g、細辛3.0g

［効能・効果］　①下記疾患における水様の痰、水様鼻汁、鼻閉、くしゃみ、喘鳴、咳嗽、流涙：気管支喘息、鼻炎、アレルギー性鼻炎、アレルギー性結膜炎、感冒。②気管支炎。

● SG-19T：小青竜湯エキスＴ錠（オースギ）
　本剤は1日量18錠（または3包）中、下記生薬より抽出した水製乾燥エキス（小青竜湯エキス）4.1gを含有する。
　麻黄3.0g、桂皮3.0g、芍薬3.0g、甘草3.0g、半夏6.0g、乾姜3.0g、五味子3.0g、細辛3.0g
　[効能・効果]　小青竜湯エキスＧ（オースギ）と同じ。

● S-19：小青竜湯エキス細粒（三和）
　本品1日量（9g）中、下記の小青竜湯水製エキス5.6gを含有する。
　麻黄3.0g、桂皮3.0g、芍薬3.0g、甘草3.0g、半夏6.0g、乾姜3.0g、五味子3.0g、細辛3.0g
　[効能・効果]　①下記疾患における水様の痰、水様鼻汁、鼻閉、くしゃみ、喘鳴、咳嗽、流涙：気管支喘息、鼻炎、アレルギー性鼻炎、アレルギー性結膜炎、感冒。②咳とともに稀薄の喀痰が出て、呼吸困難、喘鳴あるいは水鼻などを伴うもの：気管支炎。

> [覚え方]：「小青竜湯」に麻黄が配合されていることを思い出し、ゴロ合わせ的に「青竜は、魔を・消し・若・干・ハゲ、環境・ゴミ・深々」

　[病期その他]　実証。肺経。胸脇部の水毒のもの。心窩部に振水音。出典は「傷寒論」、「金匱要略」。

小半夏加茯苓湯（しょうはんげかぶくりょうとう）

● TJ-21：小半夏加茯苓湯エキス顆粒（ツムラ）
　半夏（はんげ）6.0g、生姜（しょうきょう）1.5g、茯苓（ぶくりょう）5.0g
　[効能・効果]　体力中等度の次の諸症：妊娠嘔吐（つわり）、そのほかの諸病の嘔吐（急性胃腸炎、湿性胸膜炎、水腫性脚気、蓄膿症）。

● N21：小半夏加茯苓湯エキス細粒（コタロー）
　本剤1日量6.0g中、下記の混合生薬より抽出した小半夏加茯苓湯の水製乾燥エキス1.2gを含有する。
　半夏5.0g、生姜1.3g、茯苓5.0g
　[効能・効果]　胃部に水分停滞感があって、嘔吐するもの。つわり、嘔吐症。

● KB-21、EK-21：小半夏加茯苓湯エキス細粒（カネボウ）
　本薬1日量6.0g中、下記の混合生薬より抽出した小半夏加茯苓湯エキス粉末1,700mgを含有する。
　半夏6.0g、生姜2.0g、茯苓5.0g
　[効能・効果]　つわり、嘔吐、悪心。

● SG-21：小半夏加茯苓湯エキスＧ（オースギ）
　本剤は1日量3.0g（または3包）中、下記生薬より抽出した水製乾燥エキス（小半夏加茯苓湯エキス）0.9gを含有する。
　半夏8.0g、生姜2.0g、茯苓8.0g
　[効能・効果]　つわり、悪心、嘔吐。

[覚え方]：「小半夏湯（半夏・生姜）」に茯苓を加えたもので、ゴロ合わせ的には「ハンゲ・教」に茯苓を名前から判断して加えればよいと思います。

[病期その他]　少陽病期。中間証。どちらかというと脾経、胃経。出典は「金匱要略」。

消風散

● TJ-22：消風散エキス顆粒（ツムラ）
本品1日量7.5g中、下記の割合の混合生薬の乾燥エキス4.0gを含有する。
石膏3.0g、地黄3.0g、当帰3.0g、蒼朮2.0g、防風2.0g、木通2.0g、知母1.5g、甘草1.0g、苦参1.0g、荊芥1.0g、牛蒡子2.0g、胡麻1.5g、蝉退1.0g

[効能・効果]　分泌物が多く、痒みの強い慢性の皮膚病（湿疹、蕁麻疹、水虫、あせも、皮膚瘙痒症）。

● N22：消風散エキス細粒（コタロー）
本剤1日量9.0g中、下記の混合生薬より抽出した消風散の水製乾燥エキス6.0gを含有する。
石膏3.0g、地黄3.0g、当帰3.0g、蒼朮2.0g、浜防風2.0g、木通2.0g、知母1.5g、甘草1.0g、苦参1.0g、荊芥1.0g、牛蒡子2.0g、胡麻1.5g、蝉退1.0g

[効能・効果]　長年治らない頑固な皮膚疾患で患部が乾燥あるいは薄い分泌液があり、夏期または温暖時に悪化しやすいもの。湿疹、蕁麻疹。

● SG-22：消風散エキスG（オースギ）
本剤は1日量7.5g（または3包）中、下記生薬より抽出した水製乾燥エキス（消風散エキス）4.0gを含有する。
石膏3.0g、地黄3.0g、当帰3.0g、蒼朮2.0g、防風2.0g、木通2.0g、知母1.5g、甘草1.0g、苦参1.0g、荊芥1.0g、牛蒡子2.0g、胡麻1.5g、蝉退1.0g

[効能・効果]　慢性湿疹（分泌物の多いもの）

[覚え方]：覚え方としては特にありません。このうちのいくつかでもよいから、覚えるようにしましょう。

[病期その他]　熱証のもの。出典は「外科正宗」。

升麻葛根湯

● TJ-101：升麻葛根湯エキス顆粒（ツムラ）
本品1日量7.5g中、下記の割合の混合生薬の乾燥エキス2.25gを含有する。
葛根5.0g、升麻2.0g、芍薬3.0g、甘草1.5g、生姜0.5g

[効能・効果]　感冒の初期、皮膚炎。

[覚え方]：「葛根湯」の麻黄と桂皮を「升麻」に置き換えて、大棗を除いたものです。

[病期その他]　出典は「万病回春」。

四苓湯 (しれいとう)

● SG-140：四苓湯細粒（オースギ）

本剤は1日量3.0g（または3包）中、下記の生薬末を含有する。

沢瀉末0.75、茯苓末0.75、蒼朮末0.75、猪苓末0.75

[効能・効果] 喉が渇いて水を飲んでも尿量が少なく、吐き気、嘔吐、腹痛、むくみなどのいずれかを伴う次の諸症：暑気あたり、急性胃腸炎、むくみ。

辛夷清肺湯 (しんいせいはいとう)

● TJ-104：辛夷清肺湯エキス顆粒（ツムラ）

本品1日量7.5g中、下記の割合の混合生薬の乾燥エキス4.5gを含有する。

麦門冬5.0g、石膏5.0g、知母3.0g、百合3.0g、黄芩3.0g、山梔子3.0g、辛夷2.0g、枇杷葉2.0g、升麻1.0g

[効能・効果] 鼻づまり、慢性鼻炎、蓄膿症。

● N104：辛夷清肺湯エキス細粒（コタロー）

本剤1日量12.0g中、下記の混合生薬より抽出した辛夷清肺湯の水製乾燥エキス7.5gを含有する。

麦門冬5.0g、石膏5.0g、知母3.0g、百合3.0g、黄芩3.0g、山梔子3.0g、辛夷2.0g、枇杷葉2.0g、升麻1.0g

[効能・効果] 蓄膿症、慢性鼻炎、鼻閉。

● KB-104、EK-104：辛夷清肺湯エキス細粒（カネボウ）

本薬1日量7.5g中、下記の混合生薬より抽出した辛夷清肺湯エキス粉末4,300mgを含有する。

麦門冬6.0g、石膏6.0g、知母3.0g、百合3.0g、黄芩3.0g、山梔子1.5g、辛夷3.0g、枇杷葉1.0g、升麻1.5g

[効能・効果] 鼻づまり、慢性鼻炎、蓄膿症。

● SG-104：辛夷清肺湯エキスG（オースギ）

本剤は1日量12.0g（または3包）中、下記生薬より抽出した水製乾燥エキス（辛夷清肺湯エキス）6.3gを含有する。

麦門冬5.0g、石膏5.0g、知母3.0g、百合3.0g、黄芩3.0g、山梔子3.0g、辛夷2.0g、枇杷葉2.0g、升麻1.0g

[効能・効果] 鼻づまり、慢性鼻炎、蓄膿症。

[覚え方]：覚え方としては特にありませんので、イメージで覚えるようにしましょう。

[病期その他] 出典は「外科正宗」。

参蘇飲 (じんそいん)

● TJ-66：参蘇飲エキス顆粒（ツムラ）

本品1日量7.5g中、下記の割合の混合生薬の乾燥エキス4.0gを含有する。
人参1.5g、茯苓3.0g、甘草1.0g、生姜0.5g、大棗1.5g、陳皮2.0g、半夏3.0g、枳実1.0g、葛根2.0g、前胡2.0g、桔梗2.0g、蘇葉1.0g

[効能・効果] 感冒、咳。

> [覚え方]：「六君子湯」から蒼朮を除いて、枳実、葛根、前胡、桔梗、紫蘇葉を加えたものです。ゴロ合わせ的には「ジン飲んで、6君子、掃除やめて、帰・恰好・で、帰郷・しそうよ」

[病期その他] 虚証。出典は「和剤局方」。

神秘湯 (しんぴとう)

● TJ-85：神秘湯エキス顆粒（ツムラ）

本品1日量7.5g中、下記の割合の混合生薬の乾燥エキス2.75gを含有する。
陳皮2.5g、麻黄5.0g、杏仁4.0g、蘇葉1.5g、厚朴3.0g、甘草2.0g、柴胡2.0g

[効能・効果] 小児喘息、気管支喘息、気管支炎。

● N85：神秘湯エキス細粒：コタロー

本剤1日量6.0g中、下記の混合生薬より抽出した神秘湯の水製乾燥エキス3.4gを含有する。
陳皮2.5g、麻黄5.0g、杏仁4.0g、蘇葉1.5g、厚朴3.0g、甘草2.0g、柴胡2.0g

[効能・効果] やや慢性的に経過し、咳嗽発作とともに、呼吸困難を訴えるもの。気管支炎、気管支喘息。

● KB-85、EK-85：神秘湯エキス細粒（カネボウ）

本薬1日量6.0g中、下記の混合生薬より抽出した神秘湯エキス粉末3,000mgを含有する。
陳皮3.0g、麻黄3.0g、杏仁4.0g、蘇葉3.0g、厚朴3.0g、甘草2.0g、柴胡4.0g

[効能・効果] 小児喘息、気管支喘息、気管支炎。

● SG-85：神秘湯エキスG（オースギ）

本剤は1日量6.0g（または3包）中、下記生薬より抽出した水製乾燥エキス（神秘湯エキス）2.8gを含有する。
陳皮2.5g、麻黄5.0g、杏仁4.0g、蘇葉1.5g、厚朴3.0g、甘草2.0g、柴胡2.0g

[効能・効果] 小児喘息、気管支喘息、気管支炎。

> [覚え方]：ゴロ合わせ的に「神秘（=陳皮）な、魔・境、素・朴・観、最高」

[病期その他] 弱い胸脇苦満を認め、腹力も弱いもの。出典は「浅田家方」。

真武湯（しんぶとう）

● TJ-30：真武湯エキス顆粒（ツムラ）

本品1日量7.5g中、下記の割合の混合生薬の乾燥エキス2.0gを含有する。
芍薬3.0g、茯苓4.0g、蒼朮3.0g、生姜1.5g、修治附子末0.5g

[効能・効果] 新陳代謝の沈衰しているものの次の諸症：胃腸疾患、胃腸虚弱症、慢性腸炎、消化不良、胃アトニー症、胃下垂症、ネフローゼ、腹膜炎、脳溢血、脊髄疾患による運動ならびに知覚麻痺、神経衰弱、高血圧症、心臓弁膜症、心不全で心悸亢進、半身不随、リウマチ、老人性瘙痒症。

● N30：真武湯エキス細粒（コタロー）

本剤1日量6.0g中、下記の混合生薬より抽出した真武湯の水製乾燥エキス2.4gを含有する。
芍薬3.0g、茯苓5.0g、白朮3.0g、生姜0.8g、炮附子末1.0g

[効能・効果] 冷え、倦怠感が強く、めまいや動悸があって尿量減少し、下痢しやすいもの。慢性下痢、胃下垂症、低血圧症、高血圧症、慢性腎炎、風邪。

● EK-30：真武湯エキス細粒［三和（カネボウ）］

本薬1日量4.5g中、下記の混合生薬より抽出した真武湯水製エキス2,400mgを含有する。
芍薬3.0g、茯苓5.0g、白朮3.0g、生姜1.0g、加工附子1.0g

[効能・効果] 新陳代謝機能の衰退により、四肢や腰部が冷え、疲労倦怠感が著しく、尿量減少して、下痢しやすく動悸やめまいを伴うものの次の諸症：胃腸虚弱症、慢性胃腸カタル、慢性腎炎。

● SG-30：真武湯エキス顆粒［JPS（オースギ）］

本剤は1日量7.5g（または3包）中、下記生薬より抽出した真武湯乾燥エキス2.6gを含有する。
芍薬3.0g、茯苓5.0g、蒼朮3.0g、生姜1.0g、加工附子末1.0g

[効能・効果] 新陳代謝が沈衰しているものの次の諸症：諸種の熱病、内臓下垂症、胃腸弛緩症、慢性腎炎、蕁麻疹、湿疹、脳出血、脊髄疾患による運動ならびに知覚麻痺。

[覚え方]：ゴロ合わせ的には「真の武・士は、武・術・勝・負」

[病期その他] 少陰病期。虚証、寒証、裏証。腎経。脈は沈・遅で緊張弱。胃内停水あるもの。出典は「傷寒論」。

清上防風湯（せいじょうぼうふうとう）

● TJ-58：清上防風湯エキス顆粒（ツムラ）

本品1日量7.5g中、下記の割合の混合生薬の乾燥エキス4.75gを含有する。
川芎2.5g、黄連1.0g、黄芩2.5g、山梔子2.5g、荊芥1.0g、連翹2.5g、桔梗2.5g、防風2.5g、白芷2.5g、薄荷1.0g、枳実1.0g、甘草1.0g

[効能・効果] にきび。

● SG-58：清上防風湯エキスG（オースギ）

本剤は1日量7.5g（または3包）中、下記生薬より抽出した水製乾燥エキス（清上防風湯エキス）4.4gを含有する。

川芎2.5g、黄連1.0g、黄芩2.5g、山梔子2.5g、荊芥1.0g、連翹2.5g、桔梗2.5g、防風2.5g、白芷2.5g、薄荷1.0g、枳実1.0g、甘草1.0g

[効能・効果] にきび。

> [覚え方]:「荊芥連翹湯（けいがいれんぎょうとう）」から当帰（とうき）、地黄（じおう）、柴胡（さいこ）、黄柏（おうばく）、芍薬（しゃくやく）を除いたものです。ゴロ合わせ的には「正当防衛、ケガから、当・時を・再顧、オバカ・しゃん」

[病期その他] どちらかというと心下痞鞕のもの。出典は「万病回春」。

清暑益気湯（せいしょえっきとう）

● TJ-136：清暑益気湯エキス顆粒（ツムラ）

本品1日量7.5g中、下記の割合の混合生薬の乾燥エキス5.0gを含有する。
麦門冬（ばくもんどう）3.5g、陳皮（ちんぴ）3.0g、甘草（かんぞう）1.0g、人参（にんじん）3.5g、黄耆（おうぎ）3.0g、当帰（とうき）3.0g、五味子（ごみし）1.0g、黄柏（おうばく）1.0g、蒼朮（そうじゅつ）3.5g

[効能・効果] 暑気あたり、暑さによる食欲不振・下痢・全身倦怠、夏やせ。

> [覚え方]：ゴロ合わせ的に「暑いので、バカもんとチ・カン・に、仁・義・説き、ゴミ・箱・掃除」

[病期その他] 出典は「医学六要」。

清心蓮子飲（せいしんれんしいん）

● TJ-111：清心蓮子飲エキス顆粒（ツムラ）

本品1日量7.5g中、下記の割合の混合生薬の乾燥エキス5.0gを含有する。
麦門冬（ばくもんどう）4.0g、茯苓（ぶくりょう）4.0g、黄芩（おうごん）3.0g、車前子（しゃぜんし）3.0g、人参（にんじん）3.0g、黄耆（おうぎ）2.0g、甘草（かんぞう）1.5g、蓮肉（れんにく）4.0g、地骨皮（じこっぴ）2.0g

[効能・効果] 全身倦怠感があり、口や舌が乾き、尿が出しぶるものの次の諸症：残尿感、頻尿、排尿痛。

> [覚え方]：覚え方としては特にありませんので、イメージで覚えるようにしましょう。

[病期その他] 出典は「和剤局方」。

清肺湯（せいはいとう）

● TJ-90：清肺湯エキス顆粒（ツムラ）

本品1日量9.0g中、下記の割合の混合生薬の乾燥エキス6.0gを含有する。
当帰（とうき）3.0g、麦門冬（ばくもんどう）3.0g、茯苓（ぶくりょう）3.0g、黄芩（おうごん）2.0g、桔梗（ききょう）2.0g、杏仁（きょうにん）2.0g、山梔子（さんしし）2.0g、桑白皮（そうはくひ）2.0g、大棗（たいそう）2.0g、陳皮（ちんぴ）2.0g、甘草（かんぞう）1.0g、五味子（ごみし）1.0g、生姜（しょうきょう）1.0g、竹筎（ちくじょ）2.0g、天門冬（てんもんどう）2.0g、貝母（ばいも）2.0g

[効能・効果] 痰の多く出る咳。

[覚え方]：覚え方としては特にありません。かなり多くの生薬が配合されていますので、イメージで覚えるようにしましょう。

[病期その他]　出典は「万病回春」。

川芎茶調散（せんきゅうちゃちょうさん）

● TJ-124：川芎茶調散エキス顆粒（ツムラ）

本品1日量7.5g中、下記の割合の混合生薬の乾燥エキス3.25gを含有する。

香附子4.0g、川芎3.0g、荊芥2.0g、薄荷2.0g、白芷2.0g、防風2.0g、甘草1.5g、羌活2.0g、茶葉1.5g

[効能・効果]　風邪、血の道症、頭痛。

● SG-124：川芎茶調散料エキスTG（オースギ）

本剤は1日量7.5g（または3包）中、下記生薬より抽出した水製乾燥エキス（川芎茶調散料エキス）3.3gを含有する。

香附子4.0g、川芎3.0g、荊芥2.0g、薄荷2.0g、白芷2.0g、防風2.0g、甘草1.5g、羌活2.0g、茶葉1.5g

[効能・効果]　風邪、血の道症、頭痛。

[覚え方]：覚え方としては特にありませんので、イメージで覚えるようにしましょう。

[病期その他]　どちらかというと虚証、表・寒証のもの。出典は「和剤局方」。

疎経活血湯（そけいかっけつとう）

● TJ-53：疎経活血湯エキス顆粒（ツムラ）

本品1日量7.5g中、下記の割合の混合生薬の乾燥エキス5.0gを含有する。

芍薬2.5g、地黄2.0g、川芎2.0g、蒼朮2.0g、当帰2.0g、桃仁2.0g、茯苓2.0g、牛膝1.5g、陳皮1.5g、防已1.5g、防風1.5g、竜胆1.5g、甘草1.0g、白芷1.0g、生姜0.5g、威霊仙1.5g、羌活1.5g

[効能・効果]　関節痛、神経痛、腰痛、筋肉痛。

● SG-53：疎経活血湯エキスG（オースギ）

本剤は1日量12.0g（または3包）中、下記生薬より抽出した水製乾燥エキス（疎経活血湯エキス）5.6gを含有する。

芍薬2.5g、地黄2.0g、川芎2.0g、白朮2.0g、当帰2.0g、桃仁2.0g、茯苓2.0g、牛膝1.5g、陳皮1.5g、防已1.5g、浜防風1.5g、竜胆1.5g、甘草1.0g、白芷1.0g、生姜0.5g、威霊仙1.5g、羌活1.5g

[効能・効果]　関節痛、神経痛、腰痛、筋肉痛。

[覚え方]：覚え方としては特にありません。あまりにも生薬数が多いので、このうちのいくつかでもよいから、覚えるようにしましょう。

[病期その他]　瘀血を伴う。出典は「万病回春」。

大黄甘草湯（だいおうかんぞうとう）

● TJ-84：大黄甘草湯エキス顆粒（ツムラ）
　本品1日量7.5g中、下記の割合の混合生薬の乾燥エキス1.5gを含有する。
　大黄4.0g、甘草2.0g
　[効能・効果]　便秘症。

● SG-84、SG-84T：大黄甘草湯エキスG・エキスT錠（オースギ）
　本剤は1日量エキスG3.0g、エキスT錠6錠（または3包）中、下記生薬より抽出した水製乾燥エキス（大黄甘草湯エキス）をそれぞれ0.8gずつ含有する。
　大黄4.0g、甘草1.0g
　[効能・効果]　便秘症。

　　[覚え方]：「大黄・甘草」湯です。

　[病期その他]　中間証のもの。出典は「金匱要略」。

大黄牡丹皮湯（だいおうぼたんぴとう）

● TJ-33：大黄牡丹皮湯エキス顆粒（ツムラ）
　本品1日量7.5g中、下記の割合の混合生薬の乾燥エキス3.5gを含有する。
　冬瓜子6.0g、桃仁4.0g、牡丹皮4.0g、大黄2.0g、無水芒硝1.8g
　[効能・効果]　比較的体力があり、下腹部痛があって、便秘しがちなものの次の諸症：月経不順、月経困難、便秘、痔疾。

● N33：大黄牡丹皮湯エキス細粒（コタロー）
　本剤1日量6.0g中、下記の混合生薬より抽出した大黄牡丹皮湯の水製乾燥エキス3.8gを含有する。
　冬瓜子6.0g、桃仁4.0g、牡丹皮4.0g、大黄2.0g、無水硫酸ナトリウム1.8g
　[効能・効果]　盲腸部に圧痛や宿便があり、大便は硬く、皮膚は紫赤色あるいは暗赤色を呈し、うっ血または出血の傾向があるもの。常習便秘、動脈硬化、月経不順による諸種の障害、更年期障害、湿疹、蕁麻疹、にきび、腫物、膀胱カタル。

　　[覚え方]：ゴロ合わせ的には「大応募、とう・とう・牡丹・代を・募集」

　[病期その他]　太陽病期。実証、熱証。出典は「金匱要略」。

大建中湯（だいけんちゅうとう）

● TJ-100：大建中湯エキス顆粒（ツムラ）
　本品1日量15.0g中、下記の割合の混合生薬の乾燥エキス1.25gと粉末飴10.0gを含有する。
　山椒2.0g、人参3.0g、乾姜5.0g、膠飴10.0g

[効能・効果] 腹が冷えて痛み、腹部膨満感のあるもの。

● N100：大建中湯エキス細粒（コタロー）
　本剤1日量27.0g中、下記の混合生薬より抽出した大建中湯の水製乾燥エキス2.1gと粉末飴20.0gを含有する。
　山椒2.0g、人参3.0g、乾姜5.0g、膠飴20.0g
[効能・効果] 腹壁胃腸弛緩し、腹中に冷感を覚え、嘔吐、腹部膨満感があり、腸の蠕動亢進とともに、腹痛の甚だしいもの。胃下垂、胃アトニー、弛緩性下痢、弛緩性便秘、慢性腹膜炎、腹痛。

> [覚え方]：ゴロ合わせ的には「大健闘、3商・人・観・光」

[病期その他] 裏・寒証。脈は遅・弱。腹部は軟弱無力で緩。腸の蠕動不安を認めるもの。出典は「金匱要略」。

大柴胡湯（だいさいことう）

● TJ-8：大柴胡湯エキス顆粒（ツムラ）
　本品1日量7.5g中、下記の割合の混合生薬の乾燥エキス4.5gを含有する。
　柴胡6.0g、黄芩3.0g、大棗3.0g、半夏4.0g、生姜1.0g、芍薬3.0g、大黄1.0g、枳実2.0g
[効能・効果] 比較的体力のある人で、便秘がちで、上腹部が張って苦しく、耳鳴り、肩こりなどを伴うものの次の諸症：胆石症、胆嚢炎、黄疸、肝機能障害、高血圧症、脳溢血、蕁麻疹、胃酸過多症、急性胃腸カタル、悪心、嘔吐、食欲不振、痔疾、糖尿病、ノイローゼ、不眠症。

● N8：大柴胡湯エキス細粒（コタロー）
　本剤1日量9.0g中、下記の混合生薬より抽出した大柴胡湯の水製乾燥エキス6.0gを含有する。
　柴胡6.0g、黄芩3.0g、大棗3.0g、半夏4.0g、生姜1.0g、芍薬3.0g、大黄2.0g、枳実2.0g
[効能・効果] 肝臓部圧迫感、またはみぞおちが硬く張って、胸や脇腹にも痛みや圧迫感があり、便秘するもの、あるいは却って下痢するもの、耳鳴り、肩こり、疲労感、食欲減退などを伴うこともあるもの。高血圧、動脈硬化、常習便秘、肥満症、黄疸、胆石症、胆嚢炎、胃腸病、気管支喘息、不眠症、神経衰弱、陰萎、痔疾、半身不髄。

● KB-8、EK-8、EKT-8：大柴胡湯エキス細粒・エキス錠（カネボウ）
　本薬1日量エキス細粒6.0g、エキス錠18錠中、下記の混合生薬より抽出した大柴胡湯エキス粉末（それぞれ5,400mg、4,800mg）を含有する。
　柴胡6.0g、黄芩3.0g、大棗3.0g、半夏4.0g、生姜1.0g、芍薬3.0g、大黄1.0g、枳実2.0g
[効能・効果] がっしりとした体格で比較的体力があり、便秘の傾向のあるものの次の諸症：肥満症、高血圧に伴う肩こり・頭痛・便秘、肩こり、常習便秘、胃炎。

● SG-08、SG-08T：大柴胡湯エキスG・エキスT錠（オースギ）
　本剤は1日量エキスG7.5g、エキスT錠18錠（または3包）中、下記生薬より抽出した水製乾燥エキス（大柴胡湯エキス）（それぞれ3.9g、4.0g）を含有する。
　柴胡6.0g、黄芩3.0g、大棗3.0g、半夏4.0g、生姜1.0g、芍薬3.0g、大黄1.0g、枳実2.0g
[効能・効果] がっしりとした体格で比較的体力があり、便秘の傾向のあるものの次の諸症：胃

炎、常習便秘、高血圧に伴う肩こり・頭痛・便秘、肩こり、肥満症。

● S-31：大柴胡湯エキス細粒（三和）
　本品1日量9.0g中、下記の大柴胡湯水製エキス5.8gを含有する。
　柴胡6.0g、黄芩3.0g、大棗3.0g、半夏4.0g、生姜2.0g、芍薬3.0g、大黄1.0g、枳実2.0g
　[効能・効果]　胸や脇腹に圧迫感や痛みがあって胃部が硬く、つかえて便秘するもの、あるいは下痢したり、耳鳴り、食欲減退、疲労などを伴うものの次の諸症：胆嚢炎、胆石症、黄疸、胃腸カタル、動脈硬化、高血圧症、脳溢血、半身不随、肥満症、喘息、神経衰弱、不眠症、常習便秘、痔疾、肋間神経痛。

　　[覚え方]：小柴胡湯の項を参照して下さい。

　[病期その他]　陽明病から少陽病に移行する時期。実証。どちらかといえば肝胆経。出典は「傷寒論」、「金匱要略」。

大柴胡湯去大黄湯

● N319：大柴胡湯去大黄エキス細粒（コタロー）
　本剤1日量9.0g中、下記の混合生薬より抽出した大柴胡湯去大黄の水製乾燥エキス5.7gを含有する。
　柴胡6.0g、黄芩3.0g、大棗3.0g、半夏4.0g、生姜1.0g、芍薬3.0g、枳実2.0g
　[効能・効果]　みぞおちが硬く張って、胸や脇腹あるいは肝臓部などに痛みや圧迫感があるもの。耳鳴り、肩こり、疲労感、食欲減退などを伴うこともあり、便秘しないもの。高血圧、動脈硬化、胃腸病、気管支喘息、黄疸、胆石症、胆嚢炎、不眠症、神経衰弱、陰萎、肋膜炎、痔疾、半身不随。

● (SG-148)、S-30：大柴胡去大黄湯エキス細粒［三和（オースギ）］
　本品1日量9.0g中、下記の大柴胡湯水製エキス5.8gを含有する。
　柴胡6.0g、黄芩3.0g、大棗3.0g、半夏4.0g、生姜2.0g、芍薬3.0g、枳実2.0g
　[効能・効果]　胸や脇腹に圧迫感や痛みがあって下痢したり、肩こり、食欲減退などを伴うものの次の諸症：肝炎、胆嚢炎、胆石症、胃腸カタル、不眠症、肋間神経痛、動脈硬化、高血圧症。
　[病期その他]　出典は「傷寒論」。

大承気湯

● TJ-133：大承気湯エキス顆粒（ツムラ）
　本品1日量7.5g中、下記の割合の混合生薬の乾燥エキス3.0gを含有する。
　厚朴5.0g、枳実3.0g、大黄2.0g、無水芒硝1.3g
　[効能・効果]　腹部が硬くつかえて、便秘するもの、あるいは肥満体質で便秘するもの。常習便秘、急性便秘、高血圧、神経症、食あたり。

● N133：大承気湯エキス細粒（コタロー）
　本剤1日量6.0g中、下記の混合生薬より抽出した大承気湯の水製乾燥エキス2.3gを含有する。

厚朴5.0g、枳実2.0g、大黄2.0g、無水硫酸ナトリウム0.9g

[効能・効果] 腹部が硬くつかえて、便秘するもの、あるいは肥満体質で便秘するもの。常習便秘、急性便秘、高血圧、神経症、食あたり。

> [覚え方]：ゴロ合わせ的には「大きくなって、処女（小承気湯）を忘れた」

[病期その他] 陽明病期の腑証、実証のもの。脈は沈・遅で力強いもの。出典は「傷寒論」、「金匱要略」。

大防風湯（だいぼうふうとう）

● TJ-97：大防風湯エキス顆粒（ツムラ）

本品1日量10.5g中、下記の割合の混合生薬の乾燥エキス8.0gを含有する。

黄耆3.0g、地黄3.0g、芍薬3.0g、蒼朮3.0g、当帰3.0g、防風3.0g、川芎2.0g、甘草1.5g、牛膝1.5g、大棗1.5g、人参1.5g、羌活1.5g、杜仲3.0g、乾姜1.0g、修治附子末1.0g

[効能・効果] 関節が腫れて痛み、麻痺、強直して屈伸しがたいものの次の諸症：下肢の関節リウマチ、慢性関節炎、痛風。

●（SG-97）、S-06：大防風湯エキス細粒：三和（オースギ）

本品1日量9.0g中、下記の大防風湯水製エキス6.5gを含有する。

黄耆3.0g、地黄3.0g、芍薬3.0g、白朮3.0g、当帰3.0g、浜防風3.0g、川芎2.0g、甘草1.5g、牛膝1.5g、大棗1.5g、人参1.5g、羌活1.5g、杜仲3.0g、生姜0.5g、加工附子0.5g

[効能・効果] 関節が腫れて痛み、麻痺、強直して屈伸しがたいものの次の諸症：下肢の関節リウマチ、慢性関節炎、痛風。

> [覚え方]：覚え方としては特にありません。かなり多くの生薬が配合されていますので、イメージで覚えるようにしましょう。

[病期その他] 出典は「和剤局方」。

竹筎温胆湯（ちくじょうんたんとう）

● TJ-91：竹筎温胆湯エキス顆粒（ツムラ）

本品1日量7.5g中、下記の割合の混合生薬の乾燥エキス5.5gを含有する。

麦門冬3.0g、人参1.0g、甘草1.0g、半夏5.0g、生姜1.0g、茯苓3.0g、陳皮2.0g、竹筎3.0g、桔梗2.0g、枳実2.0g、柴胡3.0g、黄連1.0g、香附子2.0g

[効能・効果] インフルエンザ、風邪、肺炎などの回復期に熱が長びいたり、また平熱になっても、気分がさっぱりせず、咳や痰が多くて安眠ができないもの。

> [覚え方]：覚え方としては特にありません。かなり多くの生薬が配合されていますので、イメージで覚えるようにしましょう。

[病期その他] どちらかというと虚証のもの。軽度の胸脇苦満。出典は「万病回春」。

治打撲一方

● TJ-89：治打撲一方エキス顆粒（ツムラ）
本品1日量7.5g中、下記の割合の混合生薬の乾燥エキス1.5gを含有する。
川骨3.0g、大黄1.0g、樸樕3.0g、川芎3.0g、甘草1.5g、桂皮3.0g、丁子1.0g
[効能・効果] 打撲による腫れおよび痛み。

[覚え方]：ゴロ合わせ的に「治打撲、骨の、打・撲・急・患、軽・徴」

[病期その他] 出典は「香川修庵経験方」。

治頭瘡一方

● TJ-59：治頭瘡一方エキス顆粒（ツムラ）
本品1日量7.5g中、下記の割合の混合生薬の乾燥エキス1.5gを含有する。
甘草1.0g、忍冬2.0g、大黄0.5g、連翹3.0g、川芎3.0g、蒼朮3.0g、紅花1.0g、防風2.0g、荊芥1.0g
[効能・効果] 湿疹、くさ、乳幼児の湿疹。

[覚え方]：ゴロ合わせ的には「治頭瘡一方、かん・にんと、大王・連合の戦・術・効果を妨・害」

[病期その他] 出典は「本朝経験方」。

調胃承気湯

● TJ-74：調胃承気湯エキス顆粒（ツムラ）
本品1日量7.5g中、下記の割合の混合生薬の乾燥エキス1.25gを含有する。
甘草1.0g、大黄2.0g、無水芒硝0.5g
[効能・効果] 便秘。

[覚え方]：ゴロ合わせ的には「胃腸・肝臓・横・暴」

[病期その他] 陽明病腑証の初期。実証。腹満あり腹力の充実しているもの。出典は「傷寒論」。

釣藤散

● TJ-47：釣藤散エキス顆粒（ツムラ）
本品1日量7.5g中、下記の割合の混合生薬の乾燥エキス4.5gを含有する。
人参2.0g、茯苓3.0g、甘草1.0g、陳皮3.0g、半夏3.0g、生姜1.0g、菊花2.0g、釣藤鈎3.0g、防風2.0g、麦門冬3.0g、石膏5.0g
[効能・効果] 慢性に続く頭痛で中年以降、または高血圧の傾向のあるもの。

● EK-47：釣藤散エキス顆粒：マツウラ（カネボウ）
本薬1日量7.5g中、下記の混合生薬より抽出した釣藤散乾燥エキス5,000mgを含有する。

人参3.0g、茯苓3.0g、甘草1.0g、陳皮3.0g、半夏3.0g、生姜1.0g、菊花3.0g、釣藤鈎3.0g、防風3.0g、麦門冬3.0g、石膏3.0g

［効能・効果］　慢性に続く頭痛で中年以降、または高血圧の傾向のあるもの。

> ［覚え方］：「六君子湯」がベースになっていることから、その他の生薬を連想して下さい。

［病期その他］　腹部は軟弱のもの。出典は「本事方」。

腸癰湯（ちょうようとう）

● N320：腸癰湯エキス細粒（コタロー）

本剤1日量6.0g中、下記の混合生薬より抽出した腸癰湯の水製乾燥エキス3.7gを含有する。

薏苡仁9.0g、冬瓜子6.0g、桃仁5.0g、牡丹皮4.0g

［効能・効果］　盲腸部に急性または慢性の痛みがあるもの、あるいは月経痛のあるもの。

［病期その他］　出典は「備急千金要方」。

猪苓湯（ちょれいとう）

● TJ-40：猪苓湯エキス顆粒（ツムラ）

本品1日量7.5g中、下記の割合の混合生薬の乾燥エキス2.5gを含有する。

猪苓3.0g、沢瀉3.0g、茯苓3.0g、滑石3.0g、阿膠3.0g

［効能・効果］　尿量減少、小便難、口渇を訴えるものの次の諸症：尿道炎、腎臓炎、腎結石、淋炎、排尿痛、血尿、腰以下の浮腫、残尿感、下痢。

● N40：猪苓湯エキス細粒（コタロー）

本剤1日量6.0g中、下記の混合生薬より抽出した猪苓湯の水製乾燥エキス1.2gとゼラチン3.0gを含有する。

猪苓3.0g、沢瀉3.0g、茯苓3.0g、滑石3.0g、ゼラチン3.0g

［効能・効果］　咽喉が渇き、排尿痛あるいは排尿困難があり、尿の色は赤いか、または血液の混じるもの、あるいは腰や下肢に浮腫があるもの。腎炎、ネフローゼ、膀胱カタル、尿道炎、腎臓・膀胱結石による排尿困難。

● KB-40、EK-40：猪苓湯エキス細粒（カネボウ）

本薬1日量6.0g中、下記の混合生薬より抽出した猪苓湯エキス粉末2,500mgを含有する。

猪苓3.0g、沢瀉3.0g、茯苓3.0g、滑石3.0g、阿膠3.0g

［効能・効果］　尿量が減少し、尿が出にくく、排尿痛あるいは残尿感のあるもの。

● SG-40：猪苓湯エキスG（オースギ）

本剤は1日量6.0g（または3包）中、下記生薬より抽出した水製乾燥エキス（猪苓湯エキス）0.4gを含有する。

猪苓3.0g、沢瀉3.0g、茯苓3.0g、滑石3.0g、阿膠3.0g

［効能・効果］　尿量が減少し、尿が出にくく、排尿痛あるいは残尿感のあるもの。

2 漢方薬の説明

● S-34：猪苓湯エキス細粒（三和）

本品1日量7.5g中、下記の猪苓湯水製エキス3.7gを含有する。

猪苓3.0g、沢瀉3.0g、茯苓3.0g、滑石3.0g、ゼラチン3.0g

［効能・効果］　膀胱炎、特に急性膀胱炎、腎炎、腎臓結石症または尿道炎における口渇、尿意頻数、排尿痛の諸症に用いる。

　　［覚え方］：ゴロ合わせ的には「チョレ・た・部・下、あきょ～」

［病期その他］　少陰病期。実証。脈は浮のもの。出典は「傷寒論」、「金匱要略」。

猪苓湯合四物湯

● TJ-112：猪苓湯合四物湯エキス顆粒（ツムラ）

本品1日量7.5g中、下記の割合の混合生薬の乾燥エキス5.0gを含有する。

猪苓3.0g、沢瀉3.0g、茯苓3.0g、滑石3.0g、阿膠3.0g、川芎3.0g、地黄3.0g、芍薬3.0g、当帰3.0g

［効能・効果］　皮膚が枯燥し、色つやの悪い体質で胃腸障害のない人の次の諸症：排尿困難、排尿痛、残尿感、頻尿。

　　［覚え方］：「猪苓湯」と「四物湯」を合方したものです。

［病期その他］　出典は「本朝経験方」。

通導散

● TJ-105：通導散エキス顆粒（ツムラ）

本品1日量7.5g中、下記の割合の混合生薬の乾燥エキス4.5gを含有する。

当帰3.0g、大黄3.0g、紅花2.0g、蘇木2.0g、木通2.0g、厚朴2.0g、枳実3.0g、陳皮2.0g、無水芒硝1.8g、甘草2.0g、

［効能・効果］　比較的体力があり下腹部に圧痛があって便秘しがちなものの次の諸症：月経不順、月経痛、更年期障害、腰痛、便秘、打ち身（打撲）、高血圧の随伴症状（頭痛、めまい、肩こり）。

● N105：通導散エキス細粒（コタロー）

本剤1日量12.0g中、下記の混合生薬より抽出した通導散の水製乾燥エキス6.5gを含有する。

当帰3.0g、大黄3.0g、紅花2.0g、蘇木2.0g、木通2.0g、厚朴2.0g、枳実3.0g、陳皮2.0g、無水硫酸ナトリウム1.8g、甘草2.0g

［効能・効果］　比較的体力があり下腹部に圧痛があって便秘しがちなものの次の諸症：月経不順、月経痛、更年期障害、腰痛、便秘、打撲、高血圧の随伴症状（頭痛、めまい、肩こり）。

　　［覚え方］：ゴロ合わせ的に「不動産、登記・代を、控・訴・も、僕、キ・チンと、傍・観」

［病期その他］　出典は「万病回春」。

天麻（てんま）

● SG-204：高砂テンマ末M（オースギ）
[効能・効果] 漢方処方の調剤に用いる。

桃核承気湯（とうかくじょうきとう）

● TJ-61：桃核承気湯エキス顆粒（ツムラ）
本品1日量7.5g中、下記の割合の混合生薬の乾燥エキス3.0gを含有する。
桃仁5.0g、桂皮4.0g、甘草1.5g、大黄3.0g、無水芒硝0.9g
[効能・効果] 比較的体力があり、のぼせて便秘しがちなものの次の諸症：月経不順、月経困難症、月経時や産後の精神不安、腰痛、便秘、高血圧の随伴症状（頭痛、めまい、肩こり）。

● N61：桃核承気湯エキス細粒（コタロー）
本剤1日量6.0g中、下記の混合生薬より抽出した桃核承気湯の水製乾燥エキス3.0gを含有する。
桃仁5.0g、桂皮4.0g、甘草1.5g、大黄3.0g、無水硫酸ナトリウム0.9g
[効能・効果] 頭痛またはのぼせる傾向があり、左下腹部に圧痛や宿便を認め、下肢や腰が冷えて尿量減少するもの。常習便秘、高血圧、動脈硬化、腰痛、痔核、月経不順による諸種の障害、更年期障害、にきび、しみ、湿疹、こしけ、坐骨神経痛。

● KB-61、EK-61、EKT-61：桃核承気湯エキス細粒・エキス錠（カネボウ）
本薬1日量エキス細粒6.0g、エキス錠18錠中、下記の混合生薬より抽出した桃核承気湯エキス粉末(それぞれ2,500 mg、2,200 mg)を含有する。
桃仁5.0g、桂皮4.0g、甘草1.5g、大黄3.0g、乾燥硫酸ナトリウム（芒硝）1.0g
[効能・効果] 比較的体力があり、のぼせて便秘しがちなものの次の諸症：月経不順、月経困難症、月経時や産後の精神不安、腰痛、便秘、高血圧の随伴症状（頭痛、めまい、肩こり）。

● SG-61：桃核承気湯エキスG（オースギ）
本剤は1日量4.5g（または3包）中、下記生薬より抽出した水製乾燥エキス（桃核承気湯エキス）2.4gを含有する。
桃仁5.0g、桂皮4.0g、甘草1.5g、大黄3.0g、芒硝1.0g
[効能・効果] 比較的体力があり、のぼせて便秘しがちなものの次の諸症：月経不順、月経困難症、月経時や産後の精神不安、腰痛、便秘、高血圧の随伴症状（頭痛、めまい、肩こり）。

[覚え方]：ゴロ合わせ的には「とにかく、統・計・官、大応・募」

[病期その他] 太陽病期の腑証で下焦の蓄血。出典は「傷寒論」。

当帰飲子（とうきいんし）

● TJ-86：当帰飲子エキス顆粒（ツムラ）
本品1日量7.5g中、下記の割合の混合生薬の乾燥エキス5.0gを含有する。

当帰 5.0g、芍薬 3.0g、川芎 3.0g、地黄 4.0g、黄耆 1.5g、甘草 1.0g、荊芥 1.5g、防風 3.0g、何首烏 2.0g、蒺藜子 3.0g

[効能・効果] 冷え症のものの次の諸症：慢性湿疹（分泌物の少ないもの）、痒み。

> [覚え方]：「四物湯」がベースになっていますので、その他の生薬を連想して下さい。

[病期その他] どちらかというと虚証のもの。出典は「済生方」。

当帰建中湯

● TJ-123：当帰建中湯エキス顆粒（ツムラ）

本品1日量7.5g中、下記の割合の混合生薬の乾燥エキス3.75gを含有する。
当帰 4.0g、桂皮 4.0g、芍薬 5.0g、甘草 2.0g、生姜 1.0g、大棗 4.0g

[効能・効果] 疲労しやすく、血色のすぐれないものの次の諸症：月経痛、下腹部痛、痔、脱肛の痛み。

> [覚え方]：「桂枝加芍薬湯」に当帰を加えればよいのです。

[病期その他] 腹部が軟弱で、両側の腹直筋がれん急しているもの。出典は「金匱要略」。

当帰四逆加呉茱萸生姜湯

● TJ-38：当帰四逆加呉茱萸生姜湯エキス顆粒（ツムラ）

本品1日量7.5g中、下記の割合の混合生薬の乾燥エキス4.0gを含有する。
当帰 3.0g、木通 3.0g、桂皮 3.0g、芍薬 3.0g、甘草 2.0g、生姜 1.0g、大棗 5.0g、呉茱萸 2.0g、細辛 2.0g

[効能・効果] 手足の冷えを感じ、下肢が冷えると下肢または下腹部が痛くなりやすいものの次の諸症：しもやけ、頭痛、下腹部痛、腰痛。

● N38：当帰四逆加呉茱萸生姜湯エキス細粒（コタロー）

本剤1日量9.0g中、下記の混合生薬より抽出した当帰四逆加呉茱萸生姜湯の水製乾燥エキス6.0gを含有する。

当帰 3.0g、木通 3.0g、桂皮 3.0g、芍薬 3.0g、甘草 2.0g、生姜 1.0g、大棗 5.0g、呉茱萸 2.0g、細辛 2.0g

[効能・効果] 貧血、冷え症で頭痛、胃部圧重感、腰痛または下腹痛があって凍傷にかかりやすいもの。凍傷、慢性頭痛、坐骨神経痛、婦人下腹痛。

● KB-38、EK-38：当帰四逆加呉茱萸生姜湯エキス細粒（カネボウ）

本薬1日量7.5g中、下記の混合生薬より抽出した当帰四逆加呉茱萸生姜湯エキス粉末4,200mgを含有する。

当帰 3.0g、木通 3.0g、桂皮 3.0g、芍薬 3.0g、甘草 2.0g、生姜 1.0g、大棗 5.0g、呉茱萸 2.0g、細辛 2.0g

[効能・効果] 手足の冷えを感じ、下肢が冷えると下肢または下腹部が痛くなりやすいものの次の

諸症：しもやけ、頭痛、下腹部痛、腰痛。

● SG-38：当帰四逆加呉茱萸生姜湯エキスG（オースギ）
　本剤1日量9.0g（または3包）中、下記生薬より抽出した水製乾燥エキス（当帰四逆加呉茱萸生姜湯エキス）4.6gを含有する。
　当帰3.0g、木通3.0g、桂皮3.0g、芍薬3.0g、甘草2.0g、生姜1.0g、大棗5.0g、呉茱萸2.0g、細辛2.0g
　[効能・効果]　手足の冷えを感じ、下肢が冷えると下肢または下腹部が痛くなりやすいものの次の諸症：しもやけ、頭痛、下腹部痛、腰痛。

> [覚え方]：「桂枝湯」に当帰、木通、呉茱萸、細辛を加えます。ゴロ合わせ的には「トキ死後、消したく・と・も・誤・診」

　[病期その他]　虚証、寒証のもの。出典は「傷寒論」。

当帰芍薬散

● TJ-23：当帰芍薬散エキス顆粒（ツムラ）
　本品1日量7.5g中、下記の割合の混合生薬の乾燥エキス4.0gを含有する。
　当帰3.0g、芍薬4.0g、川芎3.0g、沢瀉4.0g、茯苓4.0g、蒼朮4.0g
　[効能・効果]　筋肉が一体に軟弱で疲労しやすく、腰脚の冷えやすいものの次の諸症：貧血、倦怠感、更年期障害（頭重、頭痛、めまい、肩こりなど）、月経不順、月経困難、不妊症、動悸、慢性腎炎、妊娠中の諸病（浮腫、習慣性流産、痔、腹痛）、脚気、半身不髄、心臓弁膜症。

● N23：当帰芍薬散料エキス細粒（コタロー）
　本剤1日量9.0g中、下記の混合生薬より抽出した当帰芍薬散料の水製乾燥エキス5.5gを含有する。
　当帰3.0g、芍薬4.0g、川芎3.0g、沢瀉4.0g、茯苓4.0g、白朮4.0g
　[効能・効果]　貧血、冷え症で胃腸が弱く、眼の周辺に薄黒いクマドリが出て、疲れやすく、頭重、めまい、肩こり、動悸などがあって、排尿回数多く尿量減少し、咽喉が渇くもの、あるいは冷えて下腹部に圧痛を認めるか、または痛みがあるもの、あるいは凍傷にかかりやすいもの。心臓衰弱、腎臓病、貧血症、産前産後あるいは流産による貧血症、痔核、脱肛、つわり、月経不順、月経痛、更年期神経症、にきび、しみ、血圧異常。

● KB-23、EK-23：当帰芍薬散料エキス細粒（カネボウ）
　本薬1日量6.0g中、下記の混合生薬より抽出した当帰芍薬散料エキス粉末5,000mgを含有する。
　当帰3.0g、芍薬6.0g、川芎3.0g、沢瀉4.0g、茯苓4.0g、白朮4.0g
　[効能・効果]　比較的体力が乏しく、冷え症で貧血の傾向があり、疲労しやすく、時に下腹部痛、頭重、めまい、肩こり、耳鳴り、動悸などを訴える次の諸症：月経不順、月経異常、月経痛、更年期神経症、産前産後あるいは流産による障害（貧血、疲労倦怠、めまい、むくみ）、めまい、頭重、肩こり、腰痛、足腰の冷え症、しもやけ、むくみ、しみ。

● SG-23、SG-23T：当帰芍薬散料エキスG・エキスT錠（オースギ）

本剤は1日量エキスG 7.5 g、エキスT錠18錠（または3包）中、下記生薬より抽出した水製乾燥エキス（当帰芍薬散料エキス）をそれぞれ4.2 gずつ含有する。

当帰3.0 g、芍薬4.0 g、川芎3.0 g、沢瀉4.0 g、茯苓4.0 g、白朮4.0 g

[効能・効果] 比較的体力が乏しく、冷え症で貧血の傾向があり、疲労しやすく、時に下腹部痛、頭重、めまい、肩こり、耳鳴り、動悸などを訴える次の諸症：月経不順、月経異常、月経痛、更年期神経症、産前産後あるいは流産による障害（貧血、疲労倦怠、めまい、むくみ）、めまい、頭重、肩こり、腰痛、足腰の冷え症、しもやけ、むくみ、しみ。

● S-22：当帰芍薬散料エキス細粒（三和）

本品1日量7.5 g中、下記の当帰芍薬散料水製エキス4.8 gを含有する。

当帰3.0 g、芍薬4.0 g、川芎3.0 g、沢瀉4.0 g、茯苓4.0 g、白朮4.0 g

[効能・効果] 貧血、冷え症で顔色が悪く、頭重、めまい、肩こり、動悸、足腰の冷えなどの不定愁訴があって、排尿回数が多くて尿量が少なく、下腹部が痛むものの次の諸症：貧血症、冷え症、婦人更年期症、不妊症、流産癖、妊娠腎、ネフローゼ、月経不順、子宮内膜症、血圧異常、痔脱肛、尋常性痤瘡。

> [覚え方]：当帰・芍薬は名前から配合されているのがわかりますので、ゴロ合わせ的には「当帰・芍薬・選・択・無礼・じゃ」

[病期その他] 虚証、陰証、瘀血証。脾経が主。脈は沈で腹証では瘀血の腹証を認めるもの。出典は「金匱要略」。

当帰芍薬散加附子

●（SG-143）、S-29：当帰芍薬散加附子エキス細粒：三和（オースギ）

本品1日量9.0 g中、下記の当帰芍薬散加附子水製エキス5.9 gを含有する。

当帰3.0 g、芍薬6.0 g、川芎3.0 g、沢瀉3.5 g、茯苓4.5 g、白朮4.5 g、加工附子1.0 g

[効能・効果] 血色悪く貧血症で足腰が冷えやすく、頭痛、頭重で小便頻数を訴え時に目眩、肩こり、耳鳴り、動悸あるものの次の諸症：婦人の冷え症、月経痛、神経痛、慢性腎炎、更年期障害、妊娠中の障害（浮腫、習慣性流産の予防、痔疾、腹痛）、産後の肥立不良。

当帰湯

● TJ-102：当帰湯エキス顆粒（ツムラ）

本品1日量7.5 g中、下記の割合の混合生薬の乾燥エキス4.75 gを含有する。

当帰5.0 g、半夏5.0 g、桂皮3.0 g、厚朴3.0 g、芍薬3.0 g、人参3.0 g、黄耆1.5 g、山椒1.5 g、甘草1.0 g、乾姜1.5 g

[効能・効果] 背中に寒冷を覚え、腹部膨満感や腹痛のあるもの。

> [覚え方]：覚え方としては特にありません。かなり多くの生薬が配合されていますので、イメージで覚えるようにしましょう。

[病期その他] やや虚証。腹力は弱のもの。出典は「千金方」。

二朮湯 (にじゅつとう)

● TJ-88：二朮湯エキス顆粒（ツムラ）

本品1日量7.5g中、下記の割合の混合生薬の乾燥エキス5.0gを含有する。
半夏4.0g、生姜1.0g、茯苓2.5g、陳皮2.5g、甘草1.0g、蒼朮3.0g、白朮2.5g、黄芩2.5g、羌活2.5g、香附子2.5g、威霊仙2.5g、天南星2.5g

[効能・効果]　五十肩。

[覚え方]：「二陳湯」がベースになっていますので、それから他の生薬を連想して下さい。

[病期その他]　筋肉の緊張が弱いもの。出典は「万病回春」。

二陳湯 (にちんとう)

● TJ-81：二陳湯エキス顆粒（ツムラ）

本品1日量7.5g中、下記の割合の混合生薬の乾燥エキス3.0gを含有する。
生姜1.0g、半夏5.0g、陳皮4.0g、甘草1.0g、茯苓5.0g

[効能・効果]　悪心、嘔吐。

[覚え方]：ゴロ合わせ的に「2珍、東・京、ハゲ、チビ・官・僚」

[病期その他]　心窩部に振水音。出典は「和剤局方」。

女神散 (にょしんさん)

● TJ-67：女神散エキス顆粒（ツムラ）

本品1日量7.5g中、下記の割合の混合生薬の乾燥エキス4.5gを含有する。
桂皮2.0g、人参2.0g、蒼朮3.0g、甘草1.0g、黄連1.0g、黄芩2.0g、当帰3.0g、川芎3.0g、香附子3.0g、檳榔子2.0g、丁子1.0g、木香1.0g

[効能・効果]　のぼせとめまいのあるものの次の諸症：産前産後の神経症、月経不順、血の道症。

[覚え方]：「桂枝人参湯」から乾姜を除いたものがベースになっています。その他の生薬はイメージで覚えるようにしましょう。

[病期その他]　中間証のもの。出典は「浅田家方」。元は「安栄湯」と呼ばれた。

人参湯 (にんじんとう)

禁忌：アルドステロン症の患者、ミオパチーのある患者、低カリウム血症のある患者

● TJ-32：人参湯エキス顆粒（ツムラ）

本品1日量7.5g中、下記の割合の混合生薬の乾燥エキス2.5gを含有する。
人参3.0g、蒼朮3.0g、甘草3.0g、乾姜3.0g

[効能・効果]　体質虚弱の人、あるいは虚弱により体力低下した人の次の諸症：急性・慢性胃腸カタル、胃アトニー症、胃拡張、悪阻（つわり）、萎縮腎。

2 漢方薬の説明

● N32：人参湯エキス細粒（コタロー）
　本剤1日量6.0g中、下記の混合生薬より抽出した人参湯の水製乾燥エキス3.2gを含有する。
　人参3.0g、白朮(びゃくじゅつ)3.0g、甘草3.0g、乾姜3.0g
　[効能・効果]　貧血、冷え症で胃部圧重感あるいは胃痛があり、軟便または下痢の傾向があるもの、あるいは時に頭重や嘔吐を伴うもの。慢性下痢、胃炎、胃アトニー症、貧血症、虚弱児の自家中毒、小児の食欲不振。

● KB-32、EK-32：人参湯エキス細粒（カネボウ）
　本薬1日量6.0g中、下記の混合生薬より抽出した人参湯エキス粉末3,000mgを含有する。
　人参3.0g、白朮3.0g、甘草3.0g、乾姜3.0g
　[効能・効果]　手足などが冷えやすく、尿量が多いものの次の諸症：胃腸虚弱、胃アトニー、下痢、嘔吐、胃痛。

● SG-32：人参湯エキスG（オースギ）
　本剤は1日量6.0g（または3包）中、下記生薬より抽出した水製乾燥エキス（人参湯乾燥エキス）2.6gを含有する。
　人参3.0g、白朮3.0g、甘草3.0g、乾姜3.0g
　[効能・効果]　手足などが冷えやすく、尿量が多いものの次の諸症：胃腸虚弱、胃アトニー、下痢、嘔吐、胃痛。

　　[覚え方]：ゴロ合わせ的には「忍・朮・かん・かん」

　[病期その他]　太陰病期。虚証、寒証、裏証。脾経・胃経。舌は湿で苔なし。脈は沈・遅で弱、腹証は軟弱無力や腹壁薄く硬いもので振水音のある場合。出典は「傷寒論」、「金匱要略」。

人参養栄湯(にんじんようえいとう)

● TJ-108：人参養栄湯エキス顆粒（ツムラ）
　本品1日量9.0g中、下記の割合の混合生薬の乾燥エキス6.0gを含有する。
　当帰(とうき)4.0g、芍薬(しゃくやく)2.0g、地黄(じおう)4.0g、人参(にんじん)3.0g、茯苓(ぶくりょう)4.0g、白朮(びゃくじゅつ)4.0g、甘草(かんぞう)1.0g、黄耆(おうぎ)1.5g、桂皮(けいひ)2.5g、五味子(ごみし)1.0g、陳皮(ちんぴ)2.0g、遠志(おんじ)2.0g
　[効能・効果]　病後の体力低下、疲労倦怠、食欲不振、寝汗、手足の冷え、貧血。

● N108：人参養栄湯エキス細粒（コタロー）
　本剤1日量15.0g中、下記の混合生薬より抽出した人参養栄湯の水製乾燥エキス9.2gを含有する。
　当帰4.0g、芍薬2.0g、地黄4.0g、人参3.0g、茯苓4.0g、白朮4.0g、甘草1.0g、黄耆1.5g、桂皮2.5g、五味子1.0g、陳皮2.0g、遠志2.0g
　[効能・効果]　やせて血色悪く、微熱、悪寒、咳嗽がとれずに倦怠感が著しく、食欲不振で精神不安、不眠、盗汗などもあり、便秘気味のもの。病後または産後の体力増強、虚弱体質。

● KB-108、EK-108：人参養栄湯エキス細粒（カネボウ）
　本薬1日量7.5g中、下記の混合生薬より抽出した人参養栄湯エキス粉末6,700mgを含有する。

当帰4.0g、芍薬2.0g、地黄4.0g、人参3.0g、茯苓4.0g、白朮4.0g、甘草1.0g、黄耆1.5g、桂皮2.5g、五味子1.0g、陳皮2.0g、遠志2.0g

　[効能・効果]　病後の体力低下、疲労倦怠、食欲不振、寝汗、手足の冷え、貧血。

● SG-108：人参養栄湯エキスG（オースギ）
　本剤は1日量12.0g（または3包）中、下記生薬より抽出した水製乾燥エキス（人参養栄湯エキス）6.9gを含有する。
　当帰4.0g、芍薬2.0g、地黄4.0g、人参3.0g、茯苓4.0g、白朮4.0g、甘草1.0g、黄耆1.5g、桂皮2.5g、五味子1.0g、陳皮2.0g、遠志2.0g

　[効能・効果]　病後の体力低下、疲労倦怠、食欲不振、寝汗、手足の冷え、貧血。

> [覚え方]：「十全大補湯（じゅうぜんたいほとう）」から川芎（せんきゅう）を除いて、五味子、遠志、陳皮を加えたものです。ゴロ合わせ的には「十から九を引いて、ゴミを遠・沈」

　[病期その他]　虚証。血虚のもの。出典は「和剤局方」。

排膿散及湯（はいのうさんきゅうとう）

　　　　　禁忌：アルドステロン症の患者、ミオパチーのある患者、低カリウム血症のある患者

● TJ-122：排膿散及湯エキス顆粒（ツムラ）
　本品1日量7.5g中、下記の割合の混合生薬の乾燥エキス4.5gを含有する。
　桔梗（ききょう）4.0g、枳実（きじつ）3.0g、芍薬（しゃくやく）3.0g、甘草（かんぞう）3.0g、生姜（しょうきょう）1.0g、大棗（たいそう）3.0g

　[効能・効果]　患部が発赤、腫脹して疼痛を伴った化膿症、瘍、せつ、面疔、その他せつ腫症。

● N122：排膿散及湯エキス細粒（コタロー）
　本剤1日量7.5g中、下記の混合生薬より抽出した排膿散及湯の水製乾燥エキス4.7gを含有する。
　桔梗4.0g、枳実2.0g、芍薬3.0g、甘草3.0g、生姜0.5g、大棗3.0g

　[効能・効果]　患部が発赤、腫脹して疼痛を伴った化膿症、瘍、せつ、面疔、その他せつ腫症。

> [覚え方]：「桂枝湯（けいしとう）」の桂皮（けいし）を桔梗と枳実に置き換えたもので、ゴロ合わせ的には「肺脳さん、危・機、軽視」

　[病期その他]　出典は「金匱要略」。

麦門冬湯（ばくもんどうとう）

● TJ-29：麦門冬湯エキス顆粒（ツムラ）
　本品1日量9.0g中、下記の割合の混合生薬の乾燥エキス6.0gを含有する。
　麦門冬（ばくもんどう）10.0g、粳米（こうべい）5.0g、人参（にんじん）2.0g、甘草（かんぞう）2.0g、大棗（たいそう）3.0g、半夏（はんげ）5.0g

　[効能・効果]　痰の切れにくい咳、気管支炎、気管支喘息。

● N29：麦門冬湯エキス細粒（コタロー）
　本剤1日量15.0g中、下記の混合生薬より抽出した麦門冬湯の水製乾燥エキス9.0gを含有する。

麦門冬 10.0g、粳米 5.0g、人参 2.0g、甘草 2.0g、大棗 3.0g、半夏 5.0g

[効能・効果] こみ上げてくるような強い咳をして顔が赤くなるもの、通常喀痰は少量で粘く、喀出困難であり、時には喀痰に血滴のあるもの、あるいはのぼせて咽喉が渇き、咽喉に異物感があるもの。気管支炎、気管支喘息、胸部疾患の咳嗽。

● EK-29：麦門冬湯エキス顆粒：マツウラ（カネボウ）
本薬1日量7.5g中、下記の混合生薬より抽出した麦門冬湯乾燥エキス5,000mgを含有する。
麦門冬 10.0g、粳米 5.0g、人参 2.0g、甘草 2.0g、大棗 3.0g、半夏 5.0g

[効能・効果] 痰の切れにくい咳、気管支炎、気管支喘息。

● SG-29：麦門冬湯エキス顆粒：JPS（オースギ）
本剤は1日量7.5g（または3包）中、下記生薬より抽出した麦門冬湯乾燥エキス5.8gを含有する。
麦門冬 10.0g、粳米 5.0g、人参 2.0g、甘草 2.0g、大棗 3.0g、半夏 5.0g

[効能・効果] 痰の切れにくい咳、気管支炎、気管支喘息。

[覚え方]：ゴロ合わせ的には「馬鹿もん、と、後・任人事・寛・大・藩」

[病期その他] 虚証、陰証。津液不足のもの。どちらかといえば太陽病期。肺経。出典は「金匱要略」。

八味丸料（はちみがんりょう）

● N7：八味丸料エキス細粒（コタロー）
本剤1日量9.0g中、下記の混合生薬より抽出した八味丸料の水製乾燥エキス5.3gを含有する。
地黄(じおう) 5.0g、山茱萸(さんしゅゆ) 3.0g、山薬(さんやく) 3.0g、沢瀉(たくしゃ) 3.0g、茯苓(ぶくりょう) 3.0g、牡丹皮(ぼたんぴ) 2.5g、桂皮(けいひ) 1.0g、炮附子(ほうぶし)末 1.0g

[効能・効果] 疲労倦怠感が著しく、四肢は冷えやすいのにかかわらず、時にはほてることもあり、腰痛があって咽喉が渇き、排尿回数多く、尿量減少して残尿感がある場合と、逆に尿量が増大する場合があり、特に夜間多尿のもの。血糖増加による口渇、糖尿病、動脈硬化、慢性腎炎、ネフローゼ、萎縮腎、膀胱カタル、浮腫、陰萎、坐骨神経痛、産後脚気、更年期障害、老人性の湿疹、低血圧。

八味地黄丸（はちみじおうがん）

● TJ-7：八味地黄丸エキス顆粒（ツムラ）
本品1日量7.5g中、下記の割合の混合生薬の乾燥エキス4.0gを含有する。
地黄(じおう) 6.0g、山茱萸(さんしゅゆ) 3.0g、山薬(さんやく) 3.0g、沢瀉(たくしゃ) 3.0g、茯苓(ぶくりょう) 3.0g、牡丹皮(ぼたんぴ) 2.5g、桂皮(けいひ) 1.0g、修治附子(しゅうじぶし)末 0.5g

[効能・効果] 疲労、倦怠感著しく、尿利減少または頻数、口渇し、手足に交互的に冷感と熱感のあるものの次の諸症：腎炎、糖尿病、陰萎、坐骨神経痛、腰痛、脚気、膀胱カタル、前立腺肥大、高血圧。

● KB-7、EK-7、EKT-7：八味地黄丸料エキス細粒・エキス錠（カネボウ）
　本薬1日量エキス細粒6.0g、エキス錠18錠中、下記の混合生薬より抽出した八味地黄丸料エキス粉末（それぞれ5,200mg、5,200mg）を含有する。
　地黄5.0g、山茱萸3.0g、山薬3.0g、沢瀉3.0g、茯苓3.0g、牡丹皮3.0g、桂皮1.0g、加工附子末1.0g
　[効能・効果]　疲れやすくて、四肢が冷えやすく、尿量減少または多尿で、時に口渇がある次の諸症：下肢痛、腰痛、しびれ、老人のかすみ目、痒み、排尿困難、頻尿、むくみ。

● SG-07、SG-07T：八味地黄丸料エキスG・エキスT錠（オースギ）
　本剤は1日量エキスG7.5g、エキスT錠18錠（または3包）中、下記生薬より抽出した水製乾燥エキス（八味地黄丸料エキス）をそれぞれ4.6gずつ含有する。
　地黄5.0g、山茱萸3.0g、山薬3.0g、沢瀉3.0g、茯苓3.0g、牡丹皮3.0g、桂皮1.0g、加工附子1.0g
　[効能・効果]　疲れやすく、四肢が冷えやすく、尿量減少または多尿で、時に口渇がある次の諸症：下肢痛、腰痛、しびれ、老人のかすみ目、痒み、排尿困難、頻尿、むくみ。

● S-04：八味地黄丸料エキス細粒（三和）
　本品1日量9.0g中、下記の八味地黄丸料水製エキス6.0gを含有する。
　地黄5.0g、山茱萸3.0g、山薬3.0g、沢瀉3.0g、茯苓3.0g、牡丹皮3.0g、桂皮1.0g、加工附子1.0g
　[効能・効果]　下腹部軟弱、腰に冷痛あり、尿利減少または頻数で、全身または手足に熱感あるものの次の諸症：慢性腎炎、糖尿病、水腫、脚気のむくみ、膀胱カタル、腰痛、五十肩、肩こり。

　　[覚え方]：ゴロ合わせ的に「じおう・さん・さん・たく・りょう、ボ・ケ・節」

　[病期その他]　陽虚証。腎経。下焦の機能減退のあるもの。出典は「金匱要略」。

半夏厚朴湯（はんげこうぼくとう）

● TJ-16：半夏厚朴湯エキス顆粒（ツムラ）
　本品1日量7.5g中、下記の割合の混合生薬の乾燥エキス2.5gを含有する。
　半夏6.0g、生姜1.0g、茯苓5.0g、厚朴3.0g、蘇葉2.0g
　[効能・効果]　気分がふさいで、咽喉、食道部に異物感があり、時に動悸、めまい、嘔気などを伴う次の諸症：不安神経症、神経性胃炎、つわり、咳、嗄声、神経性食道狭窄症、不眠症。

● N16：半夏厚朴湯エキス細粒（コタロー）
　本剤1日量6.0g中、下記の混合生薬より抽出した半夏厚朴湯の水製乾燥エキス2.2gを含有する。
　半夏6.0g、生姜1.0g、茯苓5.0g、厚朴3.0g、蘇葉2.0g
　[効能・効果]　精神不安があり、咽喉から胸元にかけてふさがるような感じがして、胃部に停滞膨満感のあるもの。通常消化機能悪く、悪心や嘔吐を伴うこともあるもの。気管支炎、嗄声、咳嗽発作、気管支喘息、神経性食道狭窄、胃弱、心臓喘息、神経症、神経衰弱、恐怖症、不眠症、つわり、その他嘔吐症、更年期神経症、浮腫、神経性頭痛。

● KB-16、EK-16、EKT-16：半夏厚朴湯エキス細粒・エキス錠（カネボウ）
　本薬 1 日量エキス細粒 6.0 g、エキス錠 18 錠中、下記の混合生薬より抽出した半夏厚朴湯エキス粉末（それぞれ 1,500 mg、1,500 mg）を含有する。
　半夏 6.0 g、生姜 1.3 g、茯苓 5.0 g、厚朴 3.0 g、蘇葉 2.0 g
　[効能・効果]　気分がふさいで、咽喉、食道部に異物感があり、時に動悸、めまい、嘔気などを伴う次の諸症：不安神経症、神経性胃炎、つわり、咳、嗄声。

● SG-16、SG-16T：半夏厚朴湯エキス G・エキス T 錠（オースギ）
　本剤は 1 日量エキス G 3.0 g、エキス T 錠 12 錠（または 3 包）中、下記生薬より抽出した水製乾燥エキス（半夏厚朴湯エキス）をそれぞれ 1.4 g ずつ含有する。
　半夏 6.0 g、生姜 1.0 g、茯苓 5.0 g、厚朴 3.0 g、蘇葉 2.0 g
　[効能・効果]　気分がふさいで、咽喉、食道部に異物感があり、時に動悸、めまい、嘔気などを伴う次の諸症：不安神経症、胃腸神経症、つわり、咳、嗄声。

● S-13：半夏厚朴湯エキス細粒（三和）
　本品 1 日量 4.5 g 中、下記の半夏厚朴湯水製エキス 2.6 g を含有する。
　半夏 6.0 g、生姜 1.0 g、茯苓 5.0 g、厚朴 3.0 g、蘇葉 2.0 g
　[効能・効果]　精神不安があって咽喉から胸元にかけて、ふさがるような感じがして胃部が重苦しく、不眠・恐怖感、食欲不振、咳嗽などを伴うものの次の諸症：気管支喘息、気管支炎、百日咳、婦人悪阻、嗄声、胃神経症、更年期神経症、神経性咽頭痛、ノイローゼ。

　　[覚え方]：ゴロ合わせ的に「ハンゲ・教・は、良・好・思想」

　[病期その他]　気のうっ滞。脈は沈で弱。心窩部に振水音。出典は「金匱要略」。

半夏瀉心湯

　　　　　　禁忌：アルドステロン症の患者、ミオパチーのある患者、低カリウム血症のある患者

● TJ-14：半夏瀉心湯エキス顆粒（ツムラ）
　本品 1 日量 7.5 g 中、下記の割合の混合生薬の乾燥エキス 4.5 g を含有する。
　黄連 1.0 g、黄芩 2.5 g、人参 2.5 g、甘草 2.5 g、大棗 2.5 g、半夏 5.0 g、乾姜 2.5 g
　[効能・効果]　みぞおちがつかえ、時に悪心、嘔吐があり食欲不振で腹が鳴って軟便または下痢の傾向のあるものの次の諸症：急・慢性胃腸カタル、発酵性下痢、消化不良、胃下垂、神経性胃炎、胃弱、二日酔い、げっぷ、胸やけ、口内炎、神経症。

● N14：半夏瀉心湯エキス細粒（コタロー）
　本剤 1 日量 7.5 g 中、下記の混合生薬より抽出した半夏瀉心湯の水製乾燥エキス 5.0 g を含有する。
　黄連 1.0 g、黄芩 2.5 g、人参 2.5 g、甘草 2.5 g、大棗 2.5 g、半夏 5.0 g、乾姜 2.5 g
　[効能・効果]　胃部がつかえ、悪心や嘔吐があり、食欲不振で舌苔や胃部に水分停滞感があり、腹鳴を伴って下痢するもの、あるいは軟便や粘液便を排出するもの。急性・慢性胃腸カタル、発酵性下痢、消化不良、口内炎、つわり。

● KB-14、EK-14、EKT-14：半夏瀉心湯エキス細粒・エキス錠（カネボウ）
　本薬1日量エキス細粒6.0g、エキス錠18錠中、下記の混合生薬より抽出した半夏瀉心湯エキス粉末（それぞれ3,800mg、3,800mg）を含有する。
　黄連1.0g、黄芩2.5g、人参2.5g、甘草2.5g、大棗2.5g、半夏5.0g、乾姜2.5g
　[効能・効果]　みぞおちがつかえ、時に悪心、嘔吐があり食欲不振で腹が鳴って軟便または下痢の傾向のあるものの次の諸症：急・慢性胃腸カタル、発酵性下痢、消化不良、胃下垂、神経性胃炎、胃弱、二日酔い、げっぷ、胸やけ、口内炎、神経症。

● SG-14：半夏瀉心湯エキスG（オースギ）
　本剤は1日量3.0g（または3包）中、下記生薬より抽出した水製乾燥エキス（半夏瀉心湯エキス）3.4gを含有する。
　黄連1.0g、黄芩2.5g、人参2.5g、甘草2.5g、大棗2.5g、半夏5.0g、乾姜2.5g
　[効能・効果]　みぞおちがつかえ、時に悪心・嘔吐があり、食欲不振で腹が鳴って軟便または下痢の傾向のあるものの次の諸症：急・慢性胃腸カタル、発酵性下痢、消化不良、胃下垂、神経性胃炎、胃弱、二日酔い、げっぷ、胸やけ、口内炎、神経症。

● S-18：半夏瀉心湯エキス細粒（三和）
　本品1日量7.5g中、下記の半夏瀉心湯水製エキス4.9gを含有する。
　黄連1.0g、黄芩2.5g、人参2.5g、甘草2.5g、大棗2.5g、半夏5.0g、乾姜2.5g
　[効能・効果]　胃部がつかえて悪心や嘔吐があり、舌苔や胃部に水分停滞感があって、食欲不振で、腹鳴を伴って、下痢または軟便を排出するものの次の諸症：急性・慢性胃腸カタル、発酵性下痢、口内炎、消化不良、胃下垂、胃アトニー症、胃および十二指腸潰瘍の軽症または予後、つわり。

　　[覚え方]：「小柴胡湯」の柴胡を黄連に、生姜を乾姜に置き換えたもので、ゴロ合わせ的には、「ハゲ写真、詳・細・を・召・還」

　[病期その他]　どちらかというと実証のもの。出典は「傷寒論」、「金匱要略」。

半夏白朮天麻湯（はんげびゃくじゅつてんまとう）

● TJ-37：半夏白朮天麻湯エキス顆粒（ツムラ）
　本品1日量7.5g中、下記の割合の混合生薬の乾燥エキス4.0gを含有する。
　半夏3.0g、白朮3.0g、天麻2.0g、沢瀉1.5g、陳皮3.0g、人参1.5g、黄柏1.0g、麦芽2.0g、茯苓3.0g、黄耆1.5g、乾姜1.0g、生姜0.5g
　[効能・効果]　胃腸虚弱で下肢が冷え、めまい、頭痛などがあるもの。

● N37：半夏白朮天麻湯エキス細粒（コタロー）
　本剤1日量9.0g中、下記の混合生薬より抽出した半夏白朮天麻湯の水製乾燥エキス6.2gを含有する。
　半夏3.0g、白朮3.0g、天麻2.0g、沢瀉1.5g、陳皮3.0g、人参1.5g、黄柏1.0g、麦芽2.0g、茯苓3.0g、黄耆1.5g、乾姜1.0g、生姜0.5g、蒼朮3.0g、神麴2.0g
　[効能・効果]　冷え症、アトニー体質で疲労しやすく、頭痛、頭重、めまい、肩こりなどがあり、

時には悪心、嘔吐などを伴うもの。胃アトニー症、胃腸虚弱者、または低血圧症に伴う頭痛、めまい。

● KB-37、EK-37：半夏白朮天麻湯エキス細粒（カネボウ）
　本薬1日量7.5g中、下記の混合生薬より抽出した半夏白朮天麻湯エキス粉末4,700mgを含有する。
　半夏3.0g、白朮3.0g、天麻2.0g、沢瀉1.5g、陳皮3.0g、人参1.5g、黄柏1.0g、麦芽2.0g、茯苓3.0g、黄耆1.5g、生姜0.65g、蒼朮3.0g
　[効能・効果]　胃腸虚弱で下肢が冷え、めまい、頭痛などがあるもの。

● (SG-37)、S-37：半夏白朮天麻湯エキス細粒：三和（オースギ）
　本品1日量7.5g中、下記の半夏白朮天麻湯水製エキス4.9gを含有する。
　半夏3.0g、白朮3.0g、天麻2.0g、沢瀉1.5g、陳皮3.0g、人参1.5g、黄柏1.0g、麦芽2.0g、茯苓3.0g、黄耆1.5g、乾姜1.0g、生姜0.5g、神麹2.0g
　[効能・効果]　平素より胃腸が虚弱で足が冷え、時々頭痛、めまいを起こし、激しいときは嘔吐を伴う症状、または食後に手足がだるく眠くなるもの、しばしば心下部に振水音を伴うものの次の諸症：胃アトニー症、胃下垂、胃神経症、低血圧症。

> [覚え方]：ゴロ合わせ的に「半夏・白朮・天麻・党、たくさんの・珍・人・大馬・鹿が、礼・儀を・干・渉」

　[病期その他]　虚証。頭部の水毒。腹部は軟弱。心窩部に振水音。胃内停水のあるもの。出典は「脾胃論」。

白虎加人参湯（びゃっこかにんじんとう）

● TJ-34：白虎加人参湯エキス顆粒（ツムラ）
　本品1日量9.0g中、下記の割合の混合生薬の乾燥エキス5.0gを含有する。
　石膏15.0g、粳米8.0g、知母5.0g、甘草2.0g、人参1.5g
　[効能・効果]　喉の渇きとほてりのあるもの。

● N34：白虎加人参湯エキス細粒（コタロー）
　本剤1日量12.0g中、下記の混合生薬より抽出した白虎加人参湯の水製乾燥エキス8.0gを含有する。
　石膏15.0g、粳米8.0g、知母5.0g、甘草2.0g、人参3.0g
　[効能・効果]　むやみに咽喉が渇いて水をほしがるもの。あるいは熱感の激しいもの。糖尿病の初期、暑気あたり、熱性疾患時。

● KB-34、EK-34、EKT-34：白虎加人参湯エキス細粒・エキス錠（カネボウ）
　本薬1日量エキス細粒6.0g、エキス錠12錠中、下記の混合生薬より抽出した白虎加人参湯エキス粉末（それぞれ2,600mg、2,600mg）を含有する。
　石膏15.0g、粳米8.0g、知母5.0g、甘草2.0g、人参1.5g
　[効能・効果]　喉の渇きとほてりのあるもの。

[覚え方]：ゴロ合わせ的には「白虎湯」を「白虎、セ・コイベ、血も、嚙むぞ」と覚えて、人参を加えます。

[病期その他]　陽明病期。実証、裏証、熱証。どちらかというと胃経。脈は強・大。腹力強いもの。出典は「傷寒論」、「金匱要略」。

茯苓飲

● TJ-69：茯苓飲エキス顆粒（ツムラ）

本品1日量7.5g中、下記の割合の混合生薬の乾燥エキス2.75gを含有する。
人参3.0g、茯苓5.0g、蒼朮4.0g、陳皮3.0g、枳実1.5g、生姜1.0g

[効能・効果]　嘔気や胸やけがあり尿量が減少するものの次の諸症：胃炎、胃アトニー、溜飲。

● N69：茯苓飲エキス細粒（コタロー）

本剤1日量6.0g中、下記の混合生薬より抽出した茯苓飲の水製乾燥エキス3.8gを含有する。
人参3.0g、茯苓5.0g、白朮4.0g、陳皮3.0g、枳実1.5g、生姜0.8g

[効能・効果]　胃部がつかえて膨満感があり、胃液の分泌が過多で悪心、嘔吐や食欲不振があって尿量減少するもの。胃炎、胃下垂、胃アトニー、胃神経症、胃拡張、溜飲症、消化不良。

[覚え方]：ゴロ合わせ的には「茯苓→官僚を連想して、人情・ぶった・重・鎮・気・性」

[病期その他]　虚証。出典は「金匱要略」。

茯苓飲合半夏厚朴湯

● TJ-116：茯苓飲合半夏厚朴湯エキス顆粒（ツムラ）

本品1日量7.5g中、下記の割合の混合生薬の乾燥エキス4.5gを含有する。
人参3.0g、茯苓5.0g、蒼朮4.0g、陳皮3.0g、枳実1.5g、生姜1.0g、半夏6.0g、厚朴3.0g、蘇葉2.0g

[効能・効果]　気分がふさいで、咽喉、食道部に異物感があり、時に動悸、めまい、嘔気、胸やけなどがあり、尿量の減少するものの次の諸症：不安神経症、神経性胃炎、つわり、溜飲、胃炎。

[覚え方]：「茯苓飲」と「半夏厚朴湯」の合方です。

[病期その他]　心窩部振水音。出典は「本朝経験方」。

附子

● TJ-3022：修治ブシ末N（ツムラ）

[効能・効果]　漢方処方の調剤に用いる。

● AP61：炮附子末（コタロー）

本剤は炮附子の粉末である。

[効能・効果]　新陳代謝機能の衰えたものに用いる。強心、鎮痛、利尿。

- SG-205：加工ブシ末（オースギ）

- ST-01：アコニサン錠（三和）
  アコニサン錠は、1錠中に加工ブシ末 166.67 mg を含有する。
  [効能・効果]　鎮痛、強心、利尿。

- S-01：加工ブシ末（三和）
  [効能・効果]　鎮痛、強心、利尿。

附子理中湯(ぶしりちゅうとう)

禁忌：アルドステロン症の患者、ミオパチーのある患者、低カリウム血症のある患者

- (EK-410)、S-09：附子理中湯エキス細粒：三和（カネボウ）
  本薬1日量4.5 g 中、下記の混合生薬より抽出した附子理中湯水製エキス 2,800 mg を含有する。
  人参 3.0 g、甘草 3.0 g、白朮 3.0 g、乾姜 3.0 g、加工附子 1.0 g
  [効能・効果]　胃腸虚弱で血色悪く、顔に生気なく、尿量多く手足に冷感あり、下痢の傾向あり、しばしば吐き気、目眩、頭痛、胃痛を訴えるものの次の諸症：慢性の胃腸カタル、胃アトニー症。

平胃散(へいいさん)

- TJ-79：平胃散エキス顆粒（ツムラ）
  本品1日量7.5 g 中、下記の割合の混合生薬の乾燥エキス 3.25 g を含有する。
  厚朴 3.0 g、蒼朮 4.0 g、陳皮 3.0 g、生姜 0.5 g、大棗 2.0 g、甘草 1.0 g
  [効能・効果]　胃がもたれて消化不良の傾向のある次の諸症：急・慢性胃カタル、胃アトニー、消化不良、食欲不振。

- N79：平胃散エキス細粒（コタロー）
  本剤1日量6.0 g 中、下記の混合生薬より抽出した平胃散の水製乾燥エキス 4.0 g を含有する。
  厚朴 3.0 g、蒼朮 4.0 g、陳皮 3.0 g、生姜 0.5 g、大棗 2.0 g、甘草 1.0 g
  [効能・効果]　消化不良を伴う胃痛、腹痛、食欲減退、あるいは食後腹鳴があり、下痢しやすいもの。口内炎、胃炎、胃アトニー、胃拡張。

- SG-79：平胃散料エキスG（オースギ）
  本剤1日量7.5 g（または3包）中、下記生薬より抽出した水製乾燥エキス（平胃散料エキス）2.9 g を含有する。
  厚朴 3.0 g、蒼朮 4.0 g、陳皮 3.0 g、生姜 0.5 g、大棗 2.0 g、甘草 1.0 g
  [効能・効果]　胃がもたれて消化不良の傾向のある次の諸症：急・慢性胃カタル、胃アトニー、消化不良、食欲不振。

[覚え方]：ゴロ合わせ的に「兵隊さん、口・実・珍秘、今日、送・還」

[病期その他]　どちらかというと実証。脈も腹力も中等度以上のもの。出典は「和剤局方」。

防已黄耆湯

● **TJ-20：防已黄耆湯エキス顆粒（ツムラ）**

本品1日量7.5g中、下記の割合の混合生薬の乾燥エキス3.75gを含有する。
防已5.0g、黄耆5.0g、甘草1.5g、生姜1.0g、大棗3.0g、蒼朮3.0g

[効能・効果] 色白で筋肉軟らかく水肥りの体質で疲れやすく、汗が多く、小便不利で下肢に浮腫をきたし、膝関節の腫痛するものの次の諸症：腎炎、ネフローゼ、妊娠腎、陰嚢水腫、肥満症、関節炎、癰、せつ、筋炎、浮腫、皮膚病、多汗症、月経不順。

● **N20：防已黄耆湯エキス細粒（コタロー）**

本剤1日量7.5g中、下記の混合生薬より抽出した防已黄耆湯の水製乾燥エキス4.8gを含有する。
防已5.0g、黄耆5.0g、甘草1.5g、生姜0.8g、大棗3.0g、白朮3.0g

[効能・効果] 水肥りで皮膚の色が白く、疲れやすくて、汗をかきやすいか、または浮腫があるもの。関節炎、関節リウマチ、肥満症、多汗症。

● **KB-20、EK-20、EKT-20：防已黄耆湯エキス細粒・エキス錠（カネボウ）**

本薬1日量エキス細粒7.5g、エキス錠18錠中、下記の混合生薬より抽出した防已黄耆湯エキス粉末（それぞれ3,200mg、3,200mg）を含有する。
防已5.0g、黄耆5.0g、甘草1.5g、生姜1.0g、大棗3.0g、白朮3.0g

[効能・効果] 色白で疲れやすく汗のかきやすい傾向のある次の諸症：肥満症（筋肉にしまりのない、いわゆる水肥り）、関節痛、むくみ。

● **SG-20：防已黄耆湯エキスG（オースギ）**

本剤は1日量7.5g（または3包）中、下記生薬より抽出した水製乾燥エキス（防已黄耆湯エキス）3.8gを含有する。
防已5.0g、黄耆5.0g、甘草1.5g、生姜1.0g、大棗3.0g、白朮3.0g

[効能・効果] 色白で疲れやすく、汗のかきやすい傾向のある次の諸症：肥満症（筋肉にしまりのない、いわゆる水肥り）、関節痛、むくみ。

> [覚え方]：「桂枝湯」の桂皮と芍薬を、防已と黄耆に置き換え、蒼朮を加えたもので、ゴロ合わせ的には「某・奥義・は、消・す・置換・術」

[病期その他] 虚証。肥満で水毒のもの。出典は「金匱要略」。

防風通聖散

● **TJ-62：防風通聖散エキス顆粒（ツムラ）**

本品1日量7.5g中、下記の割合の混合生薬の乾燥エキス4.5gを含有する。
黄芩2.0g、甘草2.0g、桔梗2.0g、石膏2.0g、白朮2.0g、大黄1.5g、荊芥1.2g、山梔子1.2g、芍薬1.2g、川芎1.2g、当帰1.2g、薄荷1.2g、防風1.2g、麻黄1.2g、連翹1.2g、生姜0.3g、滑石3.0g、無水芒硝0.7g

[効能・効果]　腹部に皮下脂肪が多く、便秘がちなものの次の諸症：高血圧の随伴症状（動悸、肩こり、のぼせ）、肥満症、むくみ、便秘。

● N62：防風通聖散エキス細粒（コタロー）

本剤1日量9.0g中、下記の混合生薬より抽出した防風通聖散の水製乾燥エキス6.0gを含有する。

黄芩2.0g、甘草2.0g、桔梗2.0g、石膏2.0g、白朮2.0g、大黄1.5g、荊芥1.2g、山梔子1.2g、芍薬1.2g、川芎1.2g、当帰1.2g、薄荷1.2g、防風1.2g、麻黄1.2g、連翹1.2g、生姜0.3g、滑石3.0g、無水硫酸ナトリウム0.7g

[効能・効果]　脂肪肥りの体質で便秘し、尿量減少するもの。常習便秘、胃酸過多症、腎臓病、心臓衰弱、動脈硬化、高血圧、脳溢血これらに伴う肩こり。

● KB-62、EK-62、EKT-62：防風通聖散料エキス細粒・防風通聖散エキス錠（カネボウ）

本薬1日量エキス細粒7.5g、エキス錠27錠中、下記の混合生薬より抽出した防風通聖散料エキス粉末5,700mg、防風通聖散エキス粉末5,500mgを含有する。

黄芩2.0g、甘草2.0g、桔梗2.0g、石膏2.0g、白朮2.0g、大黄1.5g、荊芥1.2g、山梔子1.2g、芍薬1.2g、川芎1.2g、当帰1.2g、薄荷1.2g、防風1.2g、麻黄1.2g、連翹1.2g、生姜0.4g、滑石3.0g、無水硫酸ナトリウム0.75g

[効能・効果]　腹部に皮下脂肪が多く、便秘がちなものの次の諸症：高血圧の随伴症状（動悸、肩こり、のぼせ）、肥満症、むくみ、便秘。

● SG-62：防風通聖散エキスG（オースギ）

本剤は1日量9.0g（または3包）中、下記生薬より抽出した水製乾燥エキス（防風通聖散エキス）5.2gを含有する。

黄芩2.0g、甘草2.0g、桔梗2.0g、石膏2.0g、白朮2.0g、大黄1.5g、荊芥1.2g、山梔子1.2g、芍薬1.2g、川芎1.2g、当帰1.2g、薄荷1.2g、防風1.2g、麻黄1.2g、連翹1.2g、生姜0.3g、滑石3.0g、芒硝0.7g

[効能・効果]　腹部に皮下脂肪が多く、便秘がちなものの次の諸症：高血圧の随伴症状（動悸、肩こり、のぼせ）、肥満症、むくみ、便秘。

● S-26：防風通聖散料エキス細粒（三和）

本品1日量9.0g中、下記の防風通聖散料水製エキス5.4gを含有する。

黄芩2.0g、甘草2.0g、桔梗2.0g、石膏2.0g、白朮2.0g、大黄1.5g、荊芥1.2g、山梔子1.2g、芍薬1.2g、川芎1.2g、当帰1.2g、薄荷1.2g、浜防風(はまぼうふう)1.2g、麻黄1.2g、連翹1.2g、生姜0.3g、滑石3.0g、乾燥硫酸ナトリウム0.75g

[効能・効果]　脂肪肥りの体質で便秘したりあるいは胸やけ、肩こり、尿量減少などが伴うものの次の諸症：肥満症、高血圧症、常習便秘、痔疾、慢性腎炎、湿疹。

[覚え方]：覚え方としては特にありません。かなり多くの生薬が配合されていますので、イメージで覚えるようにしましょう。

[病期その他]　実証、腹診・脈診ともに陽実証のことが多い。三焦・表裏がすべて実するもの。出

典は「宣明論」。

補中益気湯（ほちゅうえっきとう）

● TJ-41：補中益気湯エキス顆粒（ツムラ）

本品1日量7.5g中、下記の割合の混合生薬の乾燥エキス5.0gを含有する。
柴胡(さいこ)2.0g、人参(にんじん)4.0g、蒼朮(そうじゅつ)4.0g、黄耆(おうぎ)4.0g、当帰(とうき)3.0g、升麻(しょうま)1.0g、陳皮(ちんぴ)2.0g、大棗(たいそう)2.0g、生姜(しょうきょう)0.5g、甘草(かんぞう)1.5g

[効能・効果] 消化機能が衰え、四肢倦怠感著しい虚弱体質者の次の諸症：夏やせ、病後の体力増強、結核症、食欲不振、胃下垂、感冒、痔、脱肛、子宮下垂、陰萎、半身不髄、多汗症。

● N41：補中益気湯エキス細粒（コタロー）

本剤1日量12.0g中、下記の混合生薬より抽出した補中益気湯の水製乾燥エキス7.0gを含有する。
柴胡2.0g、人参4.0g、白朮(びゃくじゅつ)4.0g、黄耆4.0g、当帰3.0g、升麻1.0g、陳皮2.0g、大棗2.0g、生姜0.5g、甘草1.5g

[効能・効果] 胃腸機能減退し、疲労倦怠感があるもの、あるいは頭痛、悪寒、盗汗、弛緩性出血などを伴うもの。結核性疾患および病後の体力増強、胃弱、貧血症、夏やせ、虚弱体質、低血圧、腺病質、痔疾、脱肛。

● KB-41、EK-41：補中益気湯エキス細粒（カネボウ）

本薬1日量7.5g中、下記の混合生薬より抽出した補中益気湯エキス粉末6,400mgを含有する。
柴胡2.0g、人参4.0g、白朮4.0g、黄耆4.0g、当帰3.0g、升麻1.0g、陳皮2.0g、大棗2.0g、生姜0.5g、甘草1.5g

[効能・効果] 元気がなく胃腸の働きが衰えて疲れやすいものの次の諸症：虚弱体質、疲労倦怠、病後の衰弱、食欲不振、寝汗。

● SG-41：補中益気湯エキスG（オースギ）

本剤は1日量12.0g（または3包）中、下記生薬より抽出した水製乾燥エキス（補中益気湯エキス）6.2gを含有する。
柴胡2.0g、人参4.0g、白朮4.0g、黄耆4.0g、当帰3.0g、升麻1.0g、陳皮2.0g、大棗2.0g、生姜0.5g、甘草1.5g

[効能・効果] 元気がなく胃腸の働きが衰えて疲れやすいものの次の諸症：虚弱体質、疲労倦怠、病後の衰弱、食欲不振、寝汗。

● S-12：補中益気湯エキス細粒（三和）

本品1日量9.0g中、下記の補中益気湯水製エキス5.3gを含有する。
柴胡2.0g、人参4.0g、白朮4.0g、黄耆3.0g、当帰3.0g、升麻1.0g、陳皮2.0g、大棗2.0g、生姜0.5g、甘草1.5g

[効能・効果] 体力が乏しく貧血気味で、胃腸機能が減退し、疲労倦怠感や食欲不振あるいは盗汗などあるものの次の諸症：病後・術後の衰弱、胸部疾患の体力増強、貧血症、低血圧症、夏やせ、胃弱、胃腸機能減退、多汗症。

[覚え方]：ゴロ合わせ的に、補中益気湯に柴胡が含まれていることと、医王湯という別名があることから、「最高」という言葉を連想して「最高の、忍・術・奥義、説き、小魔・人、たいそう、共・感」ですが、「六君子湯」がベースになっていますので、忘れたら「六君子湯」を思い出して、それから連想して下さい。

[病期その他] 虚証。気虚。どちらかというと脾経・肺経のもの。出典は「内外傷弁惑論」。補剤の王者として「医王湯」の名があり、広く体力増強剤として用いられている。

麻黄湯

● TJ-27：麻黄湯エキス顆粒（ツムラ）
本品1日量7.5g中、下記の割合の混合生薬の乾燥エキス1.75gを含有する。
麻黄5.0g、杏仁5.0g、甘草1.5g、桂皮4.0g
[効能・効果] 悪寒、発熱、頭痛、腰痛、自然に汗の出ないものの次の諸症：感冒、インフルエンザ（初期のもの）、関節リウマチ、喘息、乳児の鼻閉塞、哺乳困難。

● N27：麻黄湯エキス細粒（コタロー）
本剤1日量6.0g中、下記の混合生薬より抽出した麻黄湯の水製乾燥エキス1.9gを含有する。
麻黄5.0g、杏仁5.0g、甘草1.5g、桂皮4.0g
[効能・効果] 高熱悪寒があるにもかかわらず、自然の発汗がなく、身体痛、関節痛のあるもの、あるいは咳嗽や喘鳴のあるもの。感冒、鼻風邪、乳児鼻づまり、気管支喘息。

● KB-27、EK-27：麻黄湯エキス細粒（カネボウ）
本薬1日量6.0g中、下記の混合生薬より抽出した麻黄湯エキス粉末1,600mgを含有する。
麻黄5.0g、杏仁5.0g、甘草1.5g、桂皮4.0g
[効能・効果] 風邪のひきはじめで、寒けがして発熱、頭痛があり、身体のふしぶしが痛い場合の次の諸症：感冒、鼻風邪。

[覚え方]：「麻杏甘石湯」の石膏を桂皮に置き換えたもので、ゴロ合わせ的には「魔王は、魔境の石を軽視」

[病期その他] 太陽病の経証で実証、表証。脈は浮・速・緊のもの。出典は「傷寒論」。

麻黄附子細辛湯

● TJ-127：麻黄附子細辛湯エキス顆粒（ツムラ）
本品1日量7.5g中、下記の割合の混合生薬の乾燥エキス1.5gを含有する。
麻黄4.0g、修治附子末1.0g、細辛3.0g
[効能・効果] 悪寒、微熱、全身倦怠、低血圧で頭痛、めまいあり、四肢に疼痛冷感あるものの次の諸症：感冒、気管支炎。

● NC127：麻黄附子細辛湯エキスカプセル（コタロー）
本剤1日量6カプセル中、下記の混合生薬より抽出した麻黄附子細辛湯の水製乾燥エキス1,200

mg を含有する。
　　麻黄4.0g、炮附子末1.0g、細辛3.0g
　[効能・効果]　全身倦怠感があって、無気力で、微熱、悪寒するもの。感冒、気管支炎。

● (EK-127)、(SG-127)、S-08：麻黄附子細辛湯エキス細粒：三和（カネボウ）（オースギ）
　本薬1日量4.5g中、下記の混合生薬より抽出した麻黄附子細辛湯水製エキス1,500mgを含有する。
　　麻黄4.0g、加工附子1.0g、細辛3.0g
　[効能・効果]　悪寒、微熱、全身倦怠、低血圧で頭痛、めまいあり、四肢に疼痛冷感あるものの次の諸症：感冒、気管支炎、咳嗽。

　　　[覚え方]：「麻黄・附子・細辛」湯です。

　[病期その他]　少陰病期。虚証、寒証のもの。脈は沈んで細く、力がないことが多い。出典は「傷寒論」。

麻杏甘石湯（まきょうかんせきとう）

● TJ-55：麻杏甘石湯エキス顆粒（ツムラ）
　本品1日量7.5g中、下記の割合の混合生薬の乾燥エキス1.75gを含有する。
　　麻黄4.0g、杏仁4.0g、甘草2.0g、石膏10.0g
　[効能・効果]　小児喘息、気管支喘息。

● N55：麻杏甘石湯エキス細粒（コタロー）
　本剤1日量6.0g中、下記の混合生薬より抽出した麻杏甘石湯の水製乾燥エキス2.2gを含有する。
　　麻黄4.0g、杏仁4.0g、甘草2.0g、石膏10.0g
　[効能・効果]　咳嗽激しく、発作時に頭部に発汗して喘鳴を伴い、咽喉が渇くもの。気管支炎、気管支喘息。

● SG-55：麻杏甘石湯エキスG（オースギ）
　本剤は1日量4.5g（または3包）中、下記生薬より抽出した水製乾燥エキス（麻杏甘石湯エキス）1.5gを含有する。
　　麻黄4.0g、杏仁4.0g、甘草2.0g、石膏10.0g
　[効能・効果]　小児喘息、気管支喘息。

　　　[覚え方]：「麻・杏・甘・石」湯です。

　[病期その他]　太陽病期または陽明病期。実証、熱証のもの。肺経。出典は「傷寒論」。

麻杏薏甘湯（まきょうよくかんとう）

● TJ-78：麻杏薏甘湯エキス顆粒（ツムラ）

本品1日量7.5g中、下記の割合の混合生薬の乾燥エキス3.0gを含有する。
麻黄4.0g、杏仁3.0g、薏苡仁10.0g、甘草2.0g
[効能・効果] 関節痛、神経痛、筋肉痛。

● N78：麻杏薏甘湯エキス細粒（コタロー）

本剤1日量6.0g中、下記の混合生薬より抽出した麻杏薏甘湯の水製乾燥エキス4.0gを含有する。
麻黄4.0g、杏仁3.0g、薏苡仁10.0g、甘草2.0g
[効能・効果] 関節・筋肉リウマチ、神経痛、いぼ。

● KB-78、EK-78：麻杏薏甘湯エキス細粒（カネボウ）

本薬1日量6.0g中、下記の混合生薬より抽出した麻杏薏甘湯エキス粉末1,600mgを含有する。
麻黄4.0g、杏仁3.0g、薏苡仁10.0g、甘草2.0g
[効能・効果] 関節痛、神経痛、筋肉痛。

● SG-78：麻杏薏甘湯エキスG（オースギ）

本剤は1日量4.5g（または3包）中、下記生薬より抽出した水製乾燥エキス（麻杏薏甘湯エキス）1.3gを含有する。
麻黄4.0g、杏仁3.0g、薏苡仁10.0g、甘草2.0g
[効能・効果] 関節痛、神経痛、筋肉痛。

● S-36：麻杏薏甘湯エキス細粒（三和）

本品1日量4.5g中、下記の麻杏薏甘湯水製エキス2.6gを含有する。
麻黄4.0g、杏仁3.0g、薏苡仁10.0g、甘草2.0g
[効能・効果] 筋肉リウマチ、関節リウマチ、いぼ、手掌角化症。

[覚え方]：「麻・杏・ヨク・甘」湯です。

[病期その他] 出典は「金匱要略」。

麻子仁丸（ましにんがん）

● TJ-126：麻子仁丸エキス顆粒（ツムラ）

本品1日量7.5g中、下記の割合の混合生薬の乾燥エキス2.25gを含有する。
厚朴2.0g、枳実2.0g、大黄4.0g、芍薬2.0g、杏仁2.0g、麻子仁5.0g
[効能・効果] 便秘。

● N126：麻子仁丸料エキス細粒（コタロー）

本剤1日量6.0g中、下記の混合生薬より抽出した麻子仁丸料の水製乾燥エキス2.8gを含有する。

厚朴2.0g、枳実2.0g、大黄4.0g、芍薬2.0g、杏仁2.0g、麻子仁5.0g
[効能・効果] 常習便秘、急性便秘、病後の便秘、便秘に伴う痔核、萎縮腎。

● SG-126：麻子仁丸料エキスG（オースギ）
本剤は1日量6.0g（または3包）中、下記生薬より抽出した水製乾燥エキス（麻子仁丸料エキス）2.6gを含有する。
厚朴2.0g、枳実2.0g、大黄4.0g、芍薬2.0g、杏仁2.0g、麻子仁5.0g
[効能・効果] 便秘。

[覚え方]：小承気湯（厚朴、枳実、大黄）に芍薬、杏仁、麻子仁を加えたもので、ゴロ合わせ的には「麻子から処女を連想し、処女は好・奇・心・大、釈迦・教に・マジ」

[病期その他] どちらかというと虚証、陰虚証のもの。出典は「傷寒論」、「金匱要略」。

木防已湯

● TJ-36：木防已湯エキス顆粒（ツムラ）
本品1日量7.5g中、下記の割合の混合生薬の乾燥エキス1.5gを含有する。
防已4.0g、人参3.0g、桂皮3.0g、石膏10.0g
[効能・効果] 顔色がさえず、咳を伴う呼吸困難があり、心臓下部に緊張圧重感があるものの心臓、あるいは、腎臓に基づく疾患、浮腫、心臓性喘息。

● N36：木防已湯エキス細粒（コタロー）
本剤1日量6.0g中、下記の混合生薬より抽出した木防已湯の水製乾燥エキス2.5gを含有する。
防已4.0g、人参3.0g、桂皮3.0g、石膏10.0g
[効能・効果] みぞおちがつかえて喘鳴を伴う呼吸困難があり、あるいは浮腫があって尿量減少し、口内または咽喉が渇くもの。心内膜炎、心臓弁膜症、心臓性喘息、慢性腎炎、ネフローゼ。

● S-28：木防已湯エキス細粒（三和）
本品1日量4.5g中、下記の木防已湯水製エキス1.7gを含有する。
防已4.0g、人参2.0g、桂皮2.0g、石膏10.0g
[効能・効果] 心臓下部がつかえて喘息を伴う呼吸困難があって浮腫、尿量減少、口渇などの傾向あるものの次の諸症：心臓弁膜症、心臓性喘息、慢性腎炎、ネフローゼ。

[覚え方]：ゴロ合わせ的には「もうボーッと、忘・人・傾・向」

[病期その他] 脈は力があり、腹力もあり、心窩部の抵抗が強く硬いもの。出典は「金匱要略」。

薏苡仁湯

● TJ-52：薏苡仁湯エキス顆粒（ツムラ）
本品1日量7.5g中、下記の割合の混合生薬の乾燥エキス5.0gを含有する。
桂皮3.0g、芍薬3.0g、甘草2.0g、蒼朮4.0g、麻黄4.0g、当帰4.0g、薏苡仁8.0g
[効能・効果] 関節痛、筋肉痛。

● KB-52、EK-52、EKT-52：薏苡仁湯エキス細粒・エキス錠（カネボウ）

本薬1日量エキス細粒6.0g、エキス錠18錠中、下記の混合生薬より抽出した薏苡仁湯エキス粉末（それぞれ4,600mg、3,600mg）含有する。

桂皮3.0g、芍薬3.0g、甘草2.0g、白朮4.0g、麻黄4.0g、当帰4.0g、薏苡仁8.0g

［効能・効果］　関節痛、筋肉痛。

● SG-52：薏苡仁湯エキスTG（オースギ）

本剤は1日量9.0g（または3包）中、下記生薬より抽出した水製乾燥エキス（薏苡仁湯エキス）4.6gを含有する。

桂皮3.0g、芍薬3.0g、甘草2.0g、白朮4.0g、麻黄4.0g、当帰4.0g、薏苡仁8.0g

［効能・効果］　関節痛、筋肉痛。

　　［覚え方］：「桂枝加朮湯」より生姜と大棗を除いたものがベースになっていることから、その他を連想して下さい。ゴロ合わせ的には「よくいうと、経過より、競・争やめて、待・とう・よ」

［病期その他］　実証。胃腸機能のよいもの。出典は「明医指掌」。

薏苡仁

● P72・T72：薏苡仁エキス散・錠（コタロー）

本剤1日量6.0g（18錠）中に日局薏苡仁より抽出した水製乾燥エキス2.0gを含有する。

［効能・効果］　青年性扁平疣贅、尋常性疣贅。

抑肝散

● TJ-54：抑肝散エキス顆粒（ツムラ）

本品1日量7.5g中、下記の割合の混合生薬の乾燥エキス3.25gを含有する。

当帰3.0g、釣藤鈎3.0g、川芎3.0g、茯苓4.0g、蒼朮4.0g、柴胡2.0g、甘草1.5g

［効能・効果］　虚弱体質で神経が高ぶるものの次の諸症：神経症、不眠症、小児夜泣き、小児疳症。

● SG-54：抑肝散料エキスTG（オースギ）

本剤は1日量7.5g（または3包）中、下記生薬より抽出した水製乾燥エキス（抑肝散料エキス）3.7gを含有する。

当帰3.0g、釣藤鈎3.0g、川芎3.0g、茯苓4.0g、白朮4.0g、柴胡2.0g、甘草1.5g

［効能・効果］　虚弱体質で神経が高ぶるものの次の諸症：神経症、不眠症、小児夜泣き、小児疳症。

　　［覚え方］：「当帰芍薬散」の芍薬を釣藤鈎に置き換えて、沢瀉を除き、柴胡と甘草を加えればよいのです。

［病期その他］　どちらかというと虚証、熱証。肝経。腹直筋は緊張。腹部で胃内停水のあるもの。出典は「保嬰撮要」。

抑肝散加陳皮半夏

● TJ-83：抑肝散加陳皮半夏エキス顆粒（ツムラ）

本品1日量7.5ｇ中、下記の割合の混合生薬の乾燥エキス4.5ｇを含有する。

当帰3.0ｇ、釣藤鉤3.0ｇ、川芎3.0ｇ、茯苓4.0ｇ、蒼朮4.0ｇ、柴胡2.0ｇ、甘草1.5ｇ、陳皮3.0ｇ、半夏5.0ｇ

［効能・効果］ 虚弱体質で神経が高ぶるものの次の諸症：神経症、不眠症、小児夜泣き、小児疳症。

● N83：抑肝散加陳皮半夏エキス細粒（コタロー）

本剤1日量9.0ｇ中、下記の混合生薬より抽出した抑肝散加陳皮半夏の水製乾燥エキス6.1ｇを含有する。

当帰3.0ｇ、釣藤鉤3.0ｇ、川芎3.0ｇ、茯苓4.0ｇ、白朮4.0ｇ、柴胡2.0ｇ、甘草1.5ｇ、陳皮3.0ｇ、半夏5.0ｇ

［効能・効果］ 神経症、更年期神経症、不眠症、高血圧または動脈硬化による神経症状、小児夜啼症。

● KB-83、EK-83：抑肝散加陳皮半夏エキス細粒（カネボウ）

本薬1日量7.5ｇ中、下記の混合生薬より抽出した抑肝散加陳皮半夏エキス粉末5,000mgを含有する。

当帰3.0ｇ、釣藤鉤3.0ｇ、川芎3.0ｇ、茯苓4.0ｇ、白朮4.0ｇ、柴胡2.0ｇ、甘草1.5ｇ、陳皮3.0ｇ、半夏5.0ｇ

［効能・効果］ 虚弱体質で神経が高ぶるものの次の諸症：神経症、不眠症、小児夜泣き、小児疳症。

［覚え方］：「抑肝散」に陳皮と半夏を加えればよいのです

［病期その他］ 虚証。どちらかというと肝経のもの。腹直筋は緊張。出典は「本朝経験方」。

六君子湯

● TJ-43：六君子湯エキス顆粒（ツムラ）

本品1日量7.5ｇ中、下記の割合の混合生薬の乾燥エキス4.0ｇを含有する。

人参4.0ｇ、茯苓4.0ｇ、蒼朮4.0ｇ、甘草1.0ｇ、生姜0.5ｇ、大棗2.0ｇ、陳皮2.0ｇ、半夏4.0ｇ

［効能・効果］ 胃腸の弱いもので、食欲がなく、みぞおちがつかえ、疲れやすく、貧血性で手足が冷えやすいものの次の諸症：胃炎、胃アトニー、胃下垂、消化不良、食欲不振、胃痛、嘔吐。

● N43：六君子湯エキス細粒（コタロー）

本剤1日量9.0ｇ中、下記の混合生薬より抽出した六君子湯の水製乾燥エキス5.5ｇを含有する。

人参4.0ｇ、茯苓4.0ｇ、白朮4.0ｇ、甘草1.0ｇ、生姜0.5ｇ、大棗2.0ｇ、陳皮2.0ｇ、半夏4.0ｇ

［効能・効果］ 貧血、冷え症で胃部圧重感があり、軟便気味で疲れやすいもの。胃炎、胃拡張症、胃アトニー症、胃下垂症、胃神経症、つわり、虚弱児の食欲不振。

● KB-43、EK-43：六君子湯エキス細粒（カネボウ）
　本薬1日量6.0g中、下記の混合生薬より抽出した六君子湯エキス粉末4,100mgを含有する。
　人参4.0g、茯苓4.0g、白朮4.0g、甘草1.0g、生姜0.5g、大棗2.0g、陳皮2.0g、半夏4.0g
　[効能・効果]　胃腸の弱いもので、食欲がなく、みぞおちがつかえ、疲れやすく、貧血性で手足が冷えやすいものの次の諸症：胃炎、胃アトニー、胃下垂、消化不良、食欲不振、胃痛、嘔吐。

● SG-43：六君子湯エキスG（オースギ）
　本剤は1日量7.5g（または3包）中、下記生薬より抽出した水製乾燥エキス（六君子湯エキス）4.4gを含有する。
　人参4.0g、茯苓4.0g、白朮4.0g、甘草1.0g、生姜0.5g、大棗2.0g、陳皮2.0g、半夏4.0g
　[効能・効果]　胃腸の弱いもので、食欲がなく、みぞおちがつかえ、疲れやすく、貧血性で手足が冷えやすいものの次の諸症：胃炎、胃アトニー、胃下垂、消化不良、食欲不振、胃痛、嘔吐。

● S-21：六君子湯エキス細粒（三和）
　本品1日量7.5g中、下記の六君子湯水製エキス4.9gを含有する。
　人参4.0g、茯苓4.0g、白朮4.0g、甘草1.0g、生姜0.5g、大棗2.0g、陳皮2.0g、半夏4.0g
　[効能・効果]　貧血、冷え症で胃部に重圧感があって、疲れやすいものの次の諸症：慢性胃腸カタル、胃下垂、胃アトニー症、悪阻、虚弱児の消化不良、胃潰瘍。

　　[覚え方]：「四君子湯」に陳皮と半夏を加えたものです。

　[病期その他]　虚証。どちらかというと脾経・肺経。心窩部に振水音。胃内停水。脈は緩で弱。腹部は軟弱なもの。出典は「万病回春」。

立効散

● TJ-110：立効散エキス顆粒（ツムラ）
　本品1日量7.5g中、下記の割合の混合生薬の乾燥エキス1.5gを含有する。
　竜胆1.0g、細辛2.0g、防風2.0g、甘草1.5g、升麻2.0g
　[効能・効果]　抜歯後の疼痛、歯痛。

　　[覚え方]：ゴロ合わせ的に「お利口さんの、竜ちゃん、最新の防・寒・しましょう」

　[病期その他]　出典は「衆方規矩」。

竜胆瀉肝湯

● TJ-76：竜胆瀉肝湯エキス顆粒（ツムラ）
　本品1日量7.5g中、下記の割合の混合生薬の乾燥エキス5.5gを含有する。
　竜胆1.0g、沢瀉3.0g、甘草1.0g、地黄5.0g、当帰5.0g、木通5.0g、車前子3.0g、黄芩3.0g、山梔子1.0g
　[効能・効果]　比較的体力があり、下腹部筋肉が緊張する傾向があるものの次の諸症：排尿痛、残尿感、尿の濁り、こしけ。

● N76：竜胆瀉肝湯エキス細粒（コタロー）

本剤1日量9.0g中、下記の混合生薬より抽出した竜胆瀉肝湯の水製乾燥エキス6.0gを含有する。

竜胆2.0g、沢瀉2.0g、甘草1.5g、地黄1.5g、当帰1.5g、木通1.5g、車前子1.5g、黄芩1.5g、山梔子1.5g、芍薬1.5g、川芎1.5g、黄連1.5g、黄柏1.5g、連翹1.5g、薄荷1.5g、浜防風1.5g

[効能・効果] 比較的体力のあるものの次の諸症：尿道炎、膀胱カタル、腟炎、陰部湿疹、こしけ、陰部痒痛、子宮内膜炎。

● S-14：竜胆瀉肝湯エキス細粒（三和）

本品1日量9.0g中、下記の竜胆瀉肝湯水製エキス5.8gを含有する。

竜胆1.0g、沢瀉3.0g、甘草1.0g、地黄5.0g、当帰5.0g、木通5.0g、車前子3.0g、黄芩3.0g、山梔子1.0g

[効能・効果] 比較的体力があり膀胱や尿道、子宮などに炎症があって排尿時に痛みや排尿困難があるものの次の諸症：尿道炎、膀胱カタル、腟炎、帯下、陰部湿疹、バルトリン腺炎、陰部瘙痒症、子宮内膜炎、睾丸炎。

[覚え方]：覚え方としては特にありません。竜胆、沢瀉を名前から思い出して、その他の生薬を連想して下さい。

[病期その他] 実証、下焦の熱証。肝経。脈は緊。腹部も緊張のあるもの。出典は「薛氏十六種」。

苓甘姜味辛夏仁湯（りょうかんきょうみしんげにんとう）

● TJ-119：苓甘姜味辛夏仁湯エキス顆粒（ツムラ）

本品1日量7.5g中、下記の割合の混合生薬の乾燥エキス4.0gを含有する。

茯苓4.0g、甘草2.0g、乾姜2.0g、五味子3.0g、細辛2.0g、半夏4.0g、杏仁4.0g

[効能・効果] 貧血、冷え症で喘鳴を伴う喀痰の多い咳嗽があるもの。気管支炎、気管支喘息、心臓衰弱、腎臓病。

● N119：苓甘姜味辛夏仁湯エキス細粒（コタロー）

本剤1日量7.5g中、下記の混合生薬より抽出した苓甘姜味辛夏仁湯の水製乾燥エキス4.5gを含有する。

茯苓4.0g、甘草2.0g、乾姜2.0g、五味子3.0g、細辛2.0g、半夏4.0g、杏仁4.0g

[効能・効果] 貧血、冷え症で喘鳴を伴う喀痰の多い咳嗽があるもの。気管支炎、気管支喘息、心臓衰弱、腎臓病。

[覚え方]：「苓・甘・姜・味・辛・夏・仁」湯です。

[病期その他] 虚証。脈は沈で弱。腹部は軟弱。心窩部に振水音、胃内停水などのあるもの。出典は「金匱要略」。

苓姜朮甘湯

● TJ-118：苓姜朮甘湯エキス顆粒（ツムラ）
本品1日量7.5g中、下記の割合の混合生薬の乾燥エキス1.75gを含有する。
茯苓6.0g、乾姜3.0g、白朮3.0g、甘草2.0g
[効能・効果] 腰に冷えと痛みがあって、尿量が多い次の諸症：腰痛、腰の冷え、夜尿症。

● N118：苓姜朮甘湯エキス細粒（コタロー）
本剤1日量6.0g中、下記の混合生薬より抽出した苓姜朮甘湯の水製乾燥エキス2.3gを含有する。
茯苓6.0g、乾姜3.0g、白朮3.0g、甘草2.0g
[効能・効果] 全身倦怠感、腰部の疼痛、冷感、重感などがあって、排尿回数、尿量ともに増加するもの。腰冷、腰痛、坐骨神経痛、夜尿症。

● S-20：苓姜朮甘湯エキス細粒（三和）
本品1日量4.5g中、下記の苓姜朮甘湯水製エキス1.7gを含有する。
茯苓6.0g、乾姜3.0g、白朮3.0g、甘草2.0g
[効能・効果] 腰部から下肢にかけて、ひどい冷感を自覚し、腰冷痛、身体倦怠感を伴い、排尿回数、量ともに多いものの次の諸症：坐骨神経痛、腰痛、夜尿症、遺尿、帯下。

[覚え方]：「苓・姜・朮・甘」湯です。

[病期その他] 出典は「金匱要略」。

苓桂朮甘湯

● TJ-39：苓桂朮甘湯エキス顆粒（ツムラ）
本品1日量7.5g中、下記の割合の混合生薬の乾燥エキス1.5gを含有する。
茯苓6.0g、桂皮4.0g、蒼朮3.0g、甘草2.0g
[効能・効果] めまい、ふらつきがあり、または動悸があり尿量が減少するものの次の諸症：神経質、ノイローゼ、めまい、動悸、息切れ、頭痛。

● N39：苓桂朮甘湯エキス細粒（コタロー）
本剤1日量6.0g中、下記の混合生薬より抽出した苓桂朮甘湯の水製乾燥エキス1.7gを含有する。
茯苓6.0g、桂皮4.0g、白朮3.0g、甘草2.0g
[効能・効果] 立ちくらみやめまい、あるいは動悸がひどく、のぼせて頭痛がし、顔面やや紅潮したり、あるいは貧血し、排尿回数多く、尿量減少して口唇部が渇くもの。神経性心悸亢進、神経症、充血、耳鳴り、不眠症、血圧異常、心臓衰弱、腎臓病。

● KB-39、EK-39：苓桂朮甘湯エキス細粒（カネボウ）
本薬1日量6.0g中、下記の混合生薬より抽出した苓桂朮甘湯エキス粉末1,600mgを含有する。
茯苓6.0g、桂皮4.0g、白朮3.0g、甘草2.0g

［効能・効果］　めまい、ふらつきがあり、または動悸があり尿量が減少するものの次の諸症：神経質、ノイローゼ、めまい、動悸、息切れ、頭痛。

● SG-39：苓桂朮甘湯エキスTG（オースギ）
　本剤は1日量4.5g（または3包）中、下記生薬より抽出した水製乾燥エキス（苓桂朮甘湯エキス）1.6gを含有する。
　茯苓6.0g、桂皮4.0g、白朮3.0g、甘草2.0g
　［効能・効果］　めまい、ふらつきがあり、または動悸があり尿量が減少するものの次の諸症：神経質、ノイローゼ、めまい、動悸、息切れ、頭痛。

● S-16：苓桂朮甘湯エキス細粒（三和）
　本品1日量4.5g中、下記の苓桂朮甘湯水製エキス1.7gを含有する。
　茯苓6.0g、桂皮4.0g、白朮3.0g、甘草2.0g
　［効能・効果］　頭痛、頭重、のぼせ、めまい、立ちくらみ、動悸、心悸亢進などがあって不眠、精神不安などを伴い尿量減少の傾向があるものの次の諸症：神経性心悸亢進症、心臓弁膜症、血圧異常、起立性めまい、メニエール症候群、神経衰弱、腎臓疾患。

　　［覚え方］：「苓・桂・朮・甘」湯です。

　［病期その他］　脈は沈で緊。胃部振水音。どちらかというと虚証。脾経。腹部大動脈の拍動亢進のあるもの。出典は「傷寒論」、「金匱要略」。

六味丸（ろくみがん）

● TJ-87：六味丸エキス顆粒（ツムラ）
　本品1日量7.5g中、下記の割合の混合生薬の乾燥エキス3.75gを含有する。
　地黄（じおう）5.0g、山茱萸（さんしゅゆ）3.0g、山薬（さんやく）3.0g、沢瀉（たくしゃ）3.0g、茯苓（ぶくりょう）3.0g、牡丹皮（ぼたんぴ）3.0g
　［効能・効果］　疲れやすくて尿量減少または多尿で、時に口渇があるものの次の諸症：排尿困難、頻尿、むくみ、痒み。

● KB-87、EK-87：六味丸料エキス細粒（カネボウ）
　本薬1日量6.0g中、下記の混合生薬より抽出した六味丸料エキス粉末4,200mgを含有する。
　地黄5.0g、山茱萸3.0g、山薬3.0g、沢瀉3.0g、茯苓3.0g、牡丹皮3.0g
　［効能・効果］　疲れやすくて尿量減少または多尿で、時に口渇があるものの次の諸症：排尿困難、頻尿、むくみ、痒み。

　　［覚え方］：「八味地黄丸（はちみじおうがん）」から桂皮（けいひ）と附子（ぶし）を除いたものです。

　［病期その他］　虚証。腎陰虚のもの。上腹部に比べて下腹部が軟弱無力。出典は「小児薬証直訣」。

3 烏頭、炮附子、加工附子末の各社比較

　附子はヤマトリカブト、ハナトリカブトなどの塊根で、漢方では鎮痛、強心、利尿、代謝機能亢進、興奮作用として用いてます。トリカブト属は根が肥大していて塊根状で、子根を附子といい、母根を烏頭といいます。附子はその処理方法によって、いろいろな名前がつけられています。

生薬名	商品名	規格（%）総アルカロイド量	規格（%）アコニチン含量	原料と製法
烏頭	トチモトのウズ	0.40～0.70	0.10～0.30	川烏頭を原料として日干ししたもの
烏頭	ウチダの烏頭	0.30～1.50	0.10～0.75（アコニチン系アルカロイド）	川烏頭を原料として日干ししたもの
炮附子	トチモトのホウブシ	0.10～0.30	0.005 以下	川烏頭を酸性水に浸して加工したもの
炮附子	ウチダの炮附子	0.025～0.25	0.003 以下	国産の栽培種を原料として加工したもの
附子	ウチダの附子	0.10～0.35	0.09 以下	国産の栽培種を原料として加工したもの
生薬製剤（原料を修治して粉末にし、そのまま服用できるようにしてあるもので、エキス剤ではない）	ツムラの生薬修治ブシ末N	0.50～0.78（ベンゾイルアコニンに換算）	0.0045 以下（アコニチン）	国産の栽培種を原料として加工したもの
生薬製剤	マツウラの修治ブシ末	0.50～0.80	0.05 前後（アコニチン系アルカロイド）	国産の栽培種を原料として加工したもの
生薬製剤	三和生薬の加工ブシ末	0.50～0.78	0.0045～0.0165（メサコニチン）	国産の栽培種を原料として加工したもの
生薬製剤	小太郎漢方の炮附子末	記載なし	0.05 以下（アコニチン系アルカロイド）	中国から輸入した炮附子を原料として加工したもの

4 漢方製剤の番号順

㊋…投薬により起こる間質性肺炎などに関する重大な副作用の「警告」がある。
㊌…投薬の際の「禁忌」事項がある。

1. 葛根湯（かっこんとう）：ツムラ、コタロー、カネボウ、オースギ
2. 葛根湯加川芎辛夷（かっこんとうかせんきゅうしんい）：ツムラ、コタロー、カネボウ、オースギ
3. 乙字湯（おつじとう）：ツムラ、コタロー、カネボウ、オースギ
5. 安中散（あんちゅうさん）：ツムラ、コタロー、カネボウ、オースギ
6. 十味敗毒湯（じゅうみはいどくとう）：ツムラ、コタロー、カネボウ、オースギ
7. 八味地黄丸（はちみじおうがん）：ツムラ、コタロー、カネボウ、オースギ
8. 大柴胡湯（だいさいことう）：ツムラ、コタロー、カネボウ、オースギ
9. 小柴胡湯（しょうさいことう）：ツムラ、コタロー、カネボウ、オースギ ㊋㊌
10. 柴胡桂枝湯（さいこけいしとう）：ツムラ、コタロー、カネボウ、オースギ
11. 柴胡桂枝乾姜湯（さいこけいしかんきょうとう）：ツムラ、コタロー、カネボウ
12. 柴胡加竜骨牡蛎湯（さいこかりゅうこつぼれいとう）：ツムラ、コタロー、カネボウ、オースギ
13. 三黄瀉心湯（さんおうしゃしんとう）：カネボウ↔113
14. 半夏瀉心湯（はんげしゃしんとう）：ツムラ、コタロー、カネボウ、オースギ ㊌
15. 黄連解毒湯（おうれんげどくとう）：ツムラ、コタロー、カネボウ、オースギ
16. 半夏厚朴湯（はんげこうぼくとう）：ツムラ、コタロー、カネボウ、オースギ
17. 五苓散（ごれいさん）：ツムラ、コタロー、カネボウ、オースギ
18. 桂枝加朮附湯（けいしかじゅつぶとう）：ツムラ、コタロー
19. 小青竜湯（しょうせいりゅうとう）：ツムラ、コタロー、カネボウ、オースギ ㊌
20. 防已黄耆湯（ぼういおうぎとう）：ツムラ、コタロー、カネボウ、オースギ
21. 小半夏加茯苓湯（しょうはんげかぶくりょうとう）：ツムラ、コタロー、カネボウ、オースギ
22. 消風散（しょうふうさん）：ツムラ、コタロー、オースギ
23. 当帰芍薬散（とうきしゃくやくさん）：ツムラ、コタロー、カネボウ、オースギ
24. 加味逍遙散（かみしょうようさん）：ツムラ、コタロー、カネボウ、オースギ

4 漢方製剤の番号順

25．桂枝茯苓丸（けいしぶくりょうがん）：ツムラ、コタロー、カネボウ、オースギ
26．桂枝加竜骨牡蛎湯（けいしかりゅうこつぼれいとう）：ツムラ、コタロー、カネボウ、オースギ
27．麻黄湯（まおうとう）：ツムラ、コタロー、カネボウ
28．越婢加朮湯（えっぴかじゅつとう）：ツムラ、コタロー、オースギ
29．麦門冬湯（ばくもんどうとう）：ツムラ、コタロー、カネボウ、オースギ
30．真武湯（しんぶとう）：ツムラ、コタロー、カネボウ、オースギ
31．呉茱萸湯（ごしゅゆとう）：ツムラ、コタロー
32．人参湯（にんじんとう）：ツムラ、コタロー、カネボウ、オースギ ㊅
33．大黄牡丹皮湯（だいおうぼたんぴとう）：ツムラ、コタロー
34．白虎加人参湯（びゃっこかにんじんとう）：ツムラ、コタロー、カネボウ
35．四逆散（しぎゃくさん）：ツムラ
36．木防已湯（もくぼういとう）：ツムラ、コタロー
37．半夏白朮天麻湯（はんげびゃくじゅつてんまとう）：ツムラ、コタロー、カネボウ、オースギ
38．当帰四逆加呉茱萸生姜湯（とうきしぎゃくかごしゅゆしょうきょうとう）：ツムラ、コタロー、カネボウ、オースギ
39．苓桂朮甘湯（りょうけいじゅつかんとう）：ツムラ、コタロー、カネボウ、オースギ
40．猪苓湯（ちょれいとう）：ツムラ、コタロー、カネボウ、オースギ
41．補中益気湯（ほちゅうえっきとう）：ツムラ、コタロー、カネボウ、オースギ
43．六君子湯（りっくんしとう）：ツムラ、コタロー、カネボウ、オースギ
45．桂枝湯（けいしとう）：ツムラ、コタロー、オースギ
46．七物降下湯（しちもつこうかとう）：ツムラ、オースギ
47．釣藤散（ちょうとうさん）：ツムラ、カネボウ
48．十全大補湯（じゅうぜんたいほとう）：ツムラ、コタロー、カネボウ、オースギ
49．加味帰脾湯（かみきひとう）：カネボウ
50．荊芥連翹湯（けいがいれんぎょうとう）：ツムラ、オースギ
51．潤腸湯（じゅんちょうとう）：ツムラ
52．薏苡仁湯（よくいにんとう）：ツムラ、カネボウ、オースギ
53．疎経活血湯（そけいかっけつとう）：ツムラ、オースギ
54．抑肝散（よくかんさん）：ツムラ、オースギ
55．麻杏甘石湯（まきょうかんせきとう）：ツムラ、コタロー、オースギ

56. 五淋散（ごりんさん）：ツムラ🈲
57. 温清飲（うんせいいん）：ツムラ、コタロー、カネボウ、オースギ
58. 清上防風湯（せいじょうぼうふうとう）：ツムラ、オースギ
59. 治頭瘡一方（ぢづそういっぽう）：ツムラ
60. 桂枝加芍薬湯（けいしかしゃくやくとう）：ツムラ、コタロー、カネボウ、オースギ
61. 桃核承気湯（とうかくじょうきとう）：ツムラ、コタロー、カネボウ、オースギ
62. 防風通聖散（ぼうふうつうしょうさん）：ツムラ、コタロー、カネボウ、オースギ
63. 五積散（ごしゃくさん）：ツムラ、コタロー
64. 炙甘草湯（しゃかんぞうとう）：ツムラ、コタロー🈲
65. 帰脾湯（きひとう）：ツムラ
66. 参蘇飲（じんそいん）：ツムラ
67. 女神散（にょしんさん）：ツムラ
68. 芍薬甘草湯（しゃくやくかんぞうとう）：ツムラ、コタロー、カネボウ🈲
69. 茯苓飲（ぶくりょういん）：ツムラ、コタロー
70. 香蘇散（こうそさん）：ツムラ、コタロー
71. 四物湯（しもつとう）：ツムラ、コタロー、カネボウ
72. 甘麦大棗湯（かんばくたいそうとう）：ツムラ、コタロー、オースギ🈲
73. 柴陥湯（さいかんとう）：ツムラ、コタロー
74. 調胃承気湯（ちょういじょうきとう）：ツムラ
75. 四君子湯（しくんしとう）：ツムラ、オースギ
76. 竜胆瀉肝湯（りゅうたんしゃかんとう）：ツムラ、コタロー
77. 芎帰膠艾湯（きゅうききょうがいとう）：ツムラ、コタロー🈲
78. 麻杏薏甘湯（まきょうよくかんとう）：ツムラ、コタロー、カネボウ、オースギ
79. 平胃散（へいいさん）：ツムラ、コタロー、オースギ
80. 柴胡清肝湯（さいこせいかんとう）：ツムラ、コタロー
81. 二陳湯（にちんとう）：ツムラ
82. 桂枝人参湯（けいしにんじんとう）：ツムラ、カネボウ🈲
83. 抑肝散加陳皮半夏（よくかんさんかちんぴはんげ）：ツムラ、コタロー、カネボウ
84. 大黄甘草湯（だいおうかんぞうとう）：ツムラ、オースギ
85. 神秘湯（しんぴとう）：ツムラ、コタロー、カネボウ、オースギ
86. 当帰飲子（とうきいんし）：ツムラ
87. 六味丸（ろくみがん）：ツムラ、カネボウ

220

4 漢方製剤の番号順

- 88．二朮湯（にじゅつとう）：ツムラ
- 89．治打撲一方（ぢだぼくいっぽう）：ツムラ
- 90．清肺湯（せいはいとう）：ツムラ
- 91．竹茹温胆湯（ちくじょうんたんとう）：ツムラ
- 92．滋陰至宝湯（じいんしほうとう）：ツムラ
- 93．滋陰降火湯（じいんこうかとう）：ツムラ
- 95．五虎湯（ごことう）：ツムラ、カネボウ、オースギ
- 96．柴朴湯（さいぼくとう）：ツムラ、カネボウ
- 97．大防風湯（だいぼうふうとう）：ツムラ、オースギ
- 98．黄耆建中湯（おうぎけんちゅうとう）：ツムラ
- 99．小建中湯（しょうけんちゅうとう）：ツムラ、コタロー、オースギ
- 100．大建中湯（だいけんちゅうとう）：ツムラ、コタロー
- 101．升麻葛根湯（しょうまかっこんとう）：ツムラ
- 102．当帰湯（とうきとう）：ツムラ
- 103．酸棗仁湯（さんそうにんとう）：ツムラ、オースギ
- 104．辛夷清肺湯（しんいせいはいとう）：ツムラ、コタロー、カネボウ、オースギ
- 105．通導散（つうどうさん）：ツムラ、コタロー
- 106．温経湯（うんけいとう）：ツムラ、コタロー
- 107．牛車腎気丸（ごしゃじんきがん）：ツムラ
- 108．人参養栄湯（にんじんようえいとう）：ツムラ、コタロー、カネボウ、オースギ
- 109．小柴胡湯加桔梗石膏（しょうさいことうかききょうせっこう）：ツムラ
- 110．立効散（りっこうさん）：ツムラ
- 111．清心蓮子飲（せいしんれんしいん）：ツムラ
- 112．猪苓湯合四物湯（ちょれいとうごうしもつとう）：ツムラ
- 113．三黄瀉心湯（さんおうしゃしんとう）：ツムラ、コタロー、オースギ
- 114．柴苓湯（さいれいとう）：ツムラ、カネボウ
- 115．胃苓湯（いれいとう）：ツムラ
- 116．茯苓飲合半夏厚朴湯（ぶくりょういんごうはんげこうぼくとう）：ツムラ
- 117．茵蔯五苓散（いんちんごれいさん）：ツムラ
- 118．苓姜朮甘湯（りょうきょうじゅつかんとう）：ツムラ、コタロー
- 119．苓甘姜味辛夏仁湯（りょうかんきょうみしんげにんとう）：ツムラ、コタロー
- 120．黄連湯（おうれんとう）：ツムラ、コタロー㊝
- 121．三物黄芩湯（さんもつおうごんとう）：ツムラ

- 122．排膿散及湯（はいのうさんきゅうとう）：ツムラ、コタロー㊲
- 123．当帰建中湯（とうきけんちゅうとう）：ツムラ
- 124．川芎茶調散（せんきゅうちゃちょうさん）：ツムラ、オースギ
- 125．桂枝茯苓丸加薏苡仁（けいしぶくりょうがんかよくいにん）：ツムラ
- 126．麻子仁丸（ましにんがん）：ツムラ、コタロー、オースギ
- 127．麻黄附子細辛湯（まおうぶしさいしんとう）：ツムラ、コタロー、カネボウ、オースギ
- 128．啓脾湯（けいひとう）：ツムラ
- 133．大承気湯（だいじょうきとう）：ツムラ、コタロー
- 134．桂枝加芍薬大黄湯（けいしかしゃくやくだいおうとう）：ツムラ
- 135．茵蔯蒿湯（いんちんこうとう）：ツムラ、コタロー、オースギ
- 136．清暑益気湯（せいしょえっきとう）：ツムラ
- 137．加味帰脾湯（かみきひとう）：ツムラ、オースギ
- 138．桔梗湯（ききょうとう）：ツムラ㊲

- 140．四苓湯（しれいとう）：オースギ
- 141．葛根加朮附湯（かっこんかじゅつぶとう）：オースギ

- 143．当帰芍薬散加附子（とうきしゃくやくさんかぶし）：オースギ

- 146．芍薬甘草附子湯（しゃくやくかんぞうぶしとう）：オースギ㊲

- 148．大柴胡去大黄湯（だいさいこきょだいおうとう）：オースギ

- 180．桂芍知母湯（けいしゃくちもとう）：カネボウ

- 200．高砂コウジンM：オースギ
- 201．高砂コウジン末M：オースギ
- 202．高砂サフランM：オースギ㊲
- 204．高砂テンマ末M：オースギ
- 205．オースギ加工ブシ末

- 230．芎帰調血飲（きゅうきちょうけついん）：カネボウ

- 311．九味檳榔湯（くみびんろうとう）：コタロー
- 314．梔子柏皮湯（ししはくひとう）：コタロー
- 319．大柴胡湯去大黄（だいさいことうきょだいおう）：コタロー
- 320．腸癰湯（ちょうようとう）：コタロー
- 324．桔梗石膏（ききょうせっこう）：コタロー

- 401．甘草湯（かんぞうとう）：カネボウ ㊩
- 402．茵蔯蒿湯（いんちんこうとう）：カネボウ

- 410．附子理中湯（ぶしりちゅうとう）：カネボウ ㊩

- 501．紫雲膏（しうんこう）：ツムラ、オースギ ㊩
- 3020．生薬コウジン末：ツムラ
- 3022．生薬修治ブシ末N：ツムラ

5 中国の薬（中成薬）の説明

　イスクラ産業株式会社の御厚意により、現在輸入されていて、広く使用されている中成薬について、添付文章から抜粋して以下に述べてみます（下記の中成薬、その他の漢方薬の購入希望に際しては、直接、イスクラ産業株式会社に連絡して聞いてみて下さい）。

衛益顆粒（えいえきかりゅう）　顆粒剤

[成分・分量]　本品1日量（3包または4.5g）中、下記成分および分量の生薬より製した衛益顆粒乾燥エキス1.5gを含有する。
　黄耆6.0g、白朮2.0g、防風2.0g
[効能・効果]　身体虚弱で疲労しやすいものの次の諸症：虚弱体質、疲労倦怠感、寝汗。
[用法・用量]　成人（15歳以上）1日に3回、1回1包を食前または食間に服用。15歳未満には服用させない。

開気丸（かいきがん）　丸剤（糖衣）

[成分・分量]　本品1日量15丸（4.5g）は、開気丸エキス1.200gと下記成分および分量の生薬末を用いて製したもの（開気丸エキス1.200gは下記成分および分量の生薬より製した水製エキス）。
　（芍薬1.80g、木香1.00g、延胡索1.00g、縮砂1.00g、陳皮1.20g、茯苓0.20g、唐厚朴1.50g、蔲仁1.50g、沈香0.30g、姜黄0.20g、枳殻0.20g、川楝子0.10g）
　芍薬0.270g、木香0.150g、延胡索0.150g、縮砂0.150g、陳皮0.180g、茯苓0.030g、唐厚朴0.225g、蔲仁0.225g、沈香0.045g、姜黄0.030g、枳殻0.030g、川楝子0.015g
[効能・効果]　①胃腸疾患に伴う次の諸症状：吐き気（むかつき、胃のむかつき、嘔気、悪心）、胸つかえ、腹部膨満感、腹痛、胃痛、食欲不振、消化不良、下痢。②腹部膨満感を伴い繰り返しまたは交互に現れる下痢および便秘。
[用法・用量]　成人（15歳以上）1日に3回、1回5丸を食間または空腹時に服用。15歳未満には服用させない。

海馬補腎丸（かいまほじんがん）　丸剤

[成分・分量]　本品1日量20丸（5.2g）中、下記成分および分量を含有する。
　人参0.520g、茯苓0.156g、黄耆0.260g、桃仁0.156g、丁子0.104g、地黄0.260g、竜骨0.260g、山茱萸0.156g、枸杞子0.260g、大海馬0.520g、鹿茸0.312g、驢腎0.156g、鹿筋0.208g、補骨脂0.156g、蛤蚧尾0.312g、海狗腎0.260g、鹿腎0.260g、鮮対蝦0.312g、当帰0.260g
[効能・効果]　滋養強壮、疲労回復。

[用法・用量] 成人（15歳以上）1日2回、1回10丸を食前に温水にて服用。15歳未満には服用させない。

華陀膏　外用軟膏剤

[成分・分量] 下記成分、分量を含有する軟膏。
サリチル酸5％、安息香酸10％、カンフル2％、香料：蠟梅油1％、基剤：白色ワセリン80％、基剤：白蠟2％
[効能・効果] 汗疱状白癬（みずむし）、頑癬（いんきんたむし）
[用法・用量] 1日2回、患部を温水で洗浄後、すり込むように塗布する。塗布後少量の脱脂綿を軽くおく。

華陀チンキ　外用チンキ剤

[成分・分量] 1 mℓ中、槿皮チンキ0.4 mℓ、安息香酸120 mg、サリチル酸60 mg
[効能・効果] 水虫、いんきんたむし、ぜにたむし
[用法・用量] 大人は、清潔にした患部に1日1～2回塗布する。

活絡健歩丸　丸剤

[成分・分量] 成人（15歳以上）1日服用量20丸中、次の成分を含有する。
地黄0.3 g、牛膝0.2 g、黄柏0.2 g、蒼朮0.2 g、芍薬0.2 g、黄耆0.2 g、五味子0.2 g、人参0.2 g、白朮0.2 g、山薬0.2 g、枸杞子0.2 g、当帰0.2 g、杜仲0.2 g、補骨脂0.2 g、菟絲子0.2 g、炮附子0.2 g、亀板0.2 g、防已0.1 g、防風0.1 g、羌活0.1 g
[効能・効果] 神経痛、関節痛、筋肉痛。
[用法・用量] 成人（15歳以上）1日2回、1回10丸を食間に水または白湯で服用。15歳未満には服用させない。

冠元顆粒　顆粒剤

[成分・分量] 本品3包（9 g）中、下記成分および分量の生薬より製した冠元顆粒エキス4.5 gを含有する。
川芎2.250 g、芍薬2.250 g、紅花2.250 g、木香1.125 g、香附子1.125 g、丹参4.500 g
[効能・効果] 中年以降または高血圧傾向のあるものの次の諸症：頭痛、頭重、肩こり、めまい、動悸。
[用法・用量] 成人（15歳以上）1日3回、1回1包を食間または空腹時に服用。15歳未満には服用させない。

帰脾錠　錠剤（糖衣）

[成分・分量] 本剤18錠（7.2 g）中、下記成分および分量の生薬より製した帰脾錠エキス3.99 gを含有する。

黄耆2.100 g、白朮2.100 g、茯苓2.100 g、遠志1.050 g、甘草0.525 g、木香0.525 g、当帰1.050 g、酸棗仁2.100 g、竜眼肉2.100 g、党参4.200 g

[効能・効果] 貧血、不眠、健忘。

[用法・用量] 成人（15歳以上）1日2～3回、1回6錠を食間に温水で服用。15歳未満には服用させない。

血府逐瘀丸　丸剤

[成分・分量] 成人（15歳以上）1日の服用量24丸中、次の成分を含有する。
血府逐瘀丸料エキス末3.0 g：当帰1.98 g、川芎0.99 g、地黄1.98 g、桃仁2.64 g、紅花1.98 g、枳実1.32 g、芍薬1.32 g、柴胡0.66 g、甘草0.66 g、桔梗0.99 g、牛膝1.98 g
血府逐瘀湯末1.5 g：当帰0.18 g、川芎0.09 g、地黄0.18 g、桃仁0.24 g、紅花0.18 g、枳実0.12 g、芍薬0.12 g、柴胡0.06 g、甘草0.06 g、桔梗0.09 g、牛膝0.18 g

[効能・効果] 中年以降または高血圧傾向のあるものの次の諸症：頭痛、頭重、肩こり、のぼせ、動悸。

[用法・用量] 成人（15歳以上）1日3回、1回8丸を水または白湯で服用。15歳未満には服用させない。

降圧丸　丸剤

[成分・分量] 成人（15歳以上）1日の服用量20丸中、次の成分を含有する。
羚羊（かもしか）角0.03 g、当帰0.30 g、黄連0.40 g、天麻0.20 g、地黄0.15 g、琥珀0.15 g、沈香0.40 g、川芎0.20 g、大黄0.15 g、阿膠0.33 g、甘草エキス0.33 g

[効能・効果] 高血圧に伴う頭痛、動悸、手足のしびれ、肩こり、のぼせ、めまい、イライラ。

[用法・用量] 1日2回、朝晩1回10丸ずつ、水または白湯で服用。15歳未満には服用させない。

杞菊地黄丸　丸剤（蠟皮）

[成分・分量] 本品1日量2丸（17.2 g）中、下記成分および分量を含有する。
地黄2.8552 g、山茱萸1.4276 g、山薬1.4276 g、沢瀉1.0664 g、茯苓1.0664 g、牡丹皮1.0664 g、菊花0.7052 g、枸杞子0.7052 g

[効能・効果] 視力減退、虚弱体質、耳鳴り、めまい。

[用法・用量] 成人（15歳以上）1日2回、1回1丸、朝夕服用。15歳未満には服用させない。服用の際、蠟封したプラスチック製の容器を割り、丸剤を取り出し、その丸剤を包んでいるセロファンをはがして、下記のように服用。
1）分割し、水で服用。
2）100～200 mlの水に懸濁させて服用。

参茸補血丸　丸剤（蠟皮）

[成分・分量] 本品1日量1丸（9.5 g）中、下記成分および分量を含有する。
黄耆0.8550 g、牛膝0.8550 g、人参0.4465 g、竜眼肉0.8550 g、唐当帰0.8550 g、杜仲0.8550 g、

巴戟天 0.8550 g、鹿茸 0.3610 g

［効能・効果］　次の場合の滋養強壮。虚弱体質、肉体疲労、病後の体力低下、胃腸虚弱、食欲不振、血色不良、冷え症。

［用法・用量］　成人（15歳以上）1日1回、1回1丸を服用。15歳未満には服用させない。

酸棗仁湯 錠　錠剤

［成分・分量］　本品6錠（2.10 g）中、下記成分および分量の生薬より製した酸棗仁湯エキス 1.05 g を含有する。
酸棗仁 24.000 g、甘草 0.9375 g、川芎 1.875 g、知母 1.875 g、茯苓 1.875 g

［効能・効果］　心身が疲れ弱って眠れないもの。

［用法・用量］　成人（15歳以上）1日3回、1回2錠を温水で服用。15歳未満には服用させない。

散痛楽楽丸　丸剤

［成分・分量］　疎経活血湯を服みやすい丸剤にしたもので、疎経活血湯エキス 2.5 g を含有する丸剤。

［効能・効果］　関節痛、神経痛、腰痛、筋肉痛。

［用法・用量］　成人（15歳以上）1日3回、1回10丸、15歳未満7歳以上1日3回、1回7丸を食前または食間に服用。7歳未満には服用させない。

至宝三鞭丸　丸剤（蠟皮）

［成分・分量］　本品1日量1丸（6.3 g）中、下記成分および分量を含有する。
黄耆 0.630 g、人参 0.441 g、当帰 0.378 g、地黄 0.200 g、牛膝 0.100 g、山茱萸 0.100 g、山薬 0.100 g、茯苓 0.100 g、沢瀉 0.050 g、竜骨 0.050 g、茴香 0.025 g、黄柏 0.025 g、遠志 0.025 g、桂皮 0.025 g、山椒 0.025 g、芍薬 0.025 g、白朮 0.025 g、牡丹皮 0.025 g、枸杞子 0.200 g、何首烏 0.025 g、鹿茸 0.315 g、鹿鞭 0.315 g、菟絲子 0.150 g、杜仲 0.100 g、巴戟天 0.100 g、補骨脂 0.100 g、海狗腎 0.063 g、広狗腎 0.063 g、淫羊霍 0.050 g、海馬 0.050 g、蛤蚧 0.050 g、沈香 0.050 g、桑螵蛸 0.050 g、陽起石 0.050 g、甘松 0.025 g、菖蒲根 0.025 g、肉蓯蓉 0.025 g、覆盆子 0.025 g

［効能・効果］　滋養強壮、体質虚弱。

［用法・用量］　成人（15歳以上）1日1回、1回1丸を服用。15歳未満には服用させない。

至宝三鞭丸（小粒）　丸剤

［成分・分量］　本品1日量24丸中、下記成分および分量を含有する。
黄耆 0.035 g、人参 0.071 g、当帰 0.035 g、地黄 0.286 g、牛膝 0.142 g、山茱萸 0.142 g、山薬 0.142 g、茯苓 0.142 g、沢瀉 0.071 g、竜骨 0.071 g、茴香 0.035 g、黄柏 0.035 g、遠志 0.035 g、桂皮 0.035 g、山椒 0.035 g、芍薬 0.035 g、白朮 0.035 g、牡丹皮 0.035 g、枸杞子 0.286 g、何首烏 0.035 g、鹿茸 0.142 g、鹿鞭 0.071 g、菟絲子 0.215 g、杜仲 0.142 g、巴戟天 0.142 g、補骨脂 0.142 g、海狗腎 0.071 g、広狗腎 0.071 g、淫羊霍 0.071 g、海馬 0.071 g、蛤蚧 0.071 g、沈香

0.071 g、桑螵蛸 0.071 g、陽起石 0.071 g、甘松 0.035 g、菖蒲根 0.035 g、肉従蓉 0.035 g、覆盆子 0.035 g

[効能・効果]　滋養強壮、肉体疲労、虚弱体質。

[用法・用量]　成人（15歳以上）1日3回、1回8丸を食間に水または白湯で服用。15歳未満には服用させない。

耳鳴丸　丸剤

[成分・分量]　本品1日量18丸中、下記成分を含有する。
地黄 1.11888 g、山茱萸 0.55566 g、山薬 0.55566 g、沢瀉 0.41580 g、牡丹皮 0.41580 g、茯苓 0.41580 g、柴胡 0.15120 g、磁石 0.01000 g

[効能・効果]　貧血性の耳鳴、腰痛、四肢および腰の脱力感。

[用法・用量]　成人（15歳以上）1日2回朝夕に、1回9丸を白湯または食塩を入れた温湯で服用。15歳未満には服用させない。

瀉火補腎丸　丸剤

[成分・分量]　本品1日量24丸（4.44 g）中、下記成分および分量の生薬より製した瀉火補腎丸軟エキス 2.35 g を含有する。
地黄 2.48 g、山茱萸 1.24 g、山薬 1.24 g、牡丹皮 0.93 g、沢瀉 0.93 g、茯苓 0.93 g、知母 0.62 g、黄柏 0.62 g

[効能・効果]　疲れやすく、顔や手足がほてる傾向にあるものの次の諸症：倦怠感、足腰の無力感、腰痛、手足のほてり、のぼせ、顔面紅潮、口渇、頻尿。

[用法・用量]　成人（15歳以上）1日3回、1回8丸を食間または空腹時に服用。15歳未満には服用させない。

瀉火利湿顆粒　顆粒剤

[成分・分量]　本品1日量3包（6.0 g）または 6.0 g 中、下記成分および分量の生薬より製した竜胆瀉肝湯エキス 3.32 g を含有する。
当帰 5.0 g、地黄 5.0 g、木通 5.0 g、黄芩 3.0 g、沢瀉 3.0 g、車前子 3.0 g、竜胆 1.5 g、山梔子 1.5 g、甘草 1.5 g

[効能・効果]　比較的体力があり、下腹部筋肉が緊張する傾向があるものの次の諸症：排尿痛、残尿感、尿の濁り、こしけ。

[用法・用量]　1日3回、成人（15歳以上）1回1包、7〜14歳1回2/3包、4〜6歳1回1/2包、2〜3歳1回1/3包、2歳未満1回1/4包を食前または食間に服用。

首烏片　錠剤（糖衣）

[成分・分量]　本品1日量15錠中、何首烏 3.6 g を含有する。

[効能・効果]　強壮、緩下。

[用法・用量]　成人（15歳以上）1日3回、1回5錠を食間に温湯にて服用。15歳未満には服用さ

十全大補丸　丸剤

[成分・分量]　本品1日量8丸（1.6 g）中、下記成分および分量を含有する。
黄耆10.53%、芍薬10.53%、白朮10.53%、茯苓10.53%、地黄15.78%、当帰15.78%、甘草5.26%、川芎5.26%、肉桂5.26%、党参10.54%

[効能・効果]　貧血症、産後・病後の回復促進、虚弱体質、胃弱、食欲不振、婦人諸症（月経不順、月経痛、冷えこみ）。

[用法・用量]　成人（15歳以上）1日3回、1回8粒を食前に水または温湯にて服用。15歳未満には服用させない。

潤肺糖漿　シロップ剤

[成分・分量]　本品1日量20 mL中、生薬混合エキス3.4 g（地黄1.67 g、牡丹皮0.67 g、芍薬0.67 g、甘草0.33 g、麦門冬1.0 g、薄荷0.42 g、玄参1.33 g）と貝母エキス0.17 g（貝母0.67 g）を含有する。

[適応症]　喉の痛み、咳。

[用法・用量]　1日2回、成人（15歳以上）1回10 mL、15歳未満1回5 mLを水で薄めて服用。

勝湿顆粒　顆粒剤

[成分・分量]　本品1日量3包（6.0 g）または6.0 g中、下記成分および分量の生薬より製した勝湿顆粒エキス3.0 gを含有する。
白朮3.0 g、茯苓3.0 g、厚朴2.0 g、陳皮2.0 g、桔梗1.5 g、白芷1.0 g、大棗2.0 g、生姜0.5 g、甘草1.0 g、半夏3.0 g、蘇葉1.0 g、藿香1.0 g、大腹皮1.0 g

[効能・効果]　夏の感冒、暑さによる食欲不振・下痢・全身倦怠。

[用法・用量]　1日3回、成人（15歳以上）1回1包、7～14歳1回2/3包、4～6歳1回1/2包、2～3歳1回1/3包、2歳未満1回1/4包を食前または食間に服用。

浸膏　槐角丸　丸剤

[成分・分量]　本品1日量18丸（4.5 g）中、下記成分および分量の生薬より製した浸膏　槐角丸エキス1.80 gを含有する。
当帰1.34 g、枳殻1.34 g、黄芩1.34 g、槐角2.69 g、地楡1.34 g、防風1.34 g

[効能・効果]　次の症状の緩和：内痔核、外痔核、裂肛、痔出血、痔の痛み。

[用法・用量]　成人（15歳以上）1日2回、1回6～9丸を温水にて服用。15歳未満には服用させない。

星火温胆湯エキス顆粒　顆粒剤

[成分・分量]　本品1日量3包（6 g）または6 g中、下記成分および分量の生薬より製した温胆

湯エキス3.0gを含有する。
半夏6.0g、茯苓6.0g、生姜1.0g、陳皮3.0g、枳実1.0g、甘草1.0g、黄連1.0g、竹茹2.0g、酸棗仁3.0g

[効能・効果] 胃腸衰弱者の不眠・神経症。

[用法・用量] 1日3回、成人（15歳以上）1回1包、7～14歳1回2/3包、4～6歳1回1/2包、2～3歳1回1/3包、2歳未満1回1/4包を食前または食間に服用。

星火健胃錠　錠剤（糖衣）

[成分・分量] 本品18錠（11.404g）中、下記成分および分量の生薬より製した香砂六君子湯エキス2.070gを含有する。
甘草1.62g、縮砂1.80g、半夏2.34g、白朮4.68g、茯苓4.68g、木香1.62g、陳皮1.80g、党参2.34g

[効能・効果] 比較的体力がなく、胃腸の働きの弱いものの次の諸症：胃炎、胃アトニー、胃痛、腹痛、食欲不振、上腹部不快感、腹部膨満感、悪心、下痢。

[用法・用量] 成人（15歳以上）1日2～3回、1回6錠を服用。15歳未満には服用させない。

星火牛黄清心丸　丸剤

[成分・分量] 本品1日量60丸中、下記成分および分量を含有する。
牛黄末0.10g、人参末0.60g、シベット散0.10g、羚羊角末0.42g、甘草末0.60g、芍薬末0.48g、当帰末0.36g、川芎末0.36g、桂皮末0.36g、防風末0.36g

[効能・効果] 次の場合の滋養強壮：虚弱体質、肉体疲労、病中病後、胃腸虚弱、食欲不振。

[用法・用量] 1日2回、成人（15歳以上）1回30丸、15歳未満8歳以上1回15丸を食間空腹時に服用。8歳未満には服用させない。

精華牛車腎気丸　丸剤

[成分・分量] 本品1日量24丸中、下記成分および分量より得た牛車腎気丸料エキス末2.4gを含有する。
地黄2.5g、山茱萸1.5g、山薬1.5g、沢瀉1.5g、茯苓1.5g、牡丹皮1.5g、桂皮0.5g、牛膝1.5g、車前子1.5g、加工附子0.25g

[効能・効果] 疲れやすくて、四肢が冷えやすく尿量減少または多尿で時に口渇がある次の諸症：下肢痛、腰痛、しびれ、老人のかすみ目、痒み、排尿困難、頻尿、むくみ。

[用法・用量] 成人（15歳以上）1日3回、1回8丸を水または白湯で服用。15歳未満には服用させない。

星火逍遙丸　丸剤

[成分・分量] 本品1日量18丸中、下記成分および分量の生薬より製した逍遙散エキス2.19gを含有する。
白朮3.0g、薄荷1.0g、柴胡3.0g、甘草1.5g、芍薬3.0g、茯苓3.0g、当帰3.0g、生姜

1.0 g

　[効能・効果]　冷え症、虚弱体質、月経不順、月経困難、更年期障害、血の道症。

　[用法・用量]　成人（15歳以上）1日3回、1回6丸を食間または空腹時に服用。15歳未満には服用させない。

双料杞菊地黄丸（そうりょうこぎくじおうがん）　丸剤

　[成分・分量]　本品1日量24丸（4.8 g）中、下記成分および分量の生薬より製した杞菊地黄丸エキス2.70 gを含有する。
　山茱萸3.02 g、山薬3.02 g、地黄6.06 g、沢瀉2.25 g、茯苓2.25 g、牡丹皮2.25 g、菊花1.51 g、枸杞子1.51 g

　[効能・効果]　疲れやすくて、顔・手足がほてり、尿量減少し、または多尿で、時に口渇があるものの次の諸症：かすみ目、つかれ目、のぼせ、頭重、めまい、排尿困難、頻尿、むくみ。

　[用法・用量]　成人（15歳以上）1日3回、1回8丸を温湯で服用。15歳未満には服用させない。

双料参茸丸（そうりょうさんじょうがん）　丸剤（蠟皮）

　[成分・分量]　本品1日量2丸（18.75 g）中、下記成分および分量を含有する。
　黄耆1.1250 g、人参1.1250 g、茯苓1.1250 g、地黄0.5625 g、山薬0.2250 g、白朮0.2250 g、甘草0.1125 g、枸杞子0.6750 g、党参1.1250 g、鹿茸1.1250 g、唐当帰0.9375 g、巴戟天0.5625 g、蛤蚧0.3375 g、冬虫夏草0.3375 g

　[効能・効果]　次の場合の滋養強壮：虚弱体質、肉体疲労、病後の体力低下、胃腸虚弱、食欲不振、血色不良、冷え症。

　[用法・用量]　成人（15歳以上）1日2回、1回1丸を朝晩に服用。15歳未満には服用させない。

中成　六神丸（ろくしんがん）　マツウラ　丸剤

　[成分・分量]　本品1日量4丸中、下記成分および分量を含有する。
　麝香0.001 g、牛黄0.0048 g、蟾酥0.0032 g、d-ボルネオール0.0032 g、真珠0.0048 g、沈香0.0032 g

　[効能・効果]　動悸、息切れ、気つけ。

　[用法・用量]　成人（15歳以上）1日2回、1回2丸を朝夕に服用。15歳未満には服用させない。

頂調顆粒（ちょうちょうかりゅう）　顆粒剤

　[成分・分量]　本品1日量3包（6 g）または6 g中、下記成分および分量の生薬より製した頂調顆粒エキス2.7 gを含有する。
　白芷2.0 g、荊芥2.0 g、防風2.0 g、薄荷2.0 g、甘草1.5 g、川芎3.0 g、香附子3.0 g、羌活2.0 g、茶葉1.5 g

　[効能・効果]　風邪、血の道症、頭痛。

　[用法・用量]　1日3回、成人（15歳以上）1回1包、7～14歳1回2/3包、4～6歳1回1/2包、2～3歳1回1/3包、2歳未満1回1/4包を食前または食間に服用。

天津感冒片　錠剤（糖衣）

[成分・分量]　本品12錠（4.680 g）中、下記成分および分量の生薬より製した銀翹エキス2.520 gを含有する。
連翹4.260 g、桔梗2.556 g、薄荷2.556 g、荊芥1.704 g、甘草2.556 g、金銀花4.260 g、竹葉1.704 g、豆豉2.136 g、牛蒡子2.136 g、羚羊角0.312 g

[効能・効果]　風邪による喉の痛み、口（喉）の渇き、咳、頭痛。

[用法・用量]　1日2～3回、成人（15歳以上）1回4錠、7～14歳1回2錠、5～6歳1回1錠までを服用。5歳未満には服用させない。

天王補心丹　丸剤

[成分・分量]　本品1日量24粒中、下記成分および分量を含有する。
茯苓0.15 g、桔梗0.15 g、当帰0.30 g、地黄1.20 g、遠志0.15 g、麦門冬0.30 g、酸棗仁0.30 g、丹参0.15 g、天門冬0.30 g、党参0.15 g、柏子仁0.30 g

[効能・効果]　体質虚弱な人の下記の諸症：不眠、不安感、肩こり、息切れ、動悸、口渇、便秘。

[用法・用量]　成人（15歳以上）1日3回、1回8粒を服用。15歳未満には服用させない。

独歩丸　丸剤

[成分・分量]　本品1日量18丸（4.68 g）中、下記成分および分量の生薬より製した独歩丸エキス3.45 gを含有する。
茯苓1.03 g、地黄1.03 g、生姜1.03 g、牛膝1.03 g、防風1.03 g、芍薬1.03 g、桂皮1.03 g、甘草1.03 g、細辛1.03 g、川芎1.03 g、唐独活1.55 g、桑寄生1.03 g、党参1.03 g、杜仲1.03 g、秦艽1.03 g、当帰1.03 g

[効能・効果]　疲れやすく、下肢が冷えやすいものの次の諸症：腰痛、関節痛、下肢のしびれ・痛み。

[用法・用量]　成人（15歳以上）1日2回、1回9丸を食間または空腹時に服用。15歳未満には服用させない。

麦味参顆粒　顆粒剤

[成分・分量]　本品1日量2包（4.0 g）中、下記成分および分量を含有する。
人参3 g、麦門冬2 g、五味子1.1 g

[効能・効果]　次の場合の滋養強壮：虚弱体質、肉体疲労、病中病後、胃腸虚弱、食欲不振、血色不良、冷え症、発育期。

[用法・用量]　1日2回、成人（15歳以上）1回1包、8～14歳1回1/2包を食前または食間に服用。8歳未満には服用させない。

八仙丸　丸剤

[成分・分量]　本品1日量24丸（4.5g）中、下記成分および分量を含有する。
地黄0.75g、山茱萸0.37g、山薬0.37g、沢瀉0.28g、麦門冬0.28g、茯苓0.28g、牡丹皮0.28g、五味子0.19g
[効能・効果]　疲労倦怠感、口や喉の渇き、腰や脚の痛み、夜間多尿。
[用法・用量]　成人（15歳以上）1日3回、1回8丸を食前に水で服用。15歳未満には服用させない。

鼻淵丸　丸剤

[成分・分量]　本品1日量27丸（5.4g）中、下記成分および分量の生薬より製した鼻淵丸エキス2.97gを含有する。
辛夷4.129g、菊花1.406g、金銀花1.406g、桑椹21.600g、茜草1.406g
[効能・効果]　蓄膿症、鼻づまり、鼻炎。
[用法・用量]　1日3回、成人（15歳以上）1回6〜9丸、7〜14歳1回4〜6丸を食間に服用。7歳未満には服用させない。

婦宝当帰膠　シロップ剤

[成分・分量]　本品100ml中、下記成分および分量の生薬より製した抽出液を含有する。
当帰69.0g、黄耆4.5g、地黄4.5g、茯苓4.5g、芍薬4.5g、川芎2.0g、甘草2.0g、党参4.5g、阿膠4.5g
[適応症]　更年期障害による下記疾患：頭痛、肩こり、貧血、腰痛、腹痛、めまい、のぼせ、耳鳴り、生理不順、生理痛、冷え症。
[用法・用量]　1日2回、成人（15歳以上）1回4mlを服用。15歳未満には服用させない。

平喘顆粒　顆粒剤

[成分・分量]　本品1日量4.5g中、下記成分および分量の生薬より製した蘇子降気湯エキス2.42gを含有する。
半夏4.0g、陳皮2.5g、桂皮2.5g、当帰2.5g、厚朴2.5g、大棗1.0g、生姜0.5g、甘草1.0g、紫蘇子3.0g、前胡2.5g
[効能・効果]　足冷えのある人の慢性気管支炎で多少呼吸困難の傾向のあるもの。
[用法・用量]　1日3回、成人（15歳以上）1回1包、7〜14歳1回2/3包、4〜6歳1回1/2包、2〜3歳1回1/3包、2歳未満1/4包を食前または食間に服用。

補中益気丸　丸剤

[成分・分量]　本品1日量8粒（約1.6g）中、下記成分および分量を含有する。
黄耆0.38g、甘草0.25g、白朮0.15g、当帰0.15g、升麻0.03g、柴胡0.03g、党参0.25g、陳皮0.15g

[効能・効果] 虚弱体質、腺病質、貧血症、夏やせ、胃弱、病中・病後の体力回復、痔疾、脱肛、胃腸機能減退し疲労倦怠感があるもの、あるいは頭痛、悪寒、発汗を伴うもの。

[用法・用量] 1日3回、成人（15歳以上）1回8丸を食間に温水で服用。15歳未満には服用させない。

麻杏止咳錠（まきょうしがいじょう）　錠剤（糖衣）

[成分・分量] 本品4錠（1.75 g）中、下記成分および分量の生薬より製した麻杏止咳エキス1.000 gを含有する。
麻黄0.5 g、甘草1.2 g、杏仁1.5 g、桔梗2.2 g、石膏1.2 g、タルク1.1 g、陳皮1.2 g

[効能・効果] 気管支炎、気管支喘息。

[用法・用量] 成人（15歳以上）1日3回、1回4錠を温水で服用。15歳未満には服用させない。

蘭州金匱腎気丸（らんしゅうきんきじんきがん）　丸剤

[成分・分量] 成人（15歳以上）1日の服用量24丸中、次の成分を含有する。
地黄1.2 g、山茱萸0.6 g、山薬0.6 g、沢瀉0.45 g、茯苓0.45 g、牡丹皮0.45 g、桂皮0.15 g、炮附子0.15 g

[効能・効果] 疲れやすくて、四肢が冷えやすく、尿量減少または多尿で時に口渇のある次の諸症：下肢痛、腰痛、しびれ、老人のかすみ目、痒み、排尿困難、頻尿、むくみ。

[用法・用量] 1日3回、成人（15歳以上）1回8丸を水または白湯で服用。15歳未満には服用させない。

涼解楽（りょうかいらく）　顆粒剤

[成分・分量] 本品1日量（6.0 gまたは3包）中、下記成分および分量の生薬より製した涼解楽エキス3.8 gを含有する。
連翹4.260 g、桔梗2.556 g、薄荷2.556 g、荊芥1.704 g、甘草2.556 g、牛蒡子2.136 g、金銀花4.260 g、淡竹葉1.704 g、豆豉2.136 g、羚羊角0.132 g

[効能・効果] 風邪による喉の痛み・口（喉）の渇き・咳・頭痛。

[用法・用量] 1日2〜3回、成人（15歳以上）1回1包、7〜14歳1回1/2包、5〜6歳1回1/4包を服用。5歳未満には服用させない。

涼血清営顆粒（りょうけつせいえいかりゅう）　顆粒剤

[成分・分量] 本品1日量3包（6.0 g）中、下記成分および分量を含有する。
地黄3.0 g、芍薬2.0 g、黄芩3.0 g、大黄2.0 g、牡丹皮3.0 g、山梔子0.75 g

[効能・効果] 便秘。便秘に伴う次の症状の緩和：頭重、のぼせ、肌あれ、吹出物、食欲不振、腹部膨満、腸内異常発酵、痔。

[用法・用量] 1日3回、成人（15歳以上）1回1/2〜1包、11〜14歳1回1/3〜2/3包、7〜10歳1回1/4〜1/2包、3〜6歳1回1/6〜1/3包を食前（または食間あるいは食後）に服用。但し、初回は最小量を用い、便通の具合や状態をみながら少しずつ増量または減量。3歳未満には服用させない。

ルーロンジン　内用液剤

[成分・分量]　本品1.0 mlは、マンシュウアカジカ、シベリアジカ、マンシュウジカの角質化していない幼角1gから得たエタノール抽出液。
[効能・効果]　一般虚弱症、強壮。
[用法・用量]　1日2～3回、成人(15歳以上)1回1～1.5 mlを服用。15歳未満には服用させない。

鹿茸(ろくじょう)　カプセル剤

[成分・分量]　本品は2カプセル中、鹿茸(ろくじょう)を粉末として0.001 g含有。
[効能・効果]　次の場合の滋養強壮：虚弱体質、肉体疲労、病中病後、胃腸虚弱、食欲不振。
[用法・用量]　1日3回、成人(15歳以上)1回2カプセルを食前または食間に服用。15歳未満には服用させない。

6 生薬保険薬規格表

平成 16 年 4 月 1 日実施

規格	名称	規格	名称	規格	名称
局外	アキョウ	局外	カッセキ	局	コウボク
局	アセンヤク末	局	カノコソウ	局	コウボク末
局	アマチャ	局	カノコソウ末	局外	コウホン
局	アマチャ末	局	カロコン	局	ゴシツ
	アメ(膠飴)	局外	カロニン	局	ゴシュユ
局	アロエ末		カンキョウ	局	ゴボウシ
局	イレイセン	局	カンゾウ		ゴマ
局	インチンコウ	局	カンゾウ末	局	ゴミシ
局	ウイキョウ		乾燥硫酸ナトリウム	局	サイコ
局外	ウコン	局	キキョウ	局	サイシン
	ウズ	局	キキョウ末	局	サフラン
局外	ウバイ	局	キクカ	局	サンキライ
局外	ウヤク	局	キササゲ	局	サンキライ末
局	ウワウルシ	局	キジツ	局外	サンザシ
局	エイジツ	局外	キッピ	局	サンシシ
局	エイジツ末	局	キョウカツ	局	サンシシ末
局	エンゴサク	局	キョウニン	局	サンシュユ
局外	エンメイソウ	局外	キンギンカ	局	サンショウ
局	オウギ	局外	クコシ	局	サンショウ末
	オウギ末	局外	クコヨウ	局外	サンズコン
局	オウゴン	局	クジン	局	サンソウニン
局	オウゴン末	局	クジン末	局	サンヤク
局	オウバク	局	ケイガイ	局	ジオウ
局	オウバク末	局	ケイヒ	局外	シオン
局外	オウヒ	局	ケイヒ末	局外	ジコッピ
局	オウレン	局	ケツメイシ	局	シコン
局	オウレン末	局	ケンゴシ	局外	シソシ
局	オンジ	局外	ゲンジン	局	シツリシ
局	オンジ末	局	ゲンチアナ	局外	シテイ
局外	カイカ	局	ゲンチアナ末	局	シャクヤク
局外	ガイヨウ	局	ゲンノショウコ	局	シャクヤク末
局	カゴソウ	局	ゲンノショウコ末	局外	ジャショウシ
局外	カシ	局	コウカ	局外	シャジン
局	カシュウ	局	コウジン	局	シャゼンシ
局	ガジュツ		ウチダのコウジン末	局	シャゼンソウ
	ガジュツ末	局	コウブシ	局	ジュウヤク
局外	カッコウ	局	コウブシ末	局	シュクシャ
局	カッコン		コウベイ	局	シュクシャ末

236

6 生薬保険薬規格表

規格	名　称	規格	名　称	規格	名　称
局	ショウキョウ	局	チョウジ末	局	ビワヨウ
局	ショウキョウ末	局	チョウトウコウ	局	ビンロウジ
局	ショウズク	局	チョレイ		ビンロウジ末
	ショウズク末	局	チンピ	局	ブクリョウ
	ショウバク	局外	テンナンショウ	局	ブクリョウ末
局	ショウマ	局	テンマ		ブシ
局	シンイ		テンマ末	局	ボウイ
	セキショウシ	局	テンモンドウ	局	ボウコン
局	セッコウ	局外	トウガシ	局	ボウフウ
局	セネガ	局	トウガラシ		ホウブシ
局	セネガ末	局	トウガラシ末	局外	ボクソク
局	ゼラチン	局	トウキ	局	ボタンピ
局	センキュウ	局	トウキ末	局	ボタンピ末
局	センキュウ末	局外	トウドクカツ	局	ボレイ
局外	ゼンコ	局	トウニン	局	ボレイ末
局	センコツ	局	トウヒ	局	マオウ
局外	センタイ		トウヒ末	局	マシニン
局	センナ	局外	ドクカツ	局外	マンケイシ
局	センナ末	局	トチュウ	局	モクツウ
局	センブリ	局外	ドベッコウ	局外	モッカ
局	センブリ末	局外	ナンテンジツ	局	モッコウ
局	ソウジュツ	局	ニガキ		モッコウ末
局	ソウジュツ末	局	ニガキ末	局	ヤクチ
局	ソウハクヒ	局外	ニクズク	局外	ヤクモソウ
局外	ソボク	局	ニンジン	局外	ヨウバイヒ
局	ソヨウ	局外	ニンドウ	局外	ヨウバイヒ末
局	ダイオウ	局	バイモ	局	ヨクイニン
局	ダイオウ末		バクガ	局	ヨクイニン末
局	タイソウ	局	バクモンドウ	局外	リュウガンニク
局外	ダイフクヒ	局	ハチミツ	局	リュウコツ
局	タクシャ	局	ハッカ		硫酸マグネシウム
局	タクシャ末	局	ハマボウフウ	局	リュウタン
局外	チクジョ	局	ハンゲ	局	リュウタン末
局	チクセツニンジン	局外	ヒシノミ	局	リョウキョウ
局	チクセツニンジン末	局外	ビャクゴウ	局	レンギョウ
局	チモ	局	ビャクシ	局外	レンニク
局	チャヨウ	局	ビャクジュツ	局外	ワキョウカツ
局	チョウジ	局	ビャクジュツ末	局外	ワコウホン

7 漢方薬を保険調剤できる主な薬局（関東圏）

(順不同)

薬局名	郵便番号	住所	電話番号	保険調剤できる	漢方エキス剤の販売	漢方煎じ薬の販売
小西三誠堂薬局	102-0083	東京都千代田区麹町 2-4-10	03-3262-5291	○	○	○
エビス薬局	133-0052	東京都江戸川区東小岩 5-5-4	03-3657-1588	○	○	○
平井友好薬局	132-0035	東京都江戸川区平井 5-21-3 ガーデン欣志ビル1F	03-3617-2403	○	○	○
仁生堂薬局	120-0034	東京都足立区千住 1-19-8	03-3881-2273	○	○	○
長楽堂薬局	110-0005	東京都台東区上野 6-8-22 丸屋ビル3F	03-3832-6228	○	○	○
くま薬局日本橋店	103-0014	東京都中央区日本橋蛎殻町 1-10-4	03-5651-2161	○	○	○
イスクラ薬局日本橋店	103-0027	東京都中央区日本橋 2-15-3	03-3293-7331	×	○	○
高島堂薬局	113-0033	東京都文京区本郷 5-24-4	03-3811-1657	○	○	○
本郷三丁目薬局	113-0033	東京都文京区本郷 3-3-12 K'Sビル1F	03-5800-0683	○	○	○
友好薬局	112-0004	東京都文京区後楽 1-5-3 日中友好会館本館2F	03-3815-5393	○	○	○
千川調剤薬局	171-0043	東京都豊島区要町 3-12-7	03-5995-6838	○	×	×
テイケイ調剤薬局	170-0005	東京都豊島区南大塚 2-10-1	03-3941-6200	○	×	×
笹屋本舗薬局	170-0002	東京都豊島区巣鴨 3-19-13	03-3918-3333	○	○	○
漢寿堂薬局	156-0055	東京都世田谷区船橋 1-37-1	03-3706-4193	○	○	○
塩澤薬局	156-0043	東京都世田谷区松原 3-42-4	03-3321-7405	○（刻みのみ）	○（＊）	○
うさぎ薬局	154-0001	東京都世田谷区池尻 3-19-10	03-3421-6770	○	×	○
渋谷友好薬局	150-0043	東京都渋谷区道玄坂 2-16-7 花菱ビル2F	03-3780-6041	○	×	×
鈴井薬局	150-0043	東京都渋谷区道玄坂 2-6-15	03-3461-2728	○	○	○
富士薬局	153-0063	東京都目黒区目黒 1-6-13	03-3491-8602	○	×	×
九健堂薬局	146-0094	東京都大田区東矢口 2-14-18	03-3757-3717	○	○	○
ツヅノ薬局平和島店	143-0016	東京都大田区大森北 6-30-15	03-3765-5151	○	○	○
イスクラ薬局中野店	164-0001	東京都中野区中野 3-34-4	03-3382-7950	×	○	○
栄貫堂薬局	184-0011	東京都小金井市東町 4-42-25	042-381-7026	○	○	○
㈲温故堂漢方あけぼの薬局	187-0043	東京都小平市学園東町 1-3-10	042-341-2252	○	○	○

＊ツムラのエキス剤は取り扱いなし。

7 漢方薬を保険調剤できる主な薬局(関東圏)

薬局名	郵便番号	住　　所	電話番号	保険調剤できる	漢方エキス剤の販売	漢方煎じ薬の販売
中尾堂薬局	205-0001	東京都羽村市小作台 1-2-9	042-555-7818	○	○	○
八王子東西薬局	192-0084	東京都八王子市三崎町 3-5	0426-25-1603	×	○	○
イセヤ漢方薬局	193-0835	東京都八王子市千人町 1-5-12	0426-63-9232	×	○	○
保元堂薬局町田店	194-0021	東京都町田市中町 1-5-3	042-732-8870	○	○	○
吉祥寺東西薬局	180-0003	東京都武蔵野市吉祥寺南町 2-6-7	0422-47-9646	×	○	○
コサカ薬局	206-0033	東京都多摩市落合 1-11-2 多摩センター駅構内	042-373-5552	○	○	○
漢方薬局象山堂	181-0013	東京都三鷹市下連雀 3-8-14	0422-49-4907	×	○	○
岩浪薬局	198-0044	東京都青梅市西分町 1-21	0428-24-7169	○	○	○
薬の浦和堂	336-0017	さいたま市南区南浦和 2-32-11	048-887-8483	○	○	○
㈲東薬局	333-0866	埼玉県川口市芝 7029	048-266-7190	○	○	○
浩気堂薬局	368-0035	埼玉県秩父市上町 2-1-12	0494-22-7773	○	○	○
升屋栄貫堂薬局	369-1203	埼玉県大里郡寄居町寄居 929	048-581-0500	○	○	○
あいかわ五番館薬局	244-0003	横浜市戸塚区戸塚町 142	045-864-1644	○	○	○
順天堂漢方薬局	222-0011	横浜市港北区菊名 4-1-10	045-423-1555	○	○	○
ホーゲン薬局	223-0052	横浜市港北区綱島東 1-2-13	045-531-0061	○	○	○
更生堂薬局	231-0023	横浜市中区山下町 150	045-662-8383	×	○	○
くま薬局金沢文庫店	236-0015	横浜市金沢区谷津町 378	045-791-3561	○	○	○
元気堂	228-0813	神奈川県相模原市松ヶ枝町 25-6	042-749-3050	○	○	○
大和漢方センター田辺薬局	242-0021	神奈川県大和市中央 2-1-21 モミヤマビル 1-101	046-261-1380	○(処方により)	○	○
桔梗堂薬局	252-0816	神奈川県藤沢市遠藤 733-4	0466-86-1230	○	○	○
島田薬局	260-0832	千葉市中央区寒川町 1-110	043-222-4676	○	○	○
㈱右島薬局	273-0005	千葉県船橋市本町 4-36-19	047-422-3238	○	○	○

8 東洋療法学校協会会員校

学校名	課程(科)名	住　所	電　話
北海道鍼灸専門学校	鍼・灸科	〒063-0002 札幌市西区山の手2条6丁目	011-642-5051
赤門鍼灸柔整専門学校	鍼・灸・マ科	〒980-0845 仙台市青葉区荒巻字青葉 33-1	022-222-8349
国際メディカルテクノロジー専門学校	鍼・灸科	〒963-8811 福島県郡山市方八町 2-4-19	024-956-0160
新潟リハビリテーション専門学校	鍼・灸科	〒958-0053 新潟県村上市上の山 2-16	0254-56-8282
埼玉東洋医療専門学校	鍼・灸科	〒342-0041 埼玉県吉川市保 1-21-7	0489-84-4701
東京医療専門学校	鍼・灸・マ科	〒160-0008 東京都新宿区三栄町 3	03-3341-4043
東洋鍼灸専門学校	鍼・灸・マ科	〒169-0073 東京都新宿区百人町 1-4-4	03-3209-5436
早稲田医療専門学校	鍼・灸科	〒169-0051 東京都新宿区西早稲田 3-18-4	03-3202-2101
東京医療福祉専門学校	鍼・灸・マ科	〒104-0032 東京都中央区八丁堀 2-29-15	03-3551-5751
東京衛生学園専門学校	鍼・灸・マ科	〒143-0016 東京都大田区大森北 4-1-1	03-3763-6621
日本鍼灸理療専門学校	鍼・灸・マ科	〒150-0031 東京都渋谷区桜丘町 20-1	03-3461-4787
長生学園	あ・マ・指科	〒144-0055 東京都大田区仲六郷 2-35-7	03-3738-1630
日本指圧専門学校	あ・マ・指科	〒112-0002 東京都文京区小石川 2-15-6	03-3813-7354
国際鍼灸柔整専門学校	鍼・灸・マ科	〒124-0012 東京都葛飾区立石 6-36-7	03-3693-1214
両国柔整鍼灸専門学校	鍼・灸科	〒130-0026 東京都墨田区両国 4-27-4	03-3846-5151
中央医療学園専門学校	鍼・灸科	〒116-0002 東京都荒川区荒川 1-41-10	03-5604-3100
関東鍼灸専門学校	鍼・灸科	〒261-0014 千葉市美浜区若葉 2-9-2	043-273-5030
湘南医療福祉専門学校	鍼・灸・マ科	〒244-0805 横浜市戸塚区川上町 84-1	045-820-1329
呉竹鍼灸柔整専門学校	鍼・灸・マ科	〒222-0033 横浜市港北区新横浜 2-7-24	045-471-3731
神奈川衛生学園専門学校	鍼・灸・マ科	〒250-0875 神奈川県小田原市南鴨宮 2-35-4	0465-48-3929

8 東洋療法学校協会会員校

学校名	課程(科)名	住所	電話
東海医療学園専門学校	鍼・灸・マ科	〒413-0006 静岡県熱海市桃山町 20-7	0557-82-0459
専門学校浜松医療学院	鍼・灸科	〒434-0038 静岡県浜北市貴布祢 232-3	053-585-1333
名古屋鍼灸学校	鍼・灸・マ科	〒454-0012 名古屋市中川区尾頭橋 3-5-28	052-321-4456
中和医療専門学校	鍼・灸・マ科	〒492-8251 愛知県稲沢市東緑町 1-1-81	0587-23-5235
佛眼鍼灸理療学校	鍼・灸・マ科	〒605-0994 京都市東山区一橋宮ノ内町 7	075-551-6377
行岡鍼灸専門学校	鍼・灸・マ科	〒531-0061 大阪市北区長柄西 1-7-53	06-6358-9271
明治東洋医学院専門学校	鍼・灸科	〒564-0034 大阪府吹田市西御旅町 7-53	06-6381-3811
関西医療学園専門学校	鍼・灸・マ科	〒558-0011 大阪市住吉区苅田 6-18-13	06-6699-2222
森ノ宮医療学園専門学校	鍼・灸科	〒537-0022 大阪市東成区中本 4-1-8	06-6976-6889
履正社学園コミュニティ・スポーツ専門学校	鍼・灸科	〒532-0024 大阪市淀川区十三本町 3-4-21	06-6305-6592
兵庫鍼灸専門学院	鍼・灸科	〒650-0003 神戸市中央区山本通 2-14-31	078-221-5589
広島聖光学園	鍼・灸・マ科	〒729-2361 広島県三原市小泉町 1044	0848-66-3456
IGL 医療専門学校	鍼・灸科	〒731-3164 広島市安佐南区伴東 1-12-18	082-849-5001
四国医療専門学校	鍼・灸・マ科	〒769-0205 香川県綾歌郡宇多津町浜五番丁 62-1	0877-49-5800
鹿児島鍼灸専門学校	鍼・灸・マ科	〒890-0051 鹿児島市高麗町 37-7	099-259-0615

特別会員校（2校）

学校名	課程(科)名	住所	電話
明治鍼灸大学	鍼・灸科	〒629-0392 京都府船井郡日吉町	0771-72-1181
関西鍼灸大学	鍼・灸科	〒590-0482 大阪府泉南郡熊取町若葉 2-11-1	0724-53-8251

9 鍼灸の卸会社

(順不同)

会社名	住 所	TEL （FAX） アドレス
タカチホメディカル㈱（本社）	〒160-0008 東京都新宿区三栄町10番地	03-3358-0286（03-3358-0394） http://www.takachiho-medical.co.jp/
カナケン㈱（本社）	〒225-0002 横浜市青葉区美しが丘2-17-39	045-901-5471（045-902-9262） http://www.kanaken.co.jp/ 注文のフリーダイヤルFAXは横浜本社　0120-05-8939
大宝医科工業㈱	〒731-0211 広島市安佐北区三入1-25-9	082-818-2511（082-818-3513）
㈱山正（本社）	〒526-0244 滋賀県東浅井郡浅井町内保2459-1	0749-74-0330（0749-74-0466） フリーダイヤル0120-47-0330 http://www.moxa.net/
㈱医道の日本社（本社）	〒237-0068 神奈川県横須賀市追浜本町1-105	046-865-2161（046-865-2707） http://www.idononippon.com/

10 製薬会社の連絡先 (順不同)

㈱ツムラ：〒102-0084　東京都千代田区二番町12番地7　☎(03)3221-5210(総)
小太郎漢方製薬㈱：〒531-0071　大阪市北区中津2-5-23　☎(06)6371-9106
カネボウ㈱：〒108-0022　東京都港区海岸3-20-20　☎(03)5446-3002
大杉製薬㈱：〒558-0056　大阪市住吉区万代東2-1-33　☎(06)6693-3106
三和生薬㈱：〒321-0905　宇都宮市平出工業団地6番地1　☎(028)661-2411
イスクラ産業㈱：〒103-0027　東京都中央区日本橋1-14-2　☎(03)3281-3362
㈱ウチダ和漢薬：〒103-0023　東京都中央区日本橋本町4-2-8　☎(03)3241-4241

おわりに

　平成14年10月末に丁先生が東大を辞められてから、協力講座の教授による教室のスリム化の指示の下、優秀な人材が次々と教室を去って行き、混雑して活気のあった教室も、うそのようにガラ〜ンとした、寂しい状況になっていきました。その間の私はといえば、他大学からのお誘いがいくつかありましたが、教室運営を最優先に考え、それらのお誘いを丁重にお断りし、教室内のとりまとめや残務整理、雑用などと、自分自身の外来業務や残務整理などに追われて、日々忙しい毎日を過ごしていました。それは、自分自身の時間がとれない、ただ忙しいだけの単調な業務に追われた毎日でした。そうこうするうちに、平成15年8月に中医学をやっているという先生が丁先生の後任として決まりました。私は自身の身辺整理もかねて、忙しい業務の合間をぬって永井書店の渡邉さんから依頼のあった本書を、やっとのことで書きあげることができました。自分ながらに、こんな忙しい時期によく書きあげることができたものだと驚きを隠せない状態です。このようなわけで、本書の内容に関しては、いろいろと不備なところが出てくると思われますが、お許し頂きたいと思います。とにかく、本書は臨床医が実際のベッドサイドで役立つと思われる事項のみに重点をおいて、コンパクトに書きあげてしまいましたので、説明不足は否めないのが現状です。実践に使える参考書の、今後のモデルみたいなつもりで書きあげましたので、"不備があって当たりまえ"そんな感じです。不備なところは、各自の判断で補正していって下されば幸いです。

　最後に謝辞として、本書の出版にあたっては、いろいろな資料を快く提供して下さった各製薬会社、薬局、鍼灸学校、鍼灸の卸会社の関係者の皆様に厚く御礼申し上げます。そして、神戸大学の学生の頃に御指導頂いた兵庫県立東洋医学研究所の松本克彦先生、研修医の頃に熱心に御指導頂いた神戸中医学研究会の諸先生方、実験や研究などで御指導頂いた札幌医科大学の佐藤昇志先生と菊地浩吉先生、東京大学でお世話になった丁宗鐵先生をはじめとする教室員の皆様方に厚く御礼申し上げます。また、永井書店の高山静編集長、渡邉弘文氏、山本美恵子さんの温かい御配慮のあったことを記して感謝致します。

【参考文献】

1) 神戸中医学研究会(編著)：中医学入門．改訂第2版，医歯薬出版，東京，1999．
2) 神戸中医学研究会(編著)：中医臨床のための中薬学．医歯薬出版，東京，2000．
3) 神戸中医学研究会(編著)：中医臨床のための方剤学．医歯薬出版，東京，2001．
4) 日中共同編集：中医学の基礎．東洋学術出版社，千葉，1995．
5) 日中共同編集：針灸学(基礎篇)．東洋学術出版社，千葉，1998．
6) 日中共同編集：針灸学(臨床篇)．東洋学術出版社，千葉，2000．
7) 日本短波放送放送内容集：漢方医学講座I〜23．ツムラ，東京，1977〜1983．
8) 日本病院薬剤師会(監修)：漢方製剤の知識I〜XVI．薬事新報社，東京，1985〜1998．
9) 赤松金芳：和漢薬．医歯薬出版，東京，1994．
10) 高木敬次郎，ほか：和漢薬物学．南山堂，東京，1982．
11) 稲木一元，ほか：復刻版翻訳宋版傷寒論．ツムラ，東京，1991．
12) 余　一農(編著)：新しい刺針療法．中外医学社，東京，1978．
13) 森秀太郎：漢方理論．医歯薬出版，東京，1980．
14) 森秀太郎：臨床にすぐ役立つはり入門．医道の日本社，東京，1983．
15) 大塚恭男：東洋医学．岩波新書，東京，1996．
16) 大塚恭男，ほか(編)：東洋医学大事典．講談社，東京，1987．
17) 藤平　健：漢方処方類方鑑別便覧．リンネ，東京，1984．
18) 山田光胤，ほか(監修)：生薬ハンドブック．ツムラ，東京，1985．
19) 長谷川弥人，ほか(編)：改訂版臨床医の漢方治療指針．メジカルビュー社，東京，1999．
20) 五島雄一郎，ほか(監修)：漢方治療のABC．日医雑(増刊)，1992．
21) 神戸中医学研究会(編著)：中医臨床のための舌診と脈診．医歯薬出版，東京，1993．
22) 松田邦夫，ほか：臨床医のための漢方(基礎編)．カレントテラピー，東京，1987．
23) 菊谷豊彦(編)：漢方医療入門；保険診療の立場から．日本評論社，東京，1992．
24) 日本東洋医学会，漢方保険診療指針編集委員会(編)：漢方保険診療指針．日本東洋医学会，東京，1993．
25) 菊谷豊彦，ほか：漢方治療マニュアル保険適応症と漢方製剤．六法出版社，東京，1996．
26) 津山直一，ほか(監修)：標準リハビリテーション医学．医学書院，東京，1996．
27) 岩倉博光，ほか：リハビリテーション医学講座第I巻．医歯薬出版，東京，1993．
28) 三浦於菟：漢方薬副作用の東洋医学的検討．漢方と最新治療 8(1)：29-34，1999．
29) 木村義民：和漢薬の抗アレルギー作用に関する基礎研究．Prog Med 8：567-574，1988．
30) 栗山基朗，ほか：ヒト白血球の血小板活性化因子(PAF)産生に与える漢方薬の影響．漢方と免疫・アレルギー 2, pp 8-14, メディカルトリビューン社，東京，1988．
31) 大久保善雄，ほか：小青竜湯と麦門冬湯の好酸球生存および脱顆粒に対する効果．日本東洋医誌 44(4)：501-507，1994．
32) 鵜飼幸太郎：アレルギー性鼻炎モルモットの鼻閉に対する小青竜湯の効果．第10回日本漢方シンポジウム講演内容集，pp 58-62, 日本アクセルシュプリンガー出版，東京，1997．
33) 西沢芳男：小青竜湯の抗アレルギー作用の検討．アレルギー 39：248，1990．
34) 松本達治，ほか：小青竜湯エキスのラット肥満細胞からのヒスタミン遊離及び脱顆粒抑制作用．耳展 34補(4)：289-293，1991．
35) 池田勝久：アレルギー性鼻炎と漢方；小青竜湯の鼻汁の分泌応答への影響．漢方と最新治療 7(4)：311-313，1999．
36) 竹内良夫，ほか：和漢薬「小青竜湯」の抗アレルギー作用；特に既製抗アレルギー剤との比較．アレルギー 34：387-393，1985．
37) 武田弘志，ほか：アレルギー性鼻炎と漢方；小青竜湯の薬理学的特徴―中枢神経系に対する影響．漢方と最新治療 7(4)：315-320，1999．
38) 松野栄雄，ほか：鼻アレルギー誘発時の末梢血CD陽性細胞レベルでみた小青竜湯の作用機作．漢方と最新治療 7(4)：345-351，1999．
39) 丁　宗鐵：気管支喘息に対する漢方治療；証と合方について．現代医療学 6(1)：95-99，1990．
40) 飯倉洋治，ほか：小児気管支喘息の漢方治療．現代東洋医学 10：37-43，1989．
41) 長野　準，ほか：気管支喘息に対する柴朴湯の長期投与効果の検討．呼吸 7：76-87，1988．
42) 丁　宗鐵：柴朴湯(1)(2)．漢方医学 19：363-367, 393-401，1995．

43) 丁　宗鐵：免疫複合体と補体．代謝 29（臨時増刊号）：364-369，1992．
44) 阿部博子：柴胡の薬効・薬理．現代東洋医学 12(3)：87-93，1991．
45) 伊藤　均，ほか：漢方方剤の抗腫瘍性に関する研究（第 I 報）．癌と化学療法 12：2145-2148，1985．
46) 沖田　極，ほか：小柴胡湯による肝発癌予防の可能性．消化器 12：152-156，1990．
47) 原中勝征，ほか：和漢薬の抗腫瘍効果と TNF 産生能．漢方医学 11：27-31，1987．
48) 各務伸一，ほか：ヒト末梢血リンパ球の INF-γ 産生誘導に対する小柴胡湯の効果．和漢医薬学会誌 4：219-222，1982．
49) 趙　重文：肥満→糖尿病．毎日ライフ 12：23-27，2000．
50) 中島泰三：糖尿病の漢方治療の考え方．現代東洋医学 7(3)：25-28，1986．
51) 小林崇雄，ほか：自己免疫糖尿病モデルマウスに対する漢方方剤の影響．和漢医薬学雑誌 15：272-273，1998．
52) 丁　宗鐵：実験的糖尿病よりみた虚証病態とその漢方治療．和漢医薬学雑誌 17：87-93，2000．
53) 趙　重文，ほか：特集　腰背肩痛と漢方；内科的疾患と腰背肩痛．漢方と最新治療 9(3)：213-217，2000．
54) 趙　重文，ほか：インフルエンザとその周辺；インフルエンザと漢方．臨床医 26(12)：96-98，2000．
55) 趙　重文，ほか：医療用漢方製剤の上手な服薬説明；漢方薬服用患者が抱きやすい疑問・不安への対応．薬局 51(12)：29-36，2000．
56) 趙　重文，ほか：これからの漢方診療；西洋医のための漢方入門．産婦人科治療 82(3)：277-283，2001．
57) 趙　重文，ほか：代謝性疾患；とくに糖尿病について．JIM 11(5)：453-458，2001．
58) 趙　重文，ほか：漢方薬の免疫機能に及ぼす効果とその評価．臨床検査 45(8)：889-895，2001．
59) 趙　重文，ほか：漢方的発想を生かした治療学；消化器疾患．JIM 11(11)：1049-1053，2001．
60) 趙　重文，ほか：腹痛の過去と未来；漢方薬による腹痛の治療．Modern Physician 21(12)：1740-1708，2001．
61) 趙　重文，ほか：補中益気湯と悪性腫瘍．漢方の臨床 48(10)：1441-1450，2001．
62) 趙　重文：漢方 Do & Don't；かぜ症候群．Modern Physician 22(3)：391，2002．
63) 趙　重文：私の処方；気管支喘息の漢方処方．Modern Physician 22(4)：521，2001．
64) 趙　重文：治療の秘訣；東洋医学的診断法による西洋薬処方の試み．Modern Physician 22(5)：689，2002．
65) 趙　重文：漢方の卒後教育．Geriatric Medicine 40(6)：151-156，2002．
66) 趙　重文：漢方薬とお灸．東日本印刷，北海道，1988．
67) 趙　重文：へき地医療の現場から．日本地域社会研究所，東京，1997．
68) 趙　重文：よくわかる新しい東洋医学入門講座．永井書店，大阪，2002．
69) Hong T, et al：Effect of Oren-gedoku-to (Huang-Lian-Jie-Due-Tang) on the murine colitis induced by dextran sulfate sodium. J Traditional Med 17：66-72, 2000.
70) Hong T, et al：Effect of component of Oren-gedoku-to (Huang-Lian-Jie-Due-Tang) on the murine colitis induced by dextran sulfate sodium. J Traditional Med 17：173-179, 2000.
71) Hong T, et al：Protective effects of Polygalae root against experimental TNBS-induced colitis in mice. J Ethnopharmacology 79：341-346, 2002.
72) Hong T, et al：Evaluation of the anti-inflammatory effect of baicalein on dextran sulfate sodium-induced colitis in mice. Planta medica 68：266-268, 2002.
73) Cho JM, et al：Prophylactic anti-tumor effect of Hochu-ekki-to (TJ-41) by enhancing natural killer cell activity. IN VIVO 5：389-392, 1991.
74) Kawamura H, et al：Accelerating effect of Japanese kampo medicine on recovery of murine hematopoietic stem cells after administration of mitomycin C. Int J Immunotherapy 5：35-42, 1989.
75) Tatsuta M, et al：Inhibition by Xiao-Chai-Hu-Tang (TJ-9) of development of hepatic foci induced by n-nitrosomorpholine in Sprague-Dawley rats. Jpn J Cancer Res 82：987-992, 1991.
76) Mizoguchi Y, et al：The effects of Xiao-Chai-Hu-Tang(Sho-saiko-to) on natural killer(NK) cell activity. J Med Pharm Soc 3：184-188, 1986.
77) Okita K, et al：Anti-growth effect with components of Sho-saiko-to (TJ-9) on cultured human hepatoma cells. Eur J Cancer Prev 2：169-176, 1993.
78) Cho S, et al：The combination therapy of Ephedra herb and Loxoprofen caused gastric lesions in mice. Am J Chin Med 30：571-577, 2002.

索引

C
Ca拮抗剤　49,50,51,52,72

H
H₂ブロッカープロトンポンプ　60,62
　──阻害薬　96,97,98,99,100,123,124

K
K喪失性利尿剤　49,50,51,52,72,73,76

N
NSAIDs　39,40,41,69,85,86,87,88,96,97,98,99,100,110,111,117,118,123,124

P
PL®　39,40,41

あ
あせも　111,177
アコニサン錠　203
アトピー性皮膚炎　102,104,105,109,112
アレルギー性結膜炎　175
アレルギー性鼻炎　118,175
アロエ　5
阿膠　5,138,148,169,188,189
足
　──の少陽胆経　94
　──の太陽膀胱経　95
　──のほてり　88
　──冷え　155,233
足腰の無力感　228
脚の痛み　233
汗
　──かき　69,87,88
　──が出ない　207
　──をかく　77
安神薬　13,22
安息香　5

安中散　56,60,61,62,136,218

い
いぼ　112,209
　──痔　65,142
いんきんたむし　225
イカリソウ　5
イライラ　43,125,126,226
インターフェロン　76,133
インフルエンザ　186,207
委中　95
威霊仙　5,182,194
胃アトニー　136,153,157,184,203,212,230
　──症　146,180,194,201,203
胃炎　136,141,157,167,174,195,202,203,212,230
胃下垂　157,171,184,199,202,206,212
　──症　146,180
胃潰瘍　136,162,167
胃拡張　194,202,203
　──症　146
胃痙攣　170
胃酸過多　167
　──症　136,142,162,184,205
胃弱　198,199,229,234
胃神経症　146,199,202,212
胃腸炎　157
胃腸カタル　142,185
胃腸機能減退　234
胃腸虚弱　167,171,174,195,200,203,227,230,231,232,235
　──症　180
胃腸疾患　180
胃腸衰弱者の不眠　230
胃腸病　136,173,185
胃痛　60,162,195,203,212,224,230
胃内停水　口絵3,159
胃部のつかえ　199
胃もたれ　60,167
胃苓湯　56,61,62,64,137,221
異物感　163,202

移動性盲腸　150
萎縮腎　194,197,210
遺精　152
遺尿　215
息切れ　50,51,215,231,232
一般虚弱症　235
咽喉痛の緩解　147
咽頭炎　117
茵蔯五苓散　60,72,108,111,138,221
茵蔯蒿　5,137,138
　──湯　66,72,108,111,117,137,222,223
陰萎　152,160,184,185,197,206
陰郄　46
陰嚢水腫　204
陰部痒痛　214
陰陽双補薬　12,22
淫羊藿　5

う
ウルソ®　66
打ち身（打撲）　154,187,189
烏頭　5,217
烏薬　5,149
鬱金　5
茴香　5,136
温経湯　56,80,82,84,85,86,87,88,97,108,111,125,126,138,221
温清飲　82,85,86,88,108,109,112,126,139,150,158,163,219

え
エフェドリン含有製剤　133
衛益顆粒　224
越婢加朮湯　72,96,98,99,100,108,109,111,112,139,219
越婢湯　140
延胡索　5,136
塩類下剤　63,65

お
オースギ加工ブシ末　222
悪寒　39,40,206,207,234

悪心　60,155,159,176,184,194,
　　201,230
桜皮（おうひ）　171
黄耆（おうぎ）　5,140,145,148,168,170,
　　181,186,191,193,195,200,204,
　　206
黄耆建中湯（おうぎけんちゅうとう）　76,81,140,221
黄芩（おうごん）　5,139,140,141,142,149,
　　158,159,160,161,162,163,164,
　　166,172,173,175,178,180,181,
　　184,185,194,199,204,213
　──湯　134,140
黄苔　口絵1
黄疸　66,137,159,168,184,185
黄柏（おうばく）　5,139,141,149,166,168,
　　181,200,214,163
黄連（おうれん）　5,139,141,142,149,163,
　　164,180,186,194,199,214
黄連解毒湯（おうれんげどくとう）　44,49,51,53,55,60,
　　61,108,109,111,112,124,125,
　　126,139,141,218
　──加檳榔子釣藤鈎（かびんろうじちょうとうこう）　44
黄連湯　117,134,142,221
嘔気　163,174,202,203,224
嘔吐　60,138,140,158,159,167,
　　176,184,194,195,201,212
　──症　198
乙字湯（おつじとう）　63,65,142,218
温（おん）　3
温去痰薬　17
遠志（おんじ）　5,145,148,195

か

かすみ目　231
かた肥り　69
カテコールアミン製剤　133
下肢
　──の痛み　232
　──のしびれ　124,232
　──の冷え　87
　──の冷え痛　98
　──関節痛　99
　──筋肉痛　99
　──神経痛　99
　──痛　98,198,230,234
下腹部消化管症状　61
下腹部痛　62,155,183,191

化膿　148
　──症　196
　──性湿疹　110,111,112
　──性皮膚疾患　110
加工附子（かこうぶし）　145,151,155,170,180,
　　186,193,203,208
　──末　198
加味帰脾湯（かみきひとう）　52,125,126,145,
　　219,222
加味逍遙散（かみしょうようさん）　218,61,63,76,80,
　　82,84,85,86,87,88,96,123,
　　125,146
何首烏（かしゅう）　5,191
風邪　174,180,182,186,231,232,
　　234
　──の初期　153
風邪様症候群　29
　──の漢方療法　38
　──の薬剤選択のポイント　38
　──初期　39
　──初期後　39
　──慢性期　40
夏枯草（かごそう）　5
華陀膏（かだこう）　225
華陀チンキ　225
桔梗根（かろこん）　5,161,163
桔梗仁（かろにん）　5,159
過多月経　169
訶子（かし）　5
莪朮（がじゅつ）　5
灰苔　口絵1
海馬補腎丸（かいまほじんがん）　224
開気丸（かいきがん）　224
潰瘍性大腸炎　55
外痔核　229
外傷後の内出血　149
外用漢方薬　104
艾葉（がいよう）　5,148
咳嗽　148,175,208
　──発作　198
顔色不良　52
顔のほてり　88
角膜炎　143
肩関節周囲炎　93,96
肩関節痛　96
肩こり　49,85,90,93,96,143,
　　145,149,154,155,164,168,170,

　　184,189,190,192,198,200,205,
　　225,226,232,233
活血去瘀薬　16,24
活血薬　12,16,22
活絡健歩丸（かつらくけんぽがん）　225
脚気　149,157,158,192,197
葛根（かっこん）　3,5,143,144,145,177,179
葛根加朮附湯（かっこんかじゅつぶとう）　222,145
葛根湯　218,4,34,38,39,96,99,
　　111,117,118,123,133,143,145,
　　177
　──加川芎辛夷（かせんきゅうしんい）　144,118,218
　──加麦門冬桔梗（かばくもんどうききょう）　34
　──加麻黄（かまおう）　4
喀血　141
滑石（かっせき）　5,158,188,189,204
痒み　198,216,230,234
甘草（かんぞう）　3,5,132,133,136,137,138,
　　139,140,142,143,144,145,146,
　　147,148,149,150,151,152,153,
　　155,156,157,158,159,161,162,
　　163,164,165,166,167,168,169,
　　170,171,172,173,175,177,179,
　　180,181,182,183,186,187,189,
　　190,191,193,194,195,196,199,
　　201,203,204,206,207,208,209,
　　210,211,212,213,214,215,233
　──含有製剤（グリチロン、強ミノ）　50,52,133
　──湯　56,134,147,223
甘麦大棗湯（かんばくたいそうとう）　125,134,147,220
汗疱状白癬　225
肝炎　185
肝機能障害　162,173,184
肝硬変　66
　──症　137
肝臓病　161
肝臓部に圧迫感　168
冠拡張剤　51
冠元顆粒　225
乾姜（かんきょう）　5,142,153,161,175,183,
　　186,193,194,199,200,203,214,
　　215
乾燥湿疹　111,112
乾燥性湿疹　108
乾燥硫酸ナトリウム　190,205
寒（かん）　3

索 引

間使 46
感冒 143,153,157,161,173,175, 178,206,207
漢方薬の副作用 132
漢薬 3
関 口絵2
関元 口絵4
関節
　──炎 151,204
　──痛 99,151,157,182,207, 209,210,225,227,232
　──の痛み 100
　──の腫れ 100
　──リウマチ 100,145,153, 155,170,186,204,207,209
緩下 228
緩脈 口絵2
眼精疲労 152
頑癬 225
顔面紅潮 228

き

きれ痔 65,142
キサンチン系製剤 39,40,41,49, 50,51,52
気管支炎 160,163,167,173,175, 179,196,198,207,208,214,234
気管支喘息 36,41,160,163,175, 179,184,185,196,198,207,208, 214,234
気つけ 231
気分の沈み 126
枳殻 6
枳実 6,149,157,167,172,179, 180,184,185,186,189,196,202, 209
帰脾錠 225
帰脾湯 47,52,125,146,148,220
桔梗 6,148,149,157,163,171, 175,179,180,181,186,196,204
　──石膏 148,223
　──湯 117,134,148,222
期門 口絵4
菊花 6,187
刻 4
橘皮 6,149
脚部腫脹 155

芎帰膠艾湯 52,65,134,148,220
芎帰調血飲 149,222
急性胃炎 142
急性胃カタル 203
急性胃腸炎 137,159,164,176, 178
急性胃腸カタル 158,184,194, 199
急性下痢 64
急性結膜炎 140
急性腸炎 150
急性便秘 185
急迫性の胃痛 170
去 4
去瘀薬 17
去湿解表(去風去湿)薬 19
去湿薬 11,21
去痰止咳薬 18
去痰平喘薬 18
去痰薬 17,24
去風湿薬 14,23
去風薬 14,23
虚弱児
　──の自家中毒 195
　──の食欲不振 212
虚弱体質 76,140,146,168,195, 211,212,224,226,227,228,229, 230,231,232,234
　──者 206
虚脈 口絵2
魚際 33
魚腥草 7
杏仁 6,156,172,179,181,207, 208,209,214
俠白 33
胸脇苦満 口絵3
胸水 160
胸痛 160
胸内苦悶 160
胸部疾患 161
胸膜炎・肺結核 173
恐怖症 198
羌活 6,182,186,194
強心 202,203
強壮 228,235
強力ネオミノファーゲンシー® 66

曲垣 93
曲沢 46
筋炎 204
筋肉
　──痛 99,143,182,209,210, 225,227
　──の痙攣を伴う疼痛 169
　──リウマチ 153,170,209
禁忌事項 134
緊脈 口絵2

く

くさ 187
くしゃみ 175
クインケ浮腫様 75
グリチルリチン酸製剤 133
九味檳榔湯 49,149,222
苦参 6,166,177
枸杞子 6
砕 4
君 4

け

げっぷ 60,199
下血 141,164
下焦 口絵2
下痢 61,62,64,140,159,167, 181,188,203,224,229,230
解表薬 19,25
京門 口絵4
荊芥 6,149,171,177,180,182, 187,191,204
　──連翹湯 219,109,110, 112,117,118,149,181
桂枝 6
桂枝加芍薬大黄湯 61,62,63, 150,222
桂枝加芍薬湯 56,61,62,64, 150,191,220
桂枝加竜骨牡蛎湯 51,82,88, 125,152,218
桂枝加苓朮附湯 151
桂枝加朮湯 211
桂枝加朮附湯 96,98,99,100, 124,151,152,218
桂枝湯 33,38,39,140,144,151, 152,153,162,192,196,219

桂枝人参湯　51,64,123,134,153,
　194,220
桂枝麻黄各半湯　32
桂枝茯苓丸　56,62,65,79,82,
　83,84,85,86,87,88,96,123,
　154,155,218
桂枝茯苓丸加薏苡仁　85,86,
　110,112,222
桂芍知母湯　155,222
桂皮　3,6,136,137,138,140,142,
　143,144,145,149,150,151,152,
　153,154,155,157,158,160,161,
　162,169,170,173,175,187,190,
　191,193,194,195,197,207,210,
　215,233
桂麻各半湯　33
啓脾湯　61,62,64,155,222
経渠　33
頸部リンパ腺炎　163
郄門　46
血圧異常　192,215
血色不良　227,231,232
血痰を伴った咳嗽　169
血尿　72,73,188
血府逐瘀丸　226
決明子　6
結核症　206
結膜炎　143
結脈　口絵2
月経異常　85
月経過多　86,138,154
月経困難　86,139,146,154,183,
　192,231
　——症　190
月経痛　86,138,154,157,169,
　188,189,191,193,229
月経不順　86,139,146,154,155,
　168,183,189,190,192,194,204,
　229,231
肩外兪　93
肩髃　94
肩甲部の神経痛　145
肩井　94,120
肩中兪　93
倦怠感　149,180,192,197,228
健胃消化剤　60,61,62,64,76,96,
　97,98,99,100,123,124

健脾薬　11,21
健忘　226
牽牛子　6
玄参　6

こ

こしけ　190,213,228
こわばり　100
コロコロ便　63
巨闕　口絵4
巨骨　94
杞菊地黄丸　226
呼吸器系疾患　29
呼吸困難　41,210,233
固渋薬　13,22
牛膝　6,157,182,186
牛車腎気丸　72,73,97,98,108,
　111,124,157,221
牛蒡子　6,163,177
五虎湯　41,156,221
五積散　220,49,61,79,82,83,
　84,85,86,87,88,90,96,97,98,
　99,100,123,157
五十肩　170,198
五味子　3,6,175,181,195,214
五淋散　73,134,158,219
五苓散　49,60,64,72,116,118,
　123,137,138,158,218
五苓散料　66
呉茱萸　6,138,149,158,191
呉茱萸湯　60,80,84,87,116,118,
　123,158,219
胡麻　177
　——油　167
口渇　88,197,216,228,231,232,
　233,234
口腔内疾患　117
口内炎　117,137,142,199,203
孔最　33
抗アレルギー剤　39,40,41,111,
　112,118
抗がん剤　76
抗生剤　39,40,41,60,61,62,72,
　73,110,117,118
更年期障害　86,139,146,154,
　157,160,161,164,169,183,189,
　190,192,193,197,231,233

更年期神経症　198,212
更年期様症状　85
肛門出血　142
肛門裂傷　166
厚朴　6,137,149,157,163,172,
　179,185,189,193,198,202,203,
　209,233
紅花　6,187,189
紅参　6
紅参末　156
香蘇散　35,38,39,156,220
香蘇散加麦門冬半夏　35
香附子　6,149,156,166,182,186,
　194
降圧丸　226
降圧剤　49,72
降気平喘薬　19,25
高血圧　141,149,168,185,187,
　189,190,197,205,212,225,226
　——の随伴症状　164
　——症　42,49,53,160,168,
　180,184
高良姜　9
黄連　159
硬便　63
項背部痛　96
項部痛　123
粳米　6,196,201
睾丸炎　154
膠飴　6,140,173,183
興奮　126
黒苔　口絵1
穀芽　6
腰
　——の痛み　233
　——の冷え　87,97,215
　——の陽関　95
　——以下の浮腫　188
　——痛　90,97,138,157,182,
　189,190,191,197,198,207,215,
　227,228,230,232,233,234
　——症　95
混濁尿　73

さ

サフラン　6,134,164
佐　4

索　引

嗄声　198
坐骨神経痛　157,190,191,197,
　215
柴陷湯　41,159,220
柴胡　6,142,145,146,149,159,
　160,161,162,163,164,166,167,
　171,173,175,179,184,185,186,
　206,211,212
柴胡加竜骨牡蛎湯　49,51,53,
　72,82,88,125,126,160,218
柴胡桂枝乾姜湯　218,38,39,51,
　52,53,66,85,88,125,126,161
柴胡桂枝湯　38,39,56,62,66,88,
　162,218
柴胡清肝湯　108,111,117,163,
　220
柴胡製剤　38
柴朴湯　41,126,163,221
柴苓湯　64,72,164,221
細辛　3,6,133,175,191,207,213,
　214
臍下　口絵3
　──不仁　口絵3
臍周囲痛　62
臍上　口絵3
数脈　口絵2
山樝子　6,155
山梔子　6,137,139,141,145,146,
　149,158,163,168,178,180,181,
　204,213
山茱萸　6,157,197,216
山椒　6,183,193
山薬　6,155,157,197,216
三黄瀉心湯　218,221,49,63,65,
　82,85,88,118,125,164
三環系抗うつ薬　85,86,126
三物黄芩湯　82,88,125,166,221
参茸補血丸　226
参蘇飲　38,39,179,220
産後
　──あるいは流産後の疲労回復
　168
　──の肥立不良　193
　──回復不全　173
　──脚気　197
　──出血　149
　──・病後の回復促進　229

産前産後の神経症　194
散寒薬　13,22
散痛楽楽丸　227
酸棗仁　6,145,148,165
酸棗仁湯　125,165,221
酸棗仁湯錠　227
残尿感　73,181,188,189,213,228

し

しびれ　124,198,230,234
しぶり腹　61,150
しみ　112,154,155,168,190,192
しもやけ　87,154,168,191
子宮下垂　206
子宮実質炎　154
子宮周囲炎　154
子宮内膜炎　154,214
止咳平喘薬　19,24
止咳薬　18,24
止血薬　13,22
四逆散　219,66,118,126,167
四君子湯　52,60,64,155,167,
　171,213,220
四肢
　──・筋肉・関節痛　170
　──倦怠感　206
　──の痛み　100
　──の運動麻痺　124
　──の知覚麻痺　124
　──の疼痛冷感　207
　──の麻痺感　151
　──のむくみ　124
四物湯　52,80,84,85,86,87,112,
　139,149,168,171,191,220
四苓湯　178,222
至宝三鞭丸　227
弛緩性下痢　184
弛緩性出血　206
弛緩性便秘　184
志室　95
使　4
柿蔕　6
指掌角皮症　138
脂肪肥り　205
視力減退　226
梔子柏皮湯　66,168,222
紫雲膏　65,134,166,223

紫苑　6
紫根　6,167
紫蘇　7
紫蘇子　7,233
歯痛　213
耳鳴丸　228
地黄　3,6,133,139,148,149,157,
　158,163,166,168,169,170,172,
　177,182,186,189,191,195,197,
　213,216
地骨皮　6,166,181
痔　63,65,142,154,183,184,185,
　191,192,193,206,229,234
痔核　142,166,190,210
痔出血　65,148,154,164,229
痔瘻　65
滋陰降火湯　38,39,40,166,221
滋陰至宝湯　166,221
滋陰薬　14,23
滋養強壮　227,228,231,232
舌の状態図　口絵1
七物降下湯　49,168,219
湿潤性湿疹　108
湿疹　108,143,146,154,163,172,
　177,183,190
湿性胸膜炎　176
蒺藜子　6,191
日月　口絵4
実脈　口絵2
沙参　6
車前　213
車前子　7,157,158,181
炙甘草　6,169
炙甘草湯　45,51,134,169,220
瀉火補腎丸　228
瀉火利湿顆粒　228
瀉下薬　11,21
尺　口絵2
尺沢　33
芍薬　7,138,139,140,143,144,
　145,146,148,149,150,151,152,
　153,154,155,157,158,162,163,
　166,167,168,169,170,173,175,
　177,180,182,184,185,186,189,
　191,192,193,195,196,204,209,
　210,214
芍薬甘草湯　56,62,66,97,98,

v

芍薬甘草附子湯　134,170,222
弱腹力便　63
手掌角化症　209
首烏片　228
腫物　172,183
膌兪　93
修治ブシ末Ｎ　202
修治附子　91
修治附子末　151,180,186,197,207
習慣性頭痛　158
習慣性片頭痛　158
習慣性流産　192,193
十全大補丸　229
十全大補湯　50,52,53,65,74,76,80,84,87,170,196,219
十二指腸潰瘍　162
十味敗毒湯　104,108,109,110,111,112,171,218
十味敗毒湯合補中益気湯　106
十薬　7
充血　215
柔肝薬　16,24
重鎮安神薬　14,22
重複疾患に使える漢方製剤　53
宿酔　142,168
宿便　150
縮砂　7,136
熟地黄　6
熟眠困難　125
出血過多　149
朮　3
潤燥去痰薬　18
潤燥解表薬　19
潤腸湯　63,172,219
潤肺糖漿　229
暑気あたり　137,159,164,178,181,201
諸種の急性熱性病　173
女子陰部瘙痒症　143
小茴香　5
小建中湯　52,56,61,62,63,76,140,173,221
小柴胡湯　37,38,39,41,66,76,133,134,160,161,162,163,173,174,175,185,200,218

小柴胡湯加桔梗石膏　117,175,221
小柴胡湯加麦門冬桔梗　37
小承気湯　186,210
小豆蔲　7
小青竜湯　38,39,41,118,134,175,218
小児
　——疳症　211,212
　——虚弱体質　173
　——喘息　163,179,208
　——・乳児の下痢　159
　——夜啼症　160,173
　——夜尿症　152,173
　——夜泣き　211,212
小麦　7,147
小半夏加茯苓湯　60,176,218
小半夏湯　177
小腹　口絵3
　——急結　口絵3
　——鞕満　口絵3
　——不仁　口絵3
小脈　口絵2
升麻　7,142,177,178,206,213
升麻葛根湯　38,39,108,109,112,177,221
少海　46
少衝　46
少府　46
生　4
生姜　7,137,138,139,140,143,144,145,146,148,149,150,151,152,153,155,156,157,158,159,160,162,163,164,167,169,171,173,175,176,177,179,180,181,182,184,185,186,187,191,194,196,198,200,202,203,204,206,212,233
生地黄　6
生薬コウジン末　223
生薬修治ブシ末Ｎ　223
昇提薬　11,21
消炎酵素剤　39,40,41,110,117
消炎鎮痛解熱剤　133
消化不良　64,140,142,180,199,202,203,212,224
消導薬　12,21

消風散　105,108,109,111,112,177,218
消耗性疾患　170
章門　口絵4
逍遙散　147
勝湿顆粒　229
証　133
衝心　158
上肢
　——関節痛　99
　——筋肉痛　99
　——神経痛　99
　——のしびれ　124
上焦　口絵2
上半身の神経痛　143
上腹部
　——消化管症状　60
　——痛　62
　——不快感　230
常習便秘　150,185
食あたり　137,185
食欲減退　203
食欲不振　60,76,156,170,174,181,184,195,203,206,212,224,227,229,230,231,232,234,235
蜀椒　6
心下支結　口絵3
心下痞　口絵3
心下痞堅　口絵3
心下痞鞕　口絵3
心窩部つかえ感　126
心悸亢進　141,149,152
心疾患　51,53
心身の疲れ　165,227
心臓
　——下部の緊張圧重感　210
　——神経症　169
　——衰弱　160,161,192,205,214,215
　——喘息　198,210
　——弁膜症　169,180,192
心不全で心悸亢進　180
臣　4
辛夷　7,178
辛夷清肺湯　118,178,221
辛涼解表薬　19
神麴　200

索引

神経質　152, 167, 173, 215
神経症　126, 139, 145, 146, 147,
　160, 161, 163, 185, 199, 211, 212,
　215, 230
神経衰弱　152, 153, 156, 161, 171,
　180, 184, 185, 216
　——症　160
神経性胃炎　136, 198, 199, 202
神経性咽頭痛　199
神経性月経困難症　156
神経性食道狭窄症　198
神経性心悸亢進　215
　——症　160
神経性頭痛　198
神経痛　99, 143, 151, 153, 155,
　157, 162, 182, 193, 209, 225, 227
神庭　120
神秘湯　38, 39, 40, 41, 179, 220
神門　46
浸膏 槐角丸　229
浸潤湿疹　111, 112
真武湯　49, 50, 51, 53, 64, 72, 80,
　84, 87, 100, 111, 116, 118, 124,
　126, 180, 219
尋常性乾癬　106
尋常性疣贅　211
腎炎　159, 197, 204
腎結石　188
腎臓炎　188
腎臓系疾患による症状　72
腎臓病　205, 214, 215
腎兪　95
蕁麻疹　111, 137, 138, 143, 154,
　156, 172, 177, 183, 184

す

ステロイド　41, 96, 97, 98, 99,
　100, 111, 112, 117, 118, 124
頭痛　39, 40, 41, 43, 49, 85, 123,
　138, 149, 153, 154, 156, 157, 159,
　182, 187, 189, 190, 191, 192, 200,
　203, 206, 207, 215, 225, 226, 231,
　232, 233, 234
　——の鍼灸療法　120
水瀉性下痢　159, 164
水腫性脚気　176
水様の痰　175

水様鼻汁　175
水様便　64
膵炎　66
膵臓炎　162
寸　2, 4

せ

せつ　110, 196, 204
　——腫症　196
ぜにたむし　225
センナ　7
ゼラチン　188
背中に寒冷　193
生理痛　233
生理不順　233
西洋生薬　3
西洋薬との併用　133
性的神経衰弱　152
性的ノイローゼ　152
青年性扁平疣贅　211
星火温胆湯エキス顆粒　229
星火健胃錠　230
星火牛黄清心丸　230
星火逍遙丸　102, 230
清去熱痰薬　17
清虚熱薬　20
清暑益気湯　60, 64, 76, 181, 222
清上防風湯　110, 180, 219
清心蓮子飲　73, 181, 221
清熱去湿薬　20
清熱解暑薬　20
清熱解毒薬　20
清熱瀉火薬　20
清熱薬　20, 25
清熱涼血薬　20
清肺湯　38, 39, 40, 181, 220
精華牛車腎気丸　230
精神不安　85, 145, 160, 190
石門　口絵 4
赤芍　7
咳　39, 40, 41, 159, 163, 196, 198,
　229, 232, 234
　——による胸痛　159
脊髄疾患　180
石膏　3, 4, 7, 139, 148, 156, 175,
　177, 178, 187, 201, 204, 208, 210
摂食障害の神経性大食症　121

川芎　7, 138, 139, 144, 148, 149,
　157, 163, 165, 168, 170, 171, 180,
　182, 186, 187, 189, 191, 192, 193,
　194, 204, 211, 212, 214
川芎茶調散　123, 182, 221
川骨　187
旋覆花　7
腺病質　173, 206, 234
鮮地黄　6
蝉退　177
全身倦怠感　181, 207, 215, 229
前胡　7, 179, 233
前立腺肥大　73, 197
喘息　207
喘鳴　175
蠕動不穏　口絵 3

そ

疎肝解鬱　16, 23
疎経活血湯　49, 68, 91, 97, 98, 99,
　100, 124, 182, 42, 219
蘇子　7
蘇木　7, 189
蘇葉　7, 149, 156, 163, 179, 198,
　202
双料杞菊地黄丸　231
双料参茸丸　231
桑白皮　7, 156, 181
桑葉　7
蒼朮　7, 137, 138, 139, 145, 146,
　151, 152, 153, 155, 157, 158, 166,
　167, 170, 177, 178, 180, 181, 182,
　186, 187, 192, 194, 200, 202, 203,
　204, 206, 210, 211, 212, 215
瘙痒感　111, 112
瘙痒性皮膚疾患　111
燥湿去痰薬　17
熄風去痰薬　18
熄風薬　16, 23

た

立ちくらみ　50, 118, 215
多汗症　204, 206
多尿　216, 230, 231, 234
多夢　125
大棗　3, 7, 137, 139, 140, 142, 143,
　144, 145, 147, 148, 149, 150, 151,

152,153,157,158,159,160,162,
163,164,167,169,173,175,179,
181,184,185,186,191,196,199,
203,204,206,212,233
大陵　46
大黄　7,132,133,137,142,149,
150,160,164,172,183,184,185,
187,189,190,204,209
大黄甘草湯　63,183,220
大黄湯　56
大黄附子湯　56
大黄牡丹皮湯　56,62,63,86,110,
183,219
大建中湯　56,61,62,63,183,221
大柴胡湯　41,49,56,60,62,63,
65,66,68,69,96,111,124,125,
174,184,218
大柴胡湯去大黄　41,65,96,222,
223
大柴胡湯去大黄湯　185
大承気湯　63,126,185,222
大腸カタル　150
大腸刺激性下剤　61,62,63,65
大腸兪　95
大椎　93
大腹　口絵3
大腹皮　7
大防風湯　99,100,186,221
大脈　口絵2
太淵　33
体質虚弱　194,227,232
体力低下　76
帯下　138,154,215
代脈　口絵2
高砂コウジンM　222
高砂コウジン末M　222
高砂サフラン末M　222
高砂テンマ末M　222
沢瀉　7,137,138,155,157,158,
164,178,188,189,192,193,197,
200,213,216
沢瀉湯　116
脱肛　65,142,191,192,206,234
脱毛症　152
脱力感　228
玉　4
胆石　66,162

――症　167,184,185
胆嚢炎　66,137,162,167,184,185
胆嚢腫瘍　59
蛋白尿　72
短　4
痰　39,40,41
膻中　口絵4

ち

血の道症　139,141,146,154,155,
161,164,168,182,194,231
知覚麻痺　124
知母　7,155,165,166,177,178,
201
遅脈　口絵2
治打撲一方　187,220
治頭瘡一方　108,109,111,112,
187,220
竹筎　7,181,186
竹筎温胆湯　38,39,40,186,221
逐水薬　10,21
蓄膿症　118,143,144,149,176,
178,233
茶葉　182
中脘　口絵4
中極　口絵4
中国の薬　224
中耳炎　143
中焦　口絵2
中衝　46
中成薬　224
中成六神丸　231
中府　口絵4,33
猪苓　7,137,138,158,188,189
猪苓湯　219,64,72,73,158,188
猪苓湯合四物湯　71,73,189,221
猪苓末　178
丁香　7
丁子　7,187,194
頂調顆粒　231
釣藤鈎　7,168,187,211,212
釣藤散　43,49,123,187,219
腸炎　150
腸カタル　140
腸内異常発酵　234
腸癰湯　188,223
調胃承気湯　56,61,62,63,

187,220
沈脈　口絵2
陳皮　7,137,149,155,156,157,
166,179,181,182,186,187,189,
194,195,200,202,203,206,212,
233
鎮痛　202,203

つ

つかれ目　231
つわり　176,192,194,198,199,
202,212
通導散　49,61,63,82,85,86,88,
97,189,221
通里　46
痛風　69,186
疲れ　167,230,231,232,234

て

てんかん　160
手
　――の厥陰心包経　46
　――の少陰心経　46
　――の太陽小腸経　93
　――のほてり　87,88
　――の脈診　口絵2
　――の陽明大腸経　94
　――や肩の痛み　143
手足
　――のあれ　155
　――のしびれ　226
　――の冷え　87,170,191,195
　――のほてり　125,166,173,
228
低血圧　197,206,207
　――症　50,53,170,180,201
天花粉　5
天津感冒片　232
天枢　口絵4
天宗　93
天柱　120
天南星　7,194
天王補心丹　232
天府　33
天麻　7,190,200
天門冬　7,166,181

viii

と

吐血 141,164
杜仲 7,186
冬瓜子 7,183,188
冬瓜仁 7
当帰 7,138,139,142,145,146,148,149,157,158,163,166,167,168,170,172,177,181,182,186,189,191,192,193,194,195,204,206,210,211,212,213,233
当帰飲子 104,108,109,111,112,190,220
当帰建中湯 61,65,86,191,221
当帰四逆加呉茱萸生姜湯 61,80,84,87,97,123,191,219
当帰芍薬散 49,50,51,52,53,56,72,76,78,80,84,85,86,87,96,120,123,124,157,192,211,218
当帰芍薬散加附子 193,222
当帰芍薬散料 110,112,65
当帰湯 56,62,193,221
党参 7
凍傷 154,191
桃核承気湯 220,49,61,63,65,68,69,79,82,83,84,86,87,88,97,110,112,123,190
桃仁 7,154,155,172,182,183,188,190
盗汗 206
糖尿病 67,159,184,197,201
頭汗 159
頭重 123,155,156,164,168,192,225,226,231,234
橙皮 7
動悸 51,52,126,141,153,163,173,192,202,205,215,225,226,231,232
動脈硬化 149,164,183,185,190,197,205,212
動脈硬化症 160
　——に頻用される薬 49
督脈 93,95
独活 7,171
独歩丸 232
豚脂 167

な

内関 46
内痔核 229
夏の感冒 229
夏やせ 76,181,206,234
南沙参 8
軟便 64
難聴 118

に

にきび 102,110,149,154,155,172,180,183,190,192
二朮湯 96,99,194,220
二陳湯 60,194,220
肉体疲労 227,228,230,231,232,235
肉桂 6
入眠困難 125
入浴漢方薬 104
入浴剤 109
乳癌 74
乳児の鼻閉塞 207
乳腺炎 143
乳幼児の湿疹 187
女神散 82,86,88,194,220
尿道炎 188
尿道疾患 73
尿毒症 159
尿の濁り 213,228
尿利減少 72
尿量減少 202,205,216,230,231,234
人参 8,132,138,142,145,148,153,155,158,159,160,162,163,164,167,169,170,173,175,179,181,183,186,187,193,194,195,196,199,200,201,202,203,206,210,212
人参湯 52,64,80,84,87,134,153,194,219
人参養栄湯 52,59,60,76,80,81,84,87,195,221
妊娠腎 204
妊娠中の諸病 192
妊娠中の障害 193
忍冬 187

ぬ

ぬり薬 109

ね

ネフローゼ 137,158,180,188,197,204
寝汗 140,170,195,206,224
熱 3
熱性疾患時 201

の

のぼせ 85,88,125,126,155,160,164,168,190,205,215,226,228,231,233,234
　——・ほてりの部位別診断 82
ノイローゼ 141,184,199,215
脳溢血 141,164,180,184,205
脳血管障害後遺症 124
喉
　——の痛み 39,40,229,232,234
　——の渇き 72,201,232,233,234

は

バセドウ病の呼吸困難 169
バルトリン腺炎 214
吐き気 164,203,224
破血薬 17
背痛 160
肺炎 162,173,186
肺結核 162
肺門リンパ腺炎 163
配合禁忌 5
排尿困難 73,189,198,216,230,231,234
排尿時の違和感 71
排尿痛 73,181,188,189,213,228
排膿散及湯 221,110,134,196
貝母 8,166,181
白芥子 8
白苔 口絵1
麦芽 8,200
麦味参顆粒 232
麦門冬 8,138,166,169,178,181,186,187,196

麦門冬湯　38,39,41,196,219
激しい咳　147
肌あれ　112,234
八味丸料　50,197
八味地黄丸　72,73,97,98,99,
　124,158,197,216,218
八仙丸　233
発育期　232
発熱　39,40,207
発汗　234
発酵性下痢　199
薄荷　8,146,149,163,166,180,
　182,204,214
抜歯後の疼痛　213
鼻
　──カタル　167
　──づまり　144,178,233
　──風邪　143,207
　──血　164
　──汁　39,40,41
　──炎　175,181,233
　──疾患　181
　──出血　118,141
　──閉　118,144,175
浜防風　6,155,171,177,186,205,
　214
腹の冷え痛　87,184
半夏　8,138,142,157,159,160,
　162,163,164,173,175,176,179,
　184,185,186,187,193,194,196,
　198,199,200,202,212,214,233
半夏厚朴湯　41,47,51,60,125,
　126,163,198,218
半夏厚朴湯加防風　47
半夏瀉心湯　218,56,60,61,62,
　64,117,126,134,142,199
半夏白朮天麻湯　50,80,84,87,
　116,118,123,200,219
半身不随　180,184,185,192,206
番紅花　6
番瀉葉　7

ひ

ヒステリー　160,167
ビタミンB類　124
ひきつけ　147
皮下出血　154

皮膚
　──が枯燥　189
　──の変色　112
　──炎　154,178
　──瘙痒症　141,168,177
　──病　204
冷え　52,61,81,85,173,180,200,
　212,230,232,234
　──こみ　229
　──とのぼせ・ほてりの部位別
　診断　83,84
　──の部位別診断　79,80
冷え症　87,146,149,151,154,
　157,168,170,191,193,227,231,
　232,233
　──の漢方療法　84
冷え腹　137
肥満　69
　──症　184,204,205
　──に対する耳鍼法　68
　──の部位別診断　68
疲労　191,197
　──回復　224
　──感　50,52,66,72,174
　──倦怠感　76,170,173,195,
　197,224,233,234
臂臑　94
枇杷葉　8,178
微熱　207
鼻炎　175,181,233
鼻淵丸　233
鼻疾患　181
鼻出血　118,141
鼻閉　118,144,175
膝関節痛　98
菱の実　8
百会　120
百合　8,178
百日咳　199
白芍　7
白芷　8,149,157,180,182
白蒺藜　6
白朮　8,145,146,148,149,151,
　155,159,164,166,170,180,192,
　193,194,195,200,203,204,215
白虎加人参湯　82,88,201,219
白虎湯　202

病後
　──の衰弱　140
　──の体力増強　206
　──体力低下　76,170,195,
　227,231
病中病後　230,232,235
病中・病後の体力回復　234
貧血　47,145,148,163,170,191,
　192,195,215,226,233
　──症　149,161,168,173,195,
　206,229,234
　──性　212
　──性耳鳴　228
　──類似疾患　52,53
頻尿　73,173,181,189,198,216,
　228,230,231,234
檳榔子　8,149,194

ふ

ふわふわ感　118
フォイパン®　66
フリクテン性結膜炎　140
フルンクロージス　172
ブスコパン®　60,61,62,64,66
不安　126,164
　──感　232
　──神経症　125,126,163,198,
　202
不妊　86
　──症　192
不眠　49,126,160,164,226,227,
　232
　──症　125,141,145,146,147,
　148,152,161,184,185,198,211,
　212,215
浮腫　51,69,72,158,192,193,
　197,198,204,210
浮小麦　7
浮脈　口絵2
婦人悪阻　199
婦人下腹痛　191
婦人科系機能障害　157
婦人更年期神経症　156
婦宝当帰膠　233
附子　3,8,132,133,157,202,217
附子理中湯　134,203,223
風池　94,120

x

索引

吹出物　234
腹診の代表例　口絵3
腹痛　61,62,63,64,66,137,150,
　162,173,184,192,193,203,224,
　230,233
　──の部位別診断　56
腹部の張り　63
腹部膨満　69,234
　──感　150,184,193,224,230
腹膜炎　154,180
腹満　口絵3
腹鳴　61,64
茯苓　3,8,137,138,145,146,
　148,149,151,154,155,157,158,
　160,163,165,166,167,170,171,
　176,179,180,181,182,186,187,
　188,189,192,193,194,195,197,
　198,200,202,211,212,214,215,
　216
茯苓飲　60,202,220
茯苓飲合半夏厚朴湯　126,202,
　221
茯苓末　178
二日酔い　138,141,142,158,199

へ

ベンゾジアゼピン系睡眠薬　85,
　86,125,126
平　3
平胃散　56,60,62,64,137,157,
　203,220
平喘顆粒　233
平喘薬　18,24
併用西洋薬　39,41,49,52,61,62,
　63,64,65,69,72,73,76,85,86,
　88,96,98,99,100,110,111,112,
　117,118,123,124,125,126
秉風　93
片　4
片頭痛　119,123,143,151
変形性膝関節症　140
扁桃炎　117,148
扁桃周囲炎　148
扁桃腺炎　143
便秘　61,62,63,65,69,85,143,
　146,149,164,172,183,184,187,
　189,190,205,209,224,232,234

　──症　183

ほ

ほてり　88,201,231
哺乳困難　207
補気薬　11,21
補血薬　12,22
補中益気丸　233
補中益気湯　219,38,40,50,52,
　53,59,60,65,75,76,88,124,206
補陽散寒薬　13,22
補陽薬　12,22
牡丹皮　8,138,146,149,154,155,
　157,183,188,197,216
牡蛎　8,136,152,160,161
募穴　口絵4
炮附子　217
炮附子末　151,180,197,208
蜂蜜　8
芒硝　8
防已　8,182,204,210
防已黄耆湯　49,68,69,72,77,86,
　88,98,99,100,110,204,218
防風　8,149,171,177,180,182,
　186,187,191,204,213
防風通聖散　49,63,68,69,
　72,96,121,204,220
茅根　8
膀胱　73
膀胱カタル　159,183,188,197
膀胱兪　95
膨満　61,62
北沙参　6
樸樕　8,171,187

ま

麻黄　3,8,132,133,139,143,144,
　145,155,156,157,175,179,204,
　207,208,209,210
麻黄含有製剤　133
麻黄製剤　38
麻黄湯　4,33,38,39,41,99,100,
　133,207,219
麻黄附子細辛湯　35,38,39,41,
　207,222
麻黄附子細辛湯加麦門冬半夏杏
　仁　35

麻杏甘石湯　38,39,40,41,157,
　207,208,219
麻杏止咳錠　234
麻杏薏甘湯　96,98,99,100,112,
　209,220
麻子仁　8,169,172,209
麻子仁丸　63,65,172,209,222
慢性胃炎　136,167
慢性胃カタル　203
慢性胃腸炎　153,173
慢性胃腸カタル　194,199,203
慢性胃腸障害　173
慢性胃腸病　163
慢性肝炎　66,173
慢性関節炎　170,186
慢性気管支炎　233
慢性下痢　64,180,195
慢性神経痛　170
慢性腎炎　180,192,193,197
慢性腎臓病　160
慢性虫垂炎　150
慢性腸炎　180
慢性鼻炎　144,149,178
慢性腹膜炎　150,184
慢性扁桃炎　149
慢性扁桃腺炎　163

み

水肥り　204,69
水虫　111,177,225
蜜臘　167
耳鳴り　118,156,164,168,184,
　215,226,233

む

むくみ　138,164,178,198,205,
　216,230,231,234
無月経　86
無水芒硝　183,185,187,189,
　190,204
無水硫酸ナトリウム　183,186,
　189,205
胸つかえ　224
胸やけ　202,60,199
胸苦しさ　51

め

めまい 49,50,52,85,118,141,
154,155,156,159,160,163,180,
189,190,192,200,202,207,215,
225,226,231,233
──の漢方療法 116
メニエール症候群 118,216
目覚めが悪い 50
目眩 203
命門 95
免疫力低下 76
面疔 196
瞑眩 133

も

盲腸部の痛み 188
木通 3,8,158,177,189,191,213
木防已湯 41,51,72,210,219
木香 8,145,148,149,194

や

やせ 155
火傷 166
夜間多尿 197,233
夜驚症 152
夜尿症 215
益智 8
益智仁 8
益母草 8,149
薬物服用後の副作用の腹痛 170

よ

よう 110
夜泣き 147,173
腰痛 90,97,138,157,182,189,
190,191,197,198,207,215,227,
228,230,232,233,234
──症 95
瘍 196
癰 204

抑肝散 125,126,211,212,219
抑肝散加陳皮半夏 43,49,75,
120,121,125,126,212,220
薏苡仁 8,112,155,188,209,210,
211
薏苡仁湯 96,98,99,100,210,219
翼状片 140

ら

ラシックス® 42
卵巣炎 154
蘭州金匱腎気丸 234

り

リウマチ 151,157,180
リンパ腺炎 143,173
利水薬 10,21
利尿 202,203
利尿薬 133
理気活血 16
理気去湿 15
理気去痰 15
理気去痰薬 18
理気散寒 15
理気消導 16
理気薬 15,23
理気利水 15
裏急 口絵3
立効散 213,221
六君子湯 56,60,62,64,76,179,
188,207,212,219
流感 162
流涙 175
竜眼肉 8,145,148
竜骨 8,152,160
竜胆 8,182,213
竜胆瀉肝湯 73,213,220
竜胆草 9
硫酸ナトリウム 8
溜飲 202
良姜 9,136
苓甘姜味辛夏仁湯 41,51,72,

214,221
苓桂朮甘湯 50,51,52,53,80,
84,87,97,98,116,118,123,124,
126,221,215,129
苓桂朮甘湯加酸棗仁 45
涼 3
涼解楽 234
涼血清営顆粒 234
淋炎 188

る

ループ系利尿剤 133
ルーロンジン 235

れ

冷感 203
霊道 46
列欠 33
裂肛 229
連翹 9,149,163,180,187,204,
214
蓮子 9
蓮肉 9,155,181

ろ

ロペミン® 64
芦薈 5
老人 63
──のかすみ目 198,230,234
──性の湿疹 197
──性瘙痒症 180
六味丸 72,73,108,111,216,220
鹿茸 235
肋間神経痛 185
肋膜炎 162,185
──の胸痛 160

わ

和薬 3
腕神経痛 144

外来で役立つ
漢方総合診療ビジュアルノート
ISBN4-8159-1700-0 C3047

平成 16 年 9 月 25 日　第 1 版発　行

著　者	──	趙　　　重　　　文
発行者	──	松　　浦　　三　　男
印刷所	──	株式会社　真　興　社
発行所	──	株式会社　永　井　書　店

〒553-0003　大阪市福島区福島 8 丁目 21 番 15 号
電話(06)6452-1881(代表)/Fax(06)6452-1882
東京店
〒101-0062　東京都千代田区神田駿河台 2-10-6(7F)
電話(03)3291-9717(代表)/Fax(03)3291-9710

Printed in Japan　　　　　　　　　　　　© CHO Shigefumi, 2004

・本書の複製権・翻訳権・上映権・譲渡権・公衆送信権（送信可能化権を含む）は
　株式会社永井書店が保有します．
・**JCLS** ＜㈳日本著作出版権管理システム委託出版物＞
　本書の無断複写は著作権法上での例外を除き禁じられています．複写される場合
　には，その都度事前に㈳日本著作出版権管理システム(電話 03-3817-5670，FAX
　03-3815-8199) の許諾を得て下さい．

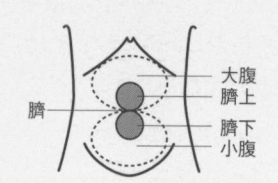

臍 — 大腹
　　臍上
　　臍下
　　小腹

心下痞鞕……「瀉心湯」を考える。
中………五苓散、半夏瀉心湯
虚………茯苓飲、六君子湯、人参湯

心下　心下支結

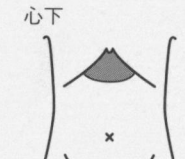

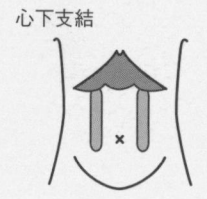

心下痞堅……虚：木防已湯
心下痞………虚：六君子湯、四君子湯

心下支結………柴胡桂枝湯

胸脇苦満

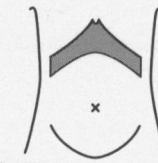

胸脇苦満………「柴胡剤」を考える。
大柴胡湯＞柴胡加竜骨牡蛎湯＞四逆散＞小柴胡湯
　＞柴胡桂枝湯＞柴胡桂枝乾姜湯・加味逍遙散＞神秘湯
　＞補中益気湯

臍下不仁
小腹不仁　　小腹鞕満

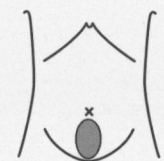

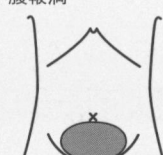

臍下不仁・小腹不仁………「腎虚」や「下焦の虚」
不仁とは鈍麻している状態で、八味地黄丸、真武湯
小腹鞕満………実：桃核承気湯、大黄牡丹皮湯、
　　　　　　　　　桂枝茯苓丸
　　　　　　　虚：当帰芍薬散

小腹急結　　　　　　　　　　　　　　　裏急

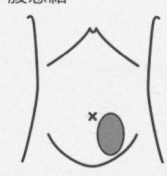

小腹急結………「駆瘀血剤」を考える。
桃核承気湯＞桂枝茯苓丸＞大黄牡丹皮湯
＞通導散＞加味逍遙散＞当帰芍薬散

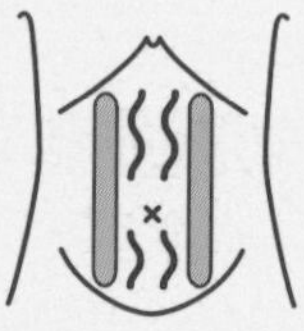

腹満

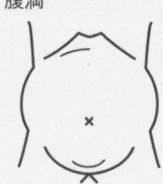

裏急………腹直筋が緊張過度で腹筋は強くない
　　　　　小建中湯
蠕動不穏………大建中湯

腹満………実：大・小承気湯、防風通聖散、四逆散
　　　　　虚：大・小建中湯、桂枝加芍薬大黄湯、桂枝加芍薬湯、当帰湯

胃内停水………虚証に多く、茯苓、朮、人参が処方される。
安中散、四君子湯、茯苓飲、人参湯、苓桂朮甘湯

❸ 腹診の代表例